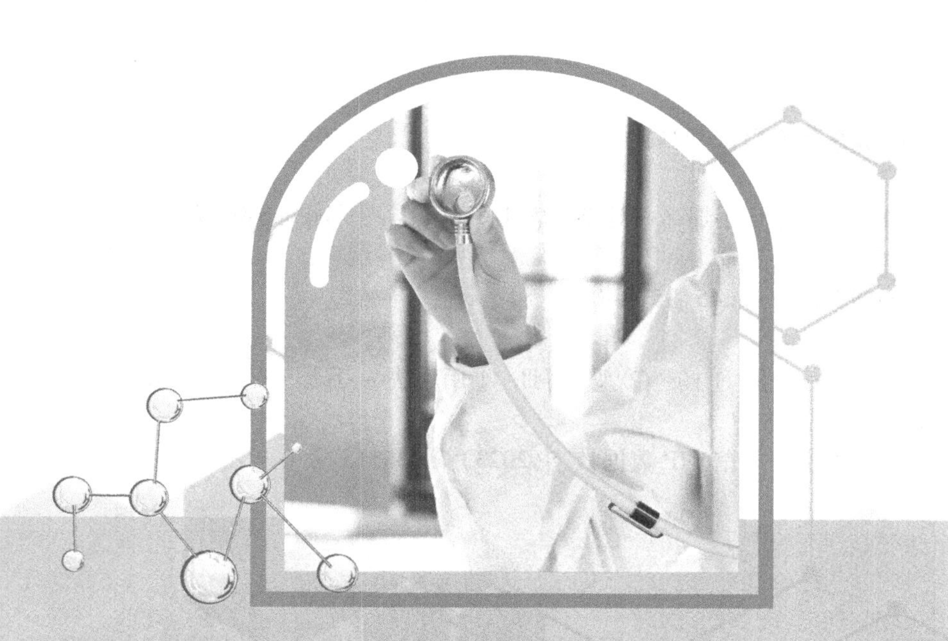

居家用药指导手册

主编　杨宏昕　郭小彬

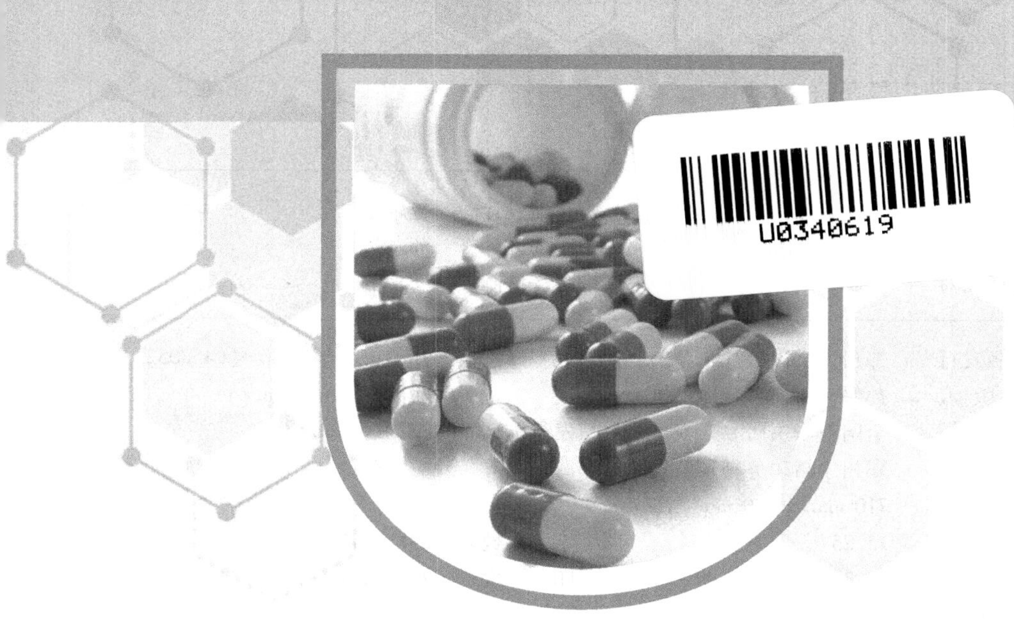

郑州大学出版社

图书在版编目(CIP)数据

居家用药指导手册 / 杨宏昕，郭小彬主编．— 郑州：郑州大学出版社，2023．5(2024．1 重印)

ISBN 978-7-5645-9518-0

Ⅰ．①居…　Ⅱ．①杨…②郭…　Ⅲ．①用药法 - 手册　Ⅳ．①R452-62

中国国家版本馆 CIP 数据核字(2023)第 035115 号

居家用药指导手册

JUJIA YONGYAO ZHIDAO SHOUCE

策划编辑	李龙传	封面设计	曾耀东
责任编辑	薛　晗	版式设计	苏永生
责任校对	张彦勤	责任监制	李瑞卿
出版发行	郑州大学出版社	地　　址	郑州市大学路 40 号(450052)
出 版 人	孙保营	网　　址	http://www.zzup.cn
经　　销	全国新华书店	发行电话	0371-66966070
印　　刷	郑州宁昌印务有限公司		
开　　本	710 mm×1 010 mm　1 / 16		
印　　张	15.25	字　　数	291 千字
版　　次	2023 年 5 月第 1 版	印　　次	2024 年 1 月第 2 次印刷
书　　号	ISBN 978-7-5645-9518-0	定　　价	49.00 元

作者名单

主　编　杨宏昕　郭小彬

副主编　梁永利　杨　乾　李文妍　戴立波

　　　　　郭　浩　杜玉娟

编　委　郭　浩　杜玉娟　马红玲　张亚男

　　　　　张丽新　张　丽　乌日汗　乌　丹

　　　　　梁永利　张晓娟　李文妍　朱　岚

　　　　　卫守喆　戴立波　杨　乾

前言

药学服务是医疗服务不可或缺的部分，国家陆续出台了一系列相关文件，如《进一步改善医疗服务行动计划（2018—2020年）》《关于加快药学服务高质量发展的意见》《关于加强医疗机构药事管理　促进合理用药的意见》等，对医院药学服务提出了明确的要求，尤其是在拓展药学服务范围方面强调了要发展居家社区药学服务。基于临床经验和居民实际需要，我院多名临床药师在药学服务创新的大前提下，编撰本版《居家用药指导手册》，为促进全民健康奉献微薄之力。

本书共分十二章，包括：抗感染药物，主要作用于中枢神经系统、心血管系统、呼吸系统、消化系统、血液及造血系统、泌尿系统疾病的药物，激素及其有关药物，抗肿瘤药物，妇产科疾病常用药物，维生素类，肠内营养类药物，调节水、电解质和酸碱平衡药物及矿物质类药物，中成药等，收录了药物288种（化学药物252种、中成药36种）。采取"优先选用基层常用药物"为原则，充分结合各专业临床经验和共识，就临床上多种常用药物列出了用药适应证、用法与用量和具体用药教育方案。没有所谓"安全"的药物，我们努力确保这些药物被"安全"地使用。本书可作为家庭药师开展工作及患者自我用药的工具书。

本书在编写过程中参考了大量药事服务专业书籍，具有较强的科学性和专业性。虽然经过全体编委多次审校，但难免会有疏漏或不当之处，诚请各位专家、同道、读者不吝赐教并予以批评指正！

编　者

2023年1月

目录

第一章　抽感染药物 …… 001

第一节　抗生素 …… 001
第二节　化学合成的抗菌药 …… 007
第三节　抗麻风病药及抗麻风病反应药 …… 011
第四节　抗病毒药 …… 012
第五节　抗真菌药 …… 016
第六节　抗寄生虫病药 …… 018

第二章　主要作用于中枢神经系统疾病的药物 …… 020

第一节　解热镇痛抗炎药 …… 020
第二节　抗痛风药 …… 025
第三节　抗癫痫药 …… 029
第四节　镇静催眠药 …… 034
第五节　抗震颤麻痹药 …… 035
第六节　抗精神病药 …… 038
第七节　抗焦虑药 …… 040
第八节　抗抑郁药 …… 043

第三章　主要作用于心血管系统疾病的药物 …… 048

第一节　钙通道阻滞药 …… 048
第二节　治疗慢性心功能不全的药物 …… 052
第三节　抗心律失常药 …… 055
第四节　防治心绞痛药 …… 057
第五节　抗高血压药 …… 059

第四章　主要作用于呼吸系统疾病的药物 …………………………… 074

第一节　平喘药 ………………………………………………………… 074
第二节　糖皮质激素 …………………………………………………… 080
第三节　祛痰药 ………………………………………………………… 082
第四节　镇咳药 ………………………………………………………… 084

第五章　主要作用于消化系统疾病的药物 …………………………… 086

第一节　治疗消化性溃疡和胃食管反流病药物 ……………………… 086
第二节　助消化药 ……………………………………………………… 094
第三节　促胃肠动力药及止吐药 ……………………………………… 095
第四节　泻药和止泻药 ………………………………………………… 097

第六章　影响血液及造血系统的药物 ………………………………… 101

第一节　抗凝血药 ……………………………………………………… 101
第二节　抗血小板药 …………………………………………………… 108
第三节　抗贫血药 ……………………………………………………… 111
第四节　促血小板增生药 ……………………………………………… 113
第五节　抗血液肿瘤药 ………………………………………………… 115

第七章　主要作用于泌尿系统疾病的药物 …………………………… 120

第八章　激素及其有关药物 …………………………………………… 131

第一节　肾上腺皮质激素 ……………………………………………… 131
第二节　胰岛素和其他影响血糖的药物 ……………………………… 134
第三节　甲状腺激素类药物和抗甲状腺药物 ………………………… 160

第九章　抗肿瘤药物 …………………………………………………… 166

第十章　妇产科疾病常用药物 ………………………………………… 190

第十一章　其他化学药物 ……………………………………………… 198

第一节　维生素类 ……………………………………………………… 198

第二节　肠内营养类药物 …………………………………………………… 203
第三节　调节水、电解质、酸碱平衡药及矿物质类药物 ……………… 209

第十二章　中成药 ……………………………………………………………… 213

第一节　解表剂 …………………………………………………………… 213
第二节　泻下剂 …………………………………………………………… 215
第三节　清热剂 …………………………………………………………… 215
第四节　祛风剂 …………………………………………………………… 218
第五节　祛湿剂 …………………………………………………………… 218
第六节　止咳化痰平喘剂 ………………………………………………… 219
第七节　消导剂 …………………………………………………………… 221
第八节　温里剂 …………………………………………………………… 221
第九节　理气剂 …………………………………………………………… 222
第十节　理血剂 …………………………………………………………… 223
第十一节　补益剂 ………………………………………………………… 226
第十二节　安神剂 ………………………………………………………… 228
第十三节　骨伤科用药 …………………………………………………… 231

第一章 抗感染药物

第一节 抗生素

◆青霉素V(青霉素V钾片/青霉素V钾胶囊/青霉素V钾颗粒)

【适应证】①青霉素敏感菌株所致的轻、中度感染,包括链球菌所致的扁桃体炎、咽喉炎、猩红热、丹毒等。②肺炎球菌所致的支气管炎、肺炎、中耳炎、鼻窦炎及敏感葡萄球菌所致的皮肤软组织感染等。③螺旋体感染和作为风湿热复发和感染性心内膜炎的预防用药。

【用法与用量】口服。

1. 成人

(1)链球菌感染:一次125~250 mg(20万~40万U),每6~8 h 1次,疗程10 d。

(2)肺炎链球菌感染:一次250~500 mg(40万~80万U),每6 h 1次,疗程至退热后至少2 d。

(3)葡萄球菌感染、螺旋体感染(奋森咽峡炎):一次250~500 mg,每6~8 h 1次。

(4)预防风湿热复发:一次250 mg(40万U),一日2次。

(5)预防心内膜炎:在拔牙或上呼吸道手术前1 h口服本品2 g(320万U),6 h后再加服1 g(27 kg以下小儿剂量减半)。

2. 小儿　按体重,一次2.5~9.3 mg(4 000~15 000 U)/kg,每4 h 1次;或一次3.75~14 mg(4 000~22 000 U)/kg,每6 h 1次;或一次5~18.7 mg(8 000~30 000 U)/kg,每8 h 1次。

【用药教育】青霉素类抗生素皮试阳性患者禁用。传染性单核细胞增多症患者不推荐使用。肾功能减退患者用药剂量及间隔需咨询医生。孕妇及哺乳期妇女用药请咨询医生。用药期间如需另服其他药物请咨询医生。用药疗程请遵医嘱,勿擅自停药。食物可能导致青霉素V钾在胃内失活,应空腹服药,分散片请用温水溶解后服用。育龄期妇女服药期间请注意采取非激素方法(如安全套)避孕。如需长期大量用药请定期监测肝功能、肾功能、造血系统功能、血清钾和钠水平及血常规。用药后可能出现恶心、呕吐、上腹部不适、腹泻、黑毛舌等不良反应，如出现用药后不适，请及时就诊。

◆阿莫西林(阿莫西林胶囊)

【适应证】用于敏感菌(不产β-内酰胺酶菌株)所致的下列感染：①溶血链球菌、肺炎链球菌、葡萄球菌或流感嗜血杆菌所致中耳炎、鼻窦炎、咽炎、扁桃体炎等上呼吸道感染。②大肠埃希菌、奇异变形杆菌或粪肠球菌所致的泌尿生殖道感染。③溶血链球菌、葡萄球菌或大肠埃希菌所致的皮肤软组织感染。④溶血链球菌、肺炎链球菌、葡萄球菌或流感嗜血杆菌所致急性支气管炎、肺炎等下呼吸道感染。⑤急性单纯性淋病。⑥本品尚可用于治疗伤寒、伤寒带菌者及钩端螺旋体病；阿莫西林亦可与克拉霉素、兰索拉唑三联用药根除胃、十二指肠幽门螺杆菌，降低消化道溃疡复发率。

【用法与用量】口服。

(1)成人一次0.5 g(2粒)，每6～8 h 1次，一日剂量不超过4 g(16粒)。小儿一日剂量按体重20～40 mg/kg，每8 h 1次；3个月以下婴儿一日剂量按体重30 mg/kg，每12 h 1次。

(2)肾功能严重损害患者需调整给药剂量，其中内生肌酐清除率为10～30 mL/min的患者每12 h 0.25～0.5 g(1～2粒)；内生肌酐清除率小于10 mL/min的患者每24 h 0.25～0.5 g(1～2粒)。

【用药教育】青霉素类抗生素皮试阳性患者禁用。肾功能减退患者用药剂量及间隔需咨询医生。孕妇及哺乳期妇女用药请咨询医生。用药期间如需另服其他药物请咨询医生。用药疗程请遵医嘱，勿擅自停药。食物不会影响阿莫西林的吸收，可空腹也可与食物同服。分散片请用温水溶解后服用；干混悬剂请倒入适量开水中摇匀服用；口腔崩解片可含化服下，也可用水溶解后服用；颗粒剂请用温开水冲服，不要用热水冲服；胶囊剂请不要打开，完整服用。育龄期妇女服药期间请注意采取非激素方法(如安全套)避孕。如需长期大量用药请定期监测肝功能、肾功能及血常规。需服用较大剂量时请注意多喝水。用药后如出现头晕、抽搐等不良反应应尽量避免登高、驾驶等危险操作，如出现泛发性红斑伴脓疱，请停药并及时就医。

◆头孢克肟(头孢克肟颗粒/头孢克肟胶囊/头孢克肟分散片/头孢克肟咀嚼片)

【适应证】本品适用于对头孢克肟敏感的链球菌属(肠球菌除外)、肺炎球菌、淋球菌、卡他布兰汉球菌、大肠埃希菌、克雷伯杆菌属、沙雷菌属、变形杆菌属及流感杆菌等引起的下列细菌感染性疾病：①支气管炎、支气管扩张症(感染时)，慢性呼吸系统感染疾病的继发感染，肺炎。②肾盂肾炎、膀胱炎、淋球菌性尿道炎。③胆囊炎、胆管炎。④猩红热。⑤中耳炎、副鼻窦炎。

【用法与用量】口服。

(1)成人和体重 30 kg 以上的儿童:每次 50 ~ 100 mg,一日 2 次。此外,可以根据年龄、体重、症状进行适当增减,对重症患者,可每次口服 200 mg,一日 2 次。

(2)小儿:每次 1.5 ~ 3 mg/kg,一日 2 次。此外,可以根据症状适当增减,对于重症患者,可每次口服 6 mg/kg,一日 2 次。

【用药教育】肾功能减退患者用药剂量及间隔需咨询医生。6 个月以下儿童用药安全性及有效性暂不清楚,不建议使用。孕妇及哺乳期妇女用药请咨询医生。用药期间如需另服其他药物请咨询医生。用药疗程请遵医嘱,勿擅自停药。食物不影响药效,服药时进食或不进食都可。分散片可以直接吞服,也可以用温水溶解后服用;咀嚼片可含化后服用,也可咀嚼后服用。头孢克肟可能引起肾功能障碍、血液障碍,可能需要定期进行肾功能和血液检查。用药后可能出现消化道不良反应(如腹泻、胃部不适)和皮肤不良反应(如皮疹红斑),头孢克肟还可能导致严重的不良反应,如休克、过敏样症状(如呼吸困难、全身潮红、水肿)、皮肤病变(表现为红斑、水疱、皮肤紧张感、灼热感、疼痛)、血液障碍(如粒细胞缺乏症、溶血性贫血、血小板减少),可表现为发热、咽喉痛、头痛、倦怠感、点状出血、紫斑、肾功能障碍、结肠炎(可表现为腹痛、反复腹泻)、间质性肺炎(可表现为发热、咳嗽、呼吸困难)、肝功能障碍(可表现为发热、乏力、食欲差、皮肤或眼睛发黄、瘙痒、上腹痛等)。如果您出现了以上不良反应,请尽快就诊。

◆红霉素(红霉素肠溶胶囊)

【适应证】本品主要用于治疗成人和儿童的下列疾病。①由 A 族 β-溶血链球菌、肺炎双球菌、流感嗜血杆菌引起的轻度或中度的呼吸道感染。②由 A 族 β-溶血链球菌、肺炎双球菌引起的轻度或中度的下呼吸道感染。③肺炎支原体引起的呼吸道感染。④百日咳杆菌引起的百日咳:红霉素可有效消除患者咽喉部的百日咳病菌,临床研究表明红霉素能够预防易感人群感染百日咳。⑤白喉:白喉是由白喉杆菌产生毒素所致,红霉素可以预防易感人群成为白喉带菌者或根除带菌者体内病菌。⑥微小棒状杆菌引起的红癣病。⑦溶组织阿米巴引起的肠道内阿米巴病。⑧李斯特菌引起的单核细胞增多症。⑨化脓性链球菌和金黄色葡萄球菌引起的皮肤、软组织的轻度、中度感染。⑩梅毒螺旋体引起的初期梅毒:对于青霉素过敏的患者,口服红霉素可以作为治疗初期梅毒的一种选择药物,在治疗初期梅毒前,必须进行脑脊液的检查;子宫内梅毒不建议使用红霉素来治疗。⑪沙眼衣原体引起的以下疾病:新生儿结膜炎、幼儿肺炎、妊娠期间的泌尿生殖系统感染;

当四环素禁忌或不能耐受时，红霉素可用于治疗沙眼衣原体引起的成人泌尿、子宫颈内、直肠的感染。⑫肺炎军团菌引起的军团病。

【用法与用量】口服，建议饭前 1 h 使用。

（1）本品常用推荐剂量如下：成人，每次 250 mg（1 粒），每 6 h 一次。如果采用每日 2 次的用药方法，则建议每次 500 mg（2 粒），每 12 h 一次。根据病情的严重程度，可增加到每日 4 g 的剂量。当每日剂量超过 1 g 时，不建议每日 2 次的服用方法。儿童：常用剂量为每日每千克体重 30～50 mg，分 2 次服用。严重感染剂量可加倍。

（2）链球菌感染：口服红霉素至少需要 10 d 的疗程。风湿性心脏病患者需要持续服药以预防链球菌感染的复发，剂量为 250 mg（1 粒），每日 2 次。

（3）心脏瓣膜疾病的青霉素过敏患者，在牙科手术或上呼吸道手术时，服用红霉素来预防心内膜炎，在手术前 1 h 成人口服 1 g（儿童 20 mg/kg），术后 6 h 再服 500 mg（儿童 10 mg/kg）。

（4）肠道内阿米巴：成人 250 mg（1 粒），每 6 h 一次，连续 10～14 d。儿童 30～50 mg/（kg · d），分次服用，连续 10～14 d。

（5）军团病：建议 1～4 g/d，分次服用。

（6）沙眼衣原体引起的孕期泌尿系统感染：建议 500 mg（2 粒），每日 4 次，空腹服用，连续 7 d。对于不能耐受患者，剂量可减至 250 mg（1 粒），每日 4 次，连续服用 14 d。沙眼衣原体引起的成人泌尿、子宫颈内、直肠的感染，四环素禁忌或不能耐受时：每次 500 mg（2 粒），每日 4 次，连续 7 d。

（7）百日咳：建议剂量为儿童每日每千克体重 40～50 mg，分 3 次服用，连用 5～14 d。

【用药教育】正在使用他汀类药物或匹莫齐特的患者，避免应用红霉素。肝病或重度肾功能损害的患者用药剂量及间隔需咨询医生。孕妇及哺乳期妇女用药请咨询医生。用药期间如需另服其他药物请咨询医生。用药疗程请遵医嘱，勿擅自停药。为达到良好的吸收效果，请空腹服药。育龄期妇女服药期间请注意采取非激素方法（如安全套）避孕。红霉素可能引起肝功能异常，用药期间请定期监测肝功能。红霉素用药后可能出现胃肠道反应（如恶心、呕吐、腹泻等），大剂量用药时可引起听力减退，停药后大多可恢复。

◆阿奇霉素（阿奇霉素片/阿奇霉素干混悬剂）

【适应证】本品适用于敏感病原菌所致的下列感染，阿奇霉素治疗各种感染时推荐的剂量，疗程及适用患者人群不同，具体的用药方案请参阅【用法与用量】。①社区获得性肺炎：由肺炎衣原体、流感嗜血杆菌、嗜肺军团菌、卡他莫拉菌、肺炎支原体、金黄色葡萄球菌或肺炎链球菌等病原菌所致，且起始治疗需静脉给药的患者。②盆腔炎性疾病：由沙眼衣原体、淋病奈瑟球菌或人型支原体所致,且起初治疗需静脉给药的患者。若怀疑可能合并厌氧菌感染者,需加用一种抗厌氧菌的药物与本品联合治疗。

【用法与用量】

1. 片剂　口服,在饭前 1 h 或饭后 2 h 服用。

(1)成人用量:①沙眼衣原体或敏感淋病奈瑟球菌所致性传播疾病,仅需单次口服本品 1.0 g(4 片)。②对其他感染的治疗:第 1 日,0.5 g(2 片)顿服,第 2～5 日,一日 0.25 g(1 片)顿服;或一日 0.5 g(2 片)顿服,连服 3 d。

(2)小儿用量:①治疗中耳炎、肺炎,第 1 日,按体重 10 mg/kg 顿服(一日最大量不超过 0.5 g),第 2～5 日,每日按体重 5 mg/kg 顿服(一日最大量不超过 0.25 g),或按表 1-1 中方法给药。②治疗小儿咽炎、扁桃体炎,一日按体重 12 mg/kg 顿服(一日最大量不超过 0.5 g),连用 5 d。或遵医嘱。

表 1-1　给药方法

体重/kg	首日	第 2～5 日
15～25	0.2 g 顿服	0.1 g 顿服
26～35	0.3 g 顿服	0.15 g 顿服
36～45	0.4 g 顿服	0.2 g 顿服

2. 干混悬剂　将本品倒入杯中,加入适量凉开水,溶解摇匀后口服,在饭前 1 h 或饭后 2 h 服用。

(1)成人用量:①沙眼衣原体或敏感淋病奈瑟球菌所致性传播疾病,仅需单次口服本品 1.0 g。②对其他感染的治疗:第 1 日,0.5 g 顿服,第 2～5 日,一日 0.25 g 顿服;或一日 0.5 g 顿服,连服 3 d。

(2)小儿用量:①治疗中耳炎、肺炎,第 1 日,按体重 10 mg/kg 顿服(一日最大量不超过 0.5 g),第 2～5 日,每日按体重 5 mg/kg 顿服(一日最大量不超过 0.25 g)。②治疗小儿咽炎、扁桃体炎,一日按体重 12 mg/kg 顿服(一日最大量不超过 0.5 g),连用 5 d。或遵医嘱。

【用药教育】应用阿奇霉素后出现过胆汁淤积性黄疸或肝功能不全的患者及正在使用他汀类药物或匹莫齐特的患者请避免应用红霉素。老人用药易出现尖端扭转型室性心动过速,用药时需多加注意;婴儿用药后如出现哺乳时呕吐请及时就医。孕妇及哺乳期妇女用药请咨询医生。用药期间如需另服其他药物请咨询医生。用药疗程请遵医嘱,勿擅自停药。为达到良好的吸收效果,请尽量空腹服药。

如您服用的为肠溶剂型,请完整吞服,不要掰开、咀嚼或碾碎。如您服用的是软胶囊,可直接吞服,也可剪开胶囊外壳滴入饮料或牛奶中服用。阿奇霉素可能引起肝功能异常，用药期间请定期监测肝功能。阿奇霉素用药后可能出现恶心、呕吐、腹泻、腹痛、消化不良、头晕、皮疹、头痛等不良反应。如果出现肝炎症状（如发热、乏力、食欲差、皮肤或眼睛发黄、瘙痒、上腹痛等）或皮肤过敏症状，请立即停药就诊。阿奇霉素还可导致艰难梭菌相关性腹泻（停药2个月后仍可能出现），表现为水样便或血性便，可能伴有胃痉挛和发热。如果出现以上症状，请及时就诊。

◆克拉霉素（克拉霉素缓释片）

【适应证】适用于克拉霉素敏感菌所引起的下列感染。①下呼吸道感染：如支气管炎、肺炎等。②上呼吸道感染：如咽炎、鼻窦炎等。③皮肤及软组织轻中度感染：如毛囊炎、蜂窝织炎、丹毒等。

【用法与用量】口服。

(1)成人常用推荐剂量为每次一片(0.5 g)，每日一次。餐中服用，不能压碎或咀嚼克拉霉素缓释片。

(2)12岁以上儿童，同成人。12岁以下儿童，请使用其他适宜剂型的品种。在更为严重感染时，剂量可增至每日一次，每次2片(1.0 g)，治疗周期通常为7~14 d。

(3)克拉霉素缓释片禁用于严重肾功能损害患者（肌酐清除率<30 mL/min）。克拉霉素片也许可以用于该患者群。肾功能中度受损（肌酐清除率为30~60 mL/min）的患者，应将剂量减少50%，其最大剂量为每天服用1片(0.5 g)克拉霉素缓释片。

【用药教育】患有某些心脏病（如心律失常、心动过缓、Q-T间期延长、缺血性心脏病、充血性心力衰竭）、有Q-T间期延长或室性心律失常（包括尖端扭转型室性心动过速）病史的患者；低钾血症患者；水、电解质紊乱患者；严重肝功能损害患者可能不能使用克拉霉素，请将所有已确诊的疾病及正在接受的治疗方案告诉医生。肾功能损害的患者用药剂量及间隔需咨询医生。孕妇及哺乳期妇女用药请咨询医生。用药期间如需另服其他药物请咨询医生，正在服用他汀类药（如辛伐他汀、洛伐他汀）、布南色林、鲁拉西酮、促胃肠动力药（如西沙必利）、匹莫齐特、决奈达隆的患者不可同服克拉霉素。乳糖不耐受或缺乏乳糖酶的患者以及蔗糖不耐受或缺乏蔗糖酶的患者，用药前具体请查看说明书，避免应用含有这两类成分的制剂。用药疗程请遵医嘱，勿擅自停药。克拉霉素普通剂型食物不影响药效，缓释剂型需与食物同服。缓释剂型请完整吞服，不要掰开、咀嚼或碾碎。

用药期间需要定期检查全血细胞计数及其分类计数、血尿素氮、血肌酐。用药后可能出现头晕、眩晕、意识模糊和定向障碍。请您尽量避免驾驶或操作机器。用药后可能出现腹痛、腹泻、恶心、呕吐、消化不良、味觉异常、失眠、头痛、皮疹和多汗等不良反应。用药后还可能出现严重肝毒性(包括肝衰竭)。如果出现厌食、黄疸、尿色深、瘙痒或腹部压痛等肝病症状,请立即停药就诊。

◆磷霉素(磷霉素钙片/磷霉素钙胶囊/磷霉素钙颗粒剂/磷霉素氨丁三醇散)

【适应证】①敏感菌所致的呼吸道感染、尿路感染、皮肤软组织感染等。②与其他抗生素合用于由敏感菌所致重症感染如败血症、腹膜炎、骨髓炎等。

【用法用量】口服,成人一日 2 ~ 4 g,分 3 ~ 4 次。如服用磷霉素氨丁三醇散,一日单剂量空腹服药 1 次。成人一次 6 g(相当于磷霉素 3 g),以适量水溶解后服用。儿童按体重一日 50 ~ 100 mg/kg,分 3 ~ 4 次服。

【用药教育】孕妇用药请咨询医生,哺乳期妇女用药期间请停止哺乳。用药期间如需另服其他药物请咨询医生,如喹诺酮类及活菌制剂应与磷霉素间隔至少 2 h 使用。用药疗程请遵医嘱,勿擅自停药。食物不影响药效,服药时进食或不进食都可。用药后可能出现轻度胃肠道反应,如恶心、食欲差、中上腹不适、稀便或轻度腹泻等,一般不影响继续用药。偶尔可能出现皮疹。

(李文妍)

第二节　化学合成的抗菌药

◆甲硝唑(甲硝唑片/甲硝唑胶囊/甲硝唑缓释片)

【适应证】本品主要用于厌氧菌感染的治疗。

【用法与用量】片剂及胶囊剂。

(1)成人常用量:①肠道阿米巴病,一次 0.4 ~0.6 g,一日 3 次,疗程7 d;肠道外阿米巴病,一次 0.6 ~0.8 g,一日 3 次,疗程 20 d。②贾第虫病,一次 0.4 g,一日 3 次,疗程 5 ~10 d。③麦地那龙线虫病,一次 0.2 g,每日 3 次,疗程 7 d。④小袋虫病,一次 0.2 g,一日 2 次,疗程 5 d。⑤皮肤利什曼病,一次 0.2 g,一日 4 次,疗程 10 d。间隔 10 d 后重复一疗程。⑥滴虫病,一次 0.2 g,一日 4 次,疗程 7 d,可同时用栓剂,每晚 0.5 g 置入阴道内,连用 7 ~ 10 d。⑦厌氧菌感染,口服每日 0.6 ~ 1.2 g,分 3 次服用,7 ~ 10 d 为一个疗程。

(2)小儿常用量:①阿米巴病,每日按体重 35 ~ 50 mg/kg,分 3 次口服,10 d 为一个疗程。②贾第虫病,每日按体重 15 ~ 25 mg/kg,分 3 次口服,连服 10 d;治疗麦地那龙线虫病、小袋虫病、滴虫病的剂量同贾第虫病。③厌氧菌感染,口服每日按体重 20 ~ 50 mg/kg。缓释片剂:口服,一次 750 mg(1 片),一日 1 次,连用 7 d,7 d 为一个疗程。甲硝唑缓释片应在至少饭前 1 h 或饭后 2 h 的空腹情况下整药吞服。空腹服用可保持本品的最佳缓释特性。

【用药教育】甲硝唑存在致癌性,请不要擅自使用,避免不必要的应用。活动性中枢神经系统疾病及血液病患者不建议使用。肝肾功能损害的患者用药剂量及间隔需咨询医生。用于阴道滴虫感染患者的治疗时需与伴侣同治。孕妇及哺乳期妇女禁用甲硝唑。用药期间如需另服其他药物请咨询医生。用药疗程请遵医嘱,勿擅自停药。甲硝唑普通剂型食物不影响药效,如引起胃部不适,请与食物同服。缓释剂型请完整吞服,不要掰开、咀嚼或碾碎。用药期间请避免饮酒,饮酒可能出现双硫仑样反应,表现为腹部绞痛、恶心、呕吐、头痛和潮红,用药期间及停药后至少 3 d 内请避免饮酒或含有酒精的饮料。甲硝唑可能引起头晕、嗜睡、幻觉、抽搐、意识混乱或暂时的视觉障碍,如果出现以上症状,请尽量避免驾驶或操作机器。用药后尿液可能呈黑色或深红色,这是正常的,请不用担心。如果同时患有念珠菌感染,使用甲硝唑可能加重病情,可能需要加用抗菌药物,具体请咨询医师。如果用药超过 10 d,有必要进行常规的临床和实验室监测(特别是白细胞计数),开始下一疗程前也需要检查白细胞计数。用药后可能出现恶心、呕吐、食欲差、腹部绞痛等消化道不良反应,一般不影响治疗。还可能出现神经系统症状,如头痛、眩晕、感觉异常、肢体麻木、共济失调、多发性神经炎,大剂量可引起抽搐,如果出现以上症状,请立即停药就诊。

◆ *左氧氟沙星(乳酸左氧氟沙星分散片)*

【适应证】本品适用于敏感细菌引起的下列中、重度感染。①呼吸系统感染:急性支气管炎、慢性支气管炎急性发作(由于使用喹诺酮类药物已有报道发生严重不良反应,且一些患者,慢性支气管炎急性发作有自限性,应在没有其他药物治疗时方可使用盐酸左氧氟沙星注射液)、弥漫性支气管炎、支气管扩张合并感染、肺炎、扁桃体炎(扁桃体周围脓肿)。②泌尿系统感染:肾盂肾炎、复杂性尿路感染等。③生殖系统感染:急性前列腺炎、急性副睾炎、宫腔感染、子宫附件炎、盆腔炎(疑有厌氧菌感染时可合用甲硝唑)。④皮肤软组织感染:传染性脓疱病、蜂窝织炎、淋巴管(结)炎、皮下脓肿、肛脓肿等。⑤肠道感染:细菌性痢疾、感染性肠炎、沙门菌属肠炎、伤寒及副伤寒。⑥败血症、粒细胞减少及免疫功能低下患者的各种感染。⑦其他感染:乳腺炎、外伤、烧伤及手术后伤口感染、腹腔感染(必要时合用甲硝唑)、胆囊炎、胆管炎、骨与关节感染以及五官科感染等[由于使用氟喹诺酮类药物(包括乳酸左氧氟沙星氯化钠注射液)已有报道发生严重不良反应且对于一些患者,急性细菌性鼻窦炎有自限性,应在没有其他药物时使用乳酸左氧氟沙星氯化钠注射液]。

【用法与用量】肾功能正常患者的剂量,常用剂量为 250 mg、500 mg 或 750 mg,每 24 h 口服一次。根据感染部位、感染程度调整剂量。肌酐清除率≥50 mL/min 不需要调整剂量,肌酐清除率<50 mL/min 时,需调整剂量。剂量调整请咨询医师。

【用药教育】左氧氟沙星可能引起严重不良反应,如肌腱炎、肌腱断裂、周围神经病变及中枢神经系统不良反应,如果出现请停药且避免再次用药。左氧氟沙星可能加重重症肌无力患者的肌肉无力症状,这类患者最好避免使用。肾功能减退患者用药剂量及间隔需咨询医生。老年人用药后发生严重不良反应(如肌腱断裂、主动脉瘤及主动脉夹层)的风险增加,用药时需多加注意。18 岁以下儿童用药可能出现关节病变、骨或软骨病变,除治疗吸入性炭疽外,18 岁以下儿童禁用。孕妇及哺乳期妇女禁用。用药期间如需另服其他药物请咨询医生。用药疗程请遵医嘱,勿擅自停药。左氧氟沙星建议空腹服用,如出现胃肠道不适,也可在服药前进食。用药后如果接触阳光或紫外线,可能引起严重光过敏,出现过度晒伤的症状(如烧灼感、红斑、水疱、渗出、水肿)等,用药期间请采取防晒措施(如防晒霜、太阳眼镜),如果出现以上症状请停药就诊。如尿液中药物浓度过高,可能出现结晶,堵塞尿路,用药期间请多喝水,保持 24 h 排尿量在 1 200 mL 以上。左氧氟沙星可减少咖啡因的代谢,可能引起中枢神经系统毒性反应,用药期间请避免摄入含咖啡因的食物和饮料(如咖啡、可乐、茶、巧克力)。左氧氟沙星可能干扰血糖,正在使用口服降血糖药或胰岛素的糖尿病患者如需用药,请注意监测血糖。如果出现低血糖症状(如出汗、脸色苍白、心悸、焦虑、饥饿等),请暂时停药并采取适当的升血糖措施。用药期间需要定期监测肝肾功能和造血系统功能。用药后可能出现恶心、呕吐、头晕、头痛、腹泻、便秘和失眠等不良反应。左氧氟沙星还可引起严重不良反应,如过敏、肌腱炎或肌腱断裂(主要表现为肌腱疼痛、肿胀、炎症或断裂)、周围神经病变(主要表现为皮肤疼痛、烧灼感、麻刺感、麻木无力等)、中枢神经系统不良反应(主要表现为焦躁、激动、失眠、焦虑、噩梦、偏执、头晕、错乱、震颤、幻觉、抑郁、自杀的想法或行为)、Q-T 间期延长、血糖异常、光毒性、严重腹泻(停药 2 个月后仍可能出现)、严重肝毒性、主动脉瘤和主动脉夹层(用药后 2 个月内发生率升高)。此外,左氧氟沙星还可能加重重症肌无力的症状。如果怀疑出现以上不良反应请及时停药就诊。

◆莫西沙星(盐酸莫西沙星片)

【适应证】盐酸莫西沙星片用于治疗成人(≥18岁)敏感细菌所引起的下列感染。①急性细菌性鼻窦炎:由肺炎链球菌、流感嗜血杆菌或卡他莫拉菌引起。②慢性支气管炎急性发作:由肺炎链球菌、流感嗜血杆菌、副流感嗜血杆菌、肺炎克雷伯菌、甲氧西林敏感的金黄色葡萄球菌或卡他莫拉菌引起。③社区获得性肺炎:由肺炎链球菌(包括多药耐药株)、流感嗜血杆菌、卡他莫拉菌、甲氧西林敏感的金黄色葡萄球菌、肺炎克雷伯菌、肺炎支原体或肺炎衣原体引起。④非复杂性皮肤和皮肤组织感染:由甲氧西林敏感的金黄色葡萄球菌或化脓性链球菌引起。⑤复杂性皮肤和皮肤组织感染:由甲氧西林敏感的金黄色葡萄球菌、大肠埃希菌、肺炎克雷伯菌或阴沟肠杆菌引起。⑥复杂性腹腔内感染:由大肠埃希菌、脆弱类杆菌、咽峡炎链球菌、星座链球菌、粪肠球菌、变形杆菌、产气荚膜梭菌、多形类杆菌或消化链球菌属等引起,包括腹腔脓肿。⑦鼠疫:包括成人因鼠疫耶尔森菌引起的肺鼠疫和败血性鼠疫,也可预防鼠疫。

【用法与用量】口服。

(1)成人剂量、疗程和给药方法:盐酸莫西沙星片的剂量为0.4 g(口服),每24 h一次。治疗的持续时间取决于感染的类型。

(2)老年患者不必调整用药剂量。

(3)肾功能或肝功能不全患者。①肝损害:轻中度肝功能受损的患者无须调整剂量。②肾损害:肾功能受损的患者[包括肌酐清除率≤30 mL/(min·1.73 m^2)]和慢性透析,如血液透析和连续卧床腹膜透析的患者无须调整剂量。

【用药教育】莫西沙星可能引起严重不良反应,如肌腱炎、肌腱断裂、周围神经病变及中枢神经系统不良反应,如果出现请停药,且避免再次用药。莫西沙星可能加重重症肌无力患者的肌肉无力症状,这类患者最好避免使用。有某些重度肝功能损害、曾经使用喹诺酮类药物后出现肌腱疾病、某些心脏病(如心动过缓、Q-T间期延长、心力衰竭伴左心室射血分数降低)、曾出现过有症状的心律失常病史的患者不能使用莫西沙星,请您将所有已确诊的疾病及正在接受的治疗方案告诉医生。老年人用药后发生严重不良反应(如肌腱断裂、主动脉瘤及主动脉夹层)的风险增加,用药时需多加注意。用药期间如需另服其他药物请咨询医生,如托瑞米芬不可与莫西沙星合用。18岁以下儿童用药可能出现关节病变、骨或软骨病变,除治疗吸入性炭疽外,18岁以下儿童禁用。孕妇及哺乳期妇女禁用。用药疗程请遵医嘱,勿擅自停药。请固定在每日同一时间用药,食物不影响吸收。用药后如果接触阳光或紫外线,可能引起严重光过敏,出现过度晒伤的症状(如烧灼感、红斑、水疱、渗出、水肿)等,用药期间请采取防晒措施(如防晒霜、太阳眼镜),如果出现以上症状请停药就诊。如果出现低血糖症状(如出汗、面色苍白、心悸、焦虑、饥饿等),请暂时停药并采取适当的升血糖措施。用药期间请避免驾驶等危险行为。用药后可能出现恶心、呕吐、头晕、头痛、腹泻、便秘、腹痛、贫血和失眠等不良反应。莫西沙星还可引起严重不良反应,如过敏、肌腱炎或肌腱断裂(主要表现为肌腱疼痛、肿胀、炎症或断裂)、周围神经病变(主要表现为皮肤疼痛、烧灼感、麻刺感、麻木无力等)、中枢神经系统不良反应(主要表现为焦躁、激动、失眠、焦虑、噩梦、偏执、头晕、错乱、震颤、幻觉、抑郁、自杀的想法或行为)、Q-T 间期延长、血糖异常、光毒性、严重腹泻(停药 2 个月后仍可能出现)、严重肝毒性、主动脉瘤和主动脉夹层(用药后 2 个月内发生率升高)。此外,莫西沙星还可能加重重症肌无力的症状。如果怀疑出现以上不良反应请及时停药就诊。

(李文妍)

第三节　抗麻风病药及抗麻风病反应药

◆ 沙利度胺(沙利度胺片)

【适应证】用于控制瘤型麻风反应症。

【用法与用量】口服。一次 25 ~ 50 mg(1 ~ 2 片),一日 100 ~ 200 mg(4 ~ 8 片),或遵医嘱。

【用药教育】①饮食中的脂肪可延缓沙利度胺的吸收,请在餐后至少 1 h 服药,也可在睡前服用。②用药后更容易出血或感染。请小心避免受伤,经常洗手,远离感染人群。③沙利度胺可引起头晕、低血压。用药期间坐躺后请缓慢起身,爬楼梯时也请小心。④用药期间饮酒可能增强镇静作用,还可能导致周围神经病。避免饮酒或含有酒精的饮料。⑤用药后可能出现疲倦、嗜睡等症状。尽量避免驾驶或操作机器。⑥沙利度胺对神经系统有影响,用药期间注意是否出现神经病变早期症状,如手脚麻木、刺痛、疼痛或灼热感。可能需要定期进行电生理学测试,如每 6 个月测定一次感觉神经动作电位。⑦用药后可能出现中性粒细胞减少,用药期间请定期监测血细胞计数。此外,还需要定期检查肝功能和甲状腺功能。

(张晓娟)

第四节　抗病毒药

◆替诺福韦（富马酸替诺福韦二吡呋酯片）

【适应证】①HIV－1 感染：适用于与其他抗逆转录病毒药物联用，治疗成人 HIV－1 感染。②慢性乙型病毒性肝炎（简称乙肝）：适用于治疗慢性乙肝成人和≥12 岁的儿童患者。

【用法与用量】

（1）成人和 12 岁及 12 岁以上儿童患者（35 kg 或以上）推荐剂量。①对 HIV－1 或慢性乙肝的治疗：剂量为每次 300 mg（一片），每日一次，口服，空腹或与食物同时服用。②对于慢性乙肝的治疗，最佳疗程尚未明确。体重小于 35 kg 的慢性乙肝儿童患者中的安全性和疗效尚未研究。

（2）成人肾功能损害者使用剂量的调整；当肌酐清除率≥50（mL/min）时，每 24 h 给药一次；当肌酐清除率在 30～49 mL/min 时，每 48 h 一次；当肌酐清除率在 10～29 mL/min 时，每 72～96 h 一次；血液透析患者，每 7 d 一次或共透析约 12 h 后，给药 1 次；在肌酐清除率<10 mL/min 的非血液透析患者中，尚未对替诺福韦的药代动力学进行评价，所以对这些患者没有给药建议。

【用药教育】①用药可能会降低骨密度。如果曾出现过病理性骨折或具有引起骨质疏松的风险因素（如长期卧床、钙摄入不足、嗜烟酒或使用激素），建议定期进行骨密度评估。必要时还可以适当补充钙和维生素 D。②用药可能引起肾功能损害，建议在用药期间定期监测肌酐清除率、血清磷、尿糖和尿蛋白。肌酐清除率低于 50 mL/min 的患者需密切监测肾功能。③乙肝患者停药后可能出现肝炎突然加重。停药后数月内仍然建议密切监测肝功能，如有必要可恢复治疗。④用药后可能出现疼痛（包括头痛）、头晕、失眠、抑郁、腹泻、腹痛、恶心、呕吐、皮疹、瘙痒、发热和乏力等不良反应。

◆恩替卡韦（恩替卡韦片）

【适应证】本品适用于病毒复制活跃，血清谷丙转氨酶（GPT）持续升高或肝脏组织学显示有活动性病变的慢性成人乙肝的治疗。也适用于治疗 2 岁至<18 岁慢性乙型肝炎病毒（HBV）感染代偿性肝病的核苷初治儿童患者，有病毒复制活跃和血清 GPT 水平持续升高的证据或中度至重度炎症和（或）纤维化的组织学证据。

【用法与用量】

(1)成人:口服本品,每天一次,每次0.5 mg。曾在拉米夫定治疗时发生病毒血症或出现拉米夫定耐药突变的患者为每天一次,每次1 mg(0.5 mg,两片)。

(2)儿童:已有适合2~18岁儿童患者的恩替卡韦口服溶液和恩替卡韦片。儿童患者的治疗决定应该仔细考虑个体患者的需要,并参考现行儿童治疗指南,包括有价值的基线组织学信息。连续治疗的长期病毒学抑制获益必须权衡延长治疗的风险,包括耐药HBV的出现。HBV表面抗原(HBeAg)阳性慢性乙型肝炎代偿性肝病儿童患者,治疗前血清ALT升高应该至少持续6个月;HBeAg阴性儿童患者至少为12个月。体重32.6 kg或以上患者每日剂量应该为片剂0.5 mg或口服溶液10 mL(0.5 mg),伴或不伴食物给药。体重小于32.6 kg患者应该使用口服溶液。儿童患者目前尚不清楚最佳治疗持续时间。

(3)肾功能不全剂量调整。①肾功能不全且核苷类药物初治患者的用法与用量:肌酐清除率≥50 mL/min,0.5 mg每日一次;肌酐清除率30~49 mL/min,0.25 mg每日一次或0.5 mg每48 h一次;肌酐清除率10~29 mL/min,0.15 mg每日一次或0.5 mg每72 h一次;肌酐清除率<10 mL/min或血液透析或CAPD,0.05 mg每日一次或0.5 mg每5~7 d一次。②拉米夫定治疗失效患者:肌酐清除率≥50 mL/min,1 mg每日一次;肌酐清除率30~49 mL/min,0.5 mg每日一次;肌酐清除率10~29 mL/min,0.3 mg每日一次或0.5 mg每48 h一次;肌酐清除率<10 mL/min或血液透析或CAPD,0.1 mg每日一次或0.5 mg每72 h一次。

【用药教育】①食物会影响恩替卡韦的疗效。请在餐前或餐后至少2 h空腹服药。②如果您没有根据医生的指导自己停药,可能会导致病情加重,请不要擅自停药。③恩替卡韦不能防止HBV通过性接触或血液传播。④恩替卡韦也可能引起严重的肝脏不良反应或血液中乳酸过多。如果出现深色尿、觉得累、不饿、恶心、呕吐、胃痛、大便颜色浅、皮肤或眼睛变黄,可能是肝脏不良反应的表现。⑤如果出现呼吸心跳加快、心跳不正常、严重的头晕、觉得冷、肌肉疼痛或痉挛,可能是血酸问题。

◆奥司他韦(磷酸奥司他韦胶囊/磷酸奥司他韦颗粒)

【适应证】①用于成人和1岁及1岁以上儿童的甲型和乙型流感治疗(磷酸奥司他韦能够有效治疗甲型和乙型流感,但是乙型流感的临床应用数据尚不多)。患者应在首次出现症状48 h以内使用。②用于成人和13岁及13岁以上青少年的甲型和乙型流感的预防。

【用法与用量】

1. 流感的治疗，剂量指导

（1）成人和青少年：磷酸奥司他韦胶囊在成人和13岁以上青少年的推荐口服剂量是每次75 mg，每日2次，共5 d。

（2）儿童：对1岁以上的儿童推荐按照体重不同服用，体重≤15 kg，推荐剂量（服用5 d）30 mg，每日2次；体重>15～23 kg，推荐剂量（服用5 d）45 mg，每日2次；体重>23～40 kg，推荐剂量（服用5 d）60 mg，每日2次；体重>40 kg，推荐剂量（服用5 d）60 mg，每日2次。

2. 流感的预防　磷酸奥司他韦用于与流感患者密切接触后的流感预防时的推荐口服剂量为75 mg，每日1次，至少7 d。同样应在密切接触后2 d内开始用药。

3. 特殊人群用药指导

（1）肾功能不全患者流感治疗：对肌酐清除率大于60 mL/min的患者不必调整剂量。对肌酐清除率大于30 mL/min但不大于60 mL/min者，推荐使用剂量减少为每次30 mg，每日两次，共5 d。对肌酐清除率大于10 mL/min但不大于30 mL/min者，推荐使用剂量减少为每次30 mg，每日一次，共5 d。

（2）肝功能不全患者：用于轻中度肝功能不全患者治疗和预防流感时剂量不需要调整。本品用于严重肝功能不全患者的安全性和药代动力学尚未研究。

【用药教育】①用于治疗流感时，最好在流感症状（如发热、头痛、肌痛）开始的2 d内（理想状态为36 h内）开始服用奥司他韦。用于预防时在与流感患者密切接触后2 d内开始用药。②食物不影响药物疗效，服药时进食或不进食都可以。如果服药后出现胃部不适，建议将药物与食物同服。

◆阿昔洛韦（阿昔洛韦片）

【适应证】本品适用于治疗下列疾病。①急性带状疱疹：用于治疗急性带状疱疹。②生殖器疱疹：用于初发和复发的生殖器疱疹。③水痘：用于治疗水痘。

【用法与用量】用水吞服，药片不可掰、压或嚼碎，剂量如下。

1. 常规剂量

（1）急性带状疱疹：成人每次1 600 mg，每日3次，连用7～10 d。

（2）生殖器疱疹：①初发生殖器疱疹，成人每次400 mg，每日3次，连用10 d；②慢性复发性生殖器疱疹，成人每次200～400 mg，每日3次，持续治疗6～12个月。

（3）水痘：①2岁以上儿童每次口服剂量为40 mg/kg，每日2次，总量为80 mg/（kg·d）。②成人及体重40 kg以上的儿童：每次1 600 mg，每日

2 次,连服 5 d。

2. 急慢性肾衰竭患者剂量调整

(1)生殖器疱疹:肌酐清除率>10 mL/min,成人每次 400 mg,每日 3 次,肌酐清除率在 0～10 mL/min,成人每次 200 mg,每日 2 次。

(2)慢性抑制疗法:肌酐清除率>10 mL/min,成人每次 400 mg,每日 2 次,肌酐清除率在 0～10 mL/min,成人每次 200 mg,每日 2 次。

(3)带状疱疹:肌酐清除率>25 mL/min,成人每次 1 600 mg,每日 3 次;肌酐清除率在 10～25 mL/min,成人每次 1 200 mg,每日 2 次;肌酐清除率在 0～10 mL/min,成人每次 800 mg,每日 2 次。

【用药教育】①阿昔洛韦与或不与食物同服都可以。如果出现胃部不适,请与食物同服。②如果出现水痘或带状疱疹的症状,需要尽早用药(水痘最好在 24 h 以内,带状疱疹最好在 72 h 以内),以确保用药的有效性。超过以上时间用药是否有效暂不清楚。③为了防止阿昔洛韦在肾小管内沉积,用药期间需多喝水,建议一天至少饮水 1 500 mL,用药期间建议定期监测尿常规和肾功能。④生殖器疱疹为性传播疾病,用药期间请避免任何性行为,以免感染配偶。⑤用药后可能出现意识障碍等不良反应。建议在用药期间尽量避免驾驶或操作机器。⑥感染生殖器疱疹的妇女易患宫颈癌,请至少每年做 1 次宫颈刮片(也叫宫颈涂片)。⑦用药后常见的不良反应包括恶心、呕吐、腹泻、腹痛、头晕、头痛、皮疹、瘙痒、疲劳、发热等。⑧用药过量还可能出现激动、昏迷、癫痫发作和嗜睡等不良反应。

◆更昔洛韦(更昔洛韦分散片)

【适应证】本品用于免疫损伤引起巨细胞病毒感染的患者。①用于免疫功能损伤(包括艾滋病患者)发生的巨细胞病毒性视网膜炎的维持治疗。②预防可能发生于器官移植受者的巨细胞病毒感染。③预防晚期 HIV 感染患者的巨细胞病毒感染。

【用法与用量】本品为分散片,可直接口服/吞服,或将本品投入约 100 mL 水中,振摇分散后口服。

(1)肾功能正常情况下:①CMV 视网膜炎的维持治疗,在诱导治疗后,推荐维持量为每次 1 000 mg,一天 3 次,与食物同服。也可在非睡眠时每次服 500 mg,每 3 h 1 次,每日 6 次,与食物同服。维持治疗时若 CMV 视网膜炎有发展,则应重新进行诱导治疗。②晚期 HIV 感染患者 CMV 病的预防,预防剂量为每次 1 000 mg,一天 3 次,与食物同服。③器官移植受者 CMV 病的预防,预防剂量为每次 1 000 mg,一天 3 次,与食物同服。用药疗程根据免疫抑制的时间和程度确定。

(2)若患者肾功能减退,则应根据肌酐清除率酌情调整用量。

【用药教育】①食物可以增强更昔洛韦的疗效,请与食物同服。②如果使用的是分散片,可以直接吞服药物,或将药片放入约 100 mL 水中,晃动水杯待药片溶解后服用。③用药后可能出现中性粒细胞减少症、贫血和血小板减少,建议定期检查全血细胞计数。如果存在以下情况,可能不能使用更昔洛韦:严重中性粒细胞减少(<500 个/μL);严重血小板减少(<25 000 个/μL)。④如果存在肾功能减退,剂量或给药间隔可能需要调整。⑤更昔洛韦可能影响男性和女性的生育力,用药后可能出现不孕不育。如果计划妊娠,请提前咨询医生。⑥更昔洛韦可通过胎盘,可能引起胎儿畸形。不推荐孕妇使用。⑦更昔洛韦可抑制免疫系统,用药后更容易出血或感染。请避免受伤,如使用软毛牙刷或电动剃须刀;勤洗手,远离感染人群。⑧用于视网膜炎时,用药期间请定期进行眼科检查,如每 4 ~ 6 周检查一次。⑨用药后可能出现头痛、头昏、呼吸困难、恶心、呕吐、腹痛、厌食、消化道出血、心律失常、血压升高或降低、寒战、血尿、脱发、瘙痒、荨麻疹、水肿、周身不适等不良反应。

(张晓娟)

第五节 抗真菌药

◆伏立康唑(伏立康唑片)

【适应证】本品是一种广谱的三唑类抗真菌药,适用于治疗成人和 2 岁及 2 岁以上儿童患者的下列真菌感染:①侵袭性曲霉病。②非中性粒细胞减少患者中的念珠菌血症。③对氟康唑耐药的念珠菌引起的严重侵袭性感染(包括克柔念珠菌)。④由足放线病菌属和镰刀菌属引起的严重感染。本品主要用于进展性、可能威胁生命的真菌感染患者的治疗。预防接受异基因造血干细胞移植(HSCT)的高危患者中的侵袭性真菌感染。

【用法与用量】

(1)成人用药:口服给药,首次应给予负荷剂量,使其血药浓度接近于稳态浓度。由于口服剂型的生物利用度很高(96%),在有临床指征时口服和静脉滴注两种给药方法可以互换。

(2)推荐剂量及其调整和治疗持续时间:成人及青少年(12 ~ 14 岁且体重≥50 kg 者;15 ~ 17 岁者)的推荐剂量,患者体重≥40 kg,负荷剂量(适用于第 1 个 24 h)每 12 h 给药 1 次,每次 400 mg,维持剂量(开始用药 24 h 以后)每日给药 2 次,每次 200 mg;患者体重<40 kg,负荷剂量(适用于第 1 个

24 h)每 12 h 给药 1 次,每次 200 mg,维持剂量(开始用药 24 h 以后)每日给药 2 次,每次 100 mg。

(3)剂量调整(成人):①如果患者治疗反应欠佳,口服给药的维持剂量可以增加到每日 2 次,每次 300 mg;体重<40 kg 的患者,剂量调整为每日 2 次,每次 150 mg。②如果患者不能耐受上述较高的剂量,口服给药的维持剂量可以每次减 50 mg,逐渐减到每日 2 次,每次 200 mg(体重<40 kg 的患者,减到每日 2 次,每次 100 mg)。

(4)预防用药:2 ~ 12 岁的儿童和轻体重青少年(12 ~ 14 岁且体重<50 kg 者),应按儿童剂量服用伏立康唑。

(5)老年人:老年人应用本品时无须调整剂量。

(6)肾功能损害者无须调整剂量。

(7)肝功能损害:轻度至中度肝硬化患者(Child-Pugh 分级 A 级和 B 级)伏立康唑的负荷剂量不变,但维持剂量减半。

(8)儿童用药:尚未在 2 岁以下儿童患者中评估本品的安全性和有效性。

【用药教育】①高脂肪食物可降低药效。请在餐前或餐后至少 1 h 服用。②伏立康唑可能导致胎儿损害,有生育能力的妇女服药期间请采取有效的避孕措施。③伏立康唑可能导致光毒性。用药期间请采取有效的防晒措施,避免日光直射。④伏立康唑可能引起视觉障碍(通常轻度、短暂,多数在 60 min 内自行缓解),如出现以上症状,请尽量避免驾驶或操作机械。⑤用药期间请定期监测血电解质、肾功能和肝功能。⑥用药后可能出现发热、皮疹、呕吐、恶心、腹泻、头痛、水肿、呼吸窘迫、腹痛、寒战、心动过速、幻觉等不良反应。⑦伏立康唑可能导致胎儿损害。如果已经妊娠或者计划妊娠,请咨询医生或药师。⑧哺乳期妇女如果用药,需停止哺乳。

◆伊曲康唑(伊曲康唑胶囊)

【适应证】

(1)妇科:外阴阴道念珠菌病。

(2)皮肤科/眼科:①花斑癣、皮肤真菌病、真菌性角膜炎和口腔念珠菌病;②由皮肤癣菌和/或酵母菌引起的甲真菌病。

(3)系统性真菌感染:系统性曲霉病及念珠菌病、隐球菌病(包括隐球菌性脑膜炎)、组织胞浆菌病、孢子丝菌病、副球孢子菌病、芽生菌病和其他各种少见的系统性或热带真菌病。

(4)对于免疫受损的隐球菌病患者及所有中枢神经系统隐球菌病患者,只有在一线药物不适用或无效时,方可使用本品治疗。

【用法与用量】

(1)曲霉菌病:口服给药,一次0.2 g,一日一次,连续用药2~5个月。

(2)念珠菌病:口服给药,一次0.1~0.2 g,一日一次,连续用药3 d~7个月。

(3)甲真菌病:①冲击疗法,每日2次,每次0.2 g(2粒),连服1周。指甲感染需2个冲击疗程,趾甲感染为3个冲击疗程。每个疗程之间均被不服药的3周间隔开。疗效明显的表现为治疗停止后新甲长出。②连续治疗:每日0.2 g(2粒),共服3个月。本品从皮肤和甲组织中清除比血浆慢。因此,对皮肤感染来说,停药后2~4周达到最理想的临床和真菌学疗效,对甲真菌病来说在停药后6~9个月达到最理想的临床和真菌学疗效。

(4)剂量调整:肾功能、肝功能损害需剂量调整。

【用药教育】①如果服用的是胶囊,请完整吞服药物,空腹服用胶囊吸收较差,请在餐后立即服用。②伊曲康唑从皮肤和甲组织中清除较慢。用于治疗皮肤感染时,可能要在停药后2~4周才能达到理想的疗效;用于治疗甲真菌病,可能要在停药后6~9个月才能达到理想的疗效。③伊曲康唑可能引起头晕、视物模糊等,用药期间请尽量避免驾驶或进行其他危险活动。④伊曲康唑可能导致胎儿畸形,有生育能力的妇女在用药期间和停药后的2个月内请采取避孕措施。⑤伊曲康唑可能引起肝功能损伤,需要定期检查肝功能。用药期间如果出现肝炎症状,如厌食、恶心、呕吐、疲乏、腹痛或尿色加深,请立即就诊,并检查肝功能。⑥伊曲康唑还可能引起严重不良反应,如严重过敏反应、心力衰竭、充血性心力衰竭、肺水肿、胰腺炎、严重肝脏毒性、严重皮肤反应、听力受损。⑦如果存在心室功能障碍(如患有充血性心力衰竭或有该病史),是不能使用伊曲康唑的。⑧如果存在肾功能损害,剂量需要调整。

(张晓娟)

第六节 抗寄生虫病药

◆阿苯达唑(阿苯达唑片)

【适应证】广谱驱虫药。用于治疗钩虫、蛔虫、鞭虫、蛲虫、旋毛虫等线虫病,还可用于治疗囊虫和包虫病。

【用法与用量】口服。

(1)成人:①蛔虫及蛲虫病,一次400 mg顿服;②钩虫病及鞭虫病,一次

400 mg，一日 2 次，连服 3 d；③旋毛虫病，一次 400 mg，一日 2 次，连服 7 d；④囊虫病，按体重一日 20 mg/kg，分 3 次口服，10 d 为 1 个疗程，一般需 1～3 个疗程。疗程间隔视病情而定，多为 3 个月；⑤包虫病，按体重一日 20 mg/kg，分 2 次口服，疗程 1 个月，一般需 5 个疗程以上，疗程间隔为 7～10 d。

（2）儿童：12 岁以下儿童用量减半。

【用药教育】①富含脂肪的食物有利于阿苯达唑的吸收。服药时可与食物同服。②请直接吞服片剂。如果存在吞咽困难，也可以将药片嚼碎服用或研碎后用少量水送服。③用药后可能出现血小板降低，更容易出血或感染。请小心避免受伤。④蛲虫病容易重复感染。请在治疗 2 周后复诊，以决定是否重复治疗一次。⑤寄生虫感染的患者可能存在很严重的脑部感染。用药可能导致寄生虫死亡时在脑中发生反应，表现为痉挛（癫痫）、严重头痛、恶心、呕吐或视力障碍。如果出现以上症状，请立即就诊。⑥用药后可能出现恶心、呕吐、腹泻、胃痛、口干、乏力、发热、皮疹、头晕或头痛。停药后可自行消失。用药还可能影响肝功能，如果出现皮肤或眼睛变黄等症状，请及时就诊。⑦如果已被确诊患有以下疾病：严重肝、肾、心功能不全或溃疡，是不能使用阿苯达唑的。⑧请不要给 2 岁以下儿童使用阿苯达唑。

（张晓娟）

第二章　主要作用于中枢神经系统疾病的药物

第一节　解热镇痛抗炎药

◆布洛芬（布洛芬片/布洛芬缓释片/布洛芬胶囊/布洛芬缓释胶囊/布洛芬颗粒/布洛芬糖浆/布洛芬混悬剂/布洛芬栓）

【适应证】①用于感冒、急性上呼吸道感染、急性咽喉炎等引起的发热。②用于治疗非关节性多种软组织风湿性疼痛，如腱鞘炎、滑囊炎、肩痛、肌痛。③用于急性轻至中度疼痛，如手术后、创伤后、劳损或运动后损伤性疼痛，原发性痛经、牙痛、头痛。④用于缓解类风湿关节炎、骨关节炎、脊柱关节病、痛风性关节炎、风湿关节炎等多种慢性关节炎的急性发作或持续性关节肿痛症状。⑤用于普通感冒或流行性感冒引起的发热。

【用法与用量】

（1）成人口服给药：①片剂、胶囊、颗粒，一次 0.2 g，若持续疼痛或发热，每 4～6 h 重复用药 1 次，24 h 不超过 4 次；②缓释片，一次 0.3 g，一日 2 次；③缓释胶囊，一次 1 粒，一日 2 次。

（2）儿童口服给药：①片剂，1～3 岁儿童，体重 10～15 kg，单次剂量为 0.05 g；4～6 岁儿童，体重 16～21 kg，单次剂量为 0.1 g；7～9 岁儿童，体重 22～27 kg，单次剂量为 0.15 g；10～12 岁儿童，体重 28～32 kg，单次剂量为 0.2 g；12 岁以上儿童，用法用量同成人；若持续疼痛或发热，每 4～6 h 重复用药 1 次，24 h 不超过 4 次。②缓释胶囊，12 岁以上儿童用法用量同成人。③颗粒，1～3 岁儿童，单次剂量为 0.05 g；4～8 岁儿童，单次剂量为 0.1 g；8 岁以上儿童用法用量同成人；若持续疼痛或发热，每 4～6 h 重复用药 1 次，24 h 不超过 4 次。④糖浆、混悬液，1～3 岁儿童，体重 10～15 kg，单次剂量为 4 mL；4～6 岁儿童，体重 16～21 kg，单次剂量为 5 mL；7～9 岁儿童，体重 22～27 kg，单次剂量为 8 mL；10～12 岁儿童，体重 28～32 kg，单次剂量为 10 mL。

（3）儿童直肠给药：栓剂，1～3 岁儿童，一次 0.05 g；3～6 岁儿童，一次

0.1 g;若持续疼痛或发热,每4~6 h重复用药1次,24 h不超过4次。

【用药教育】①为减轻对胃肠道的刺激,请在进餐时或餐后服药。②缓释制剂需完整吞服,不要掰开、碾碎或溶解。③混悬剂使用前需摇匀,使用后清洗滴管。④小儿使用布洛芬栓剂时,应侧躺并弯曲单膝,将栓剂推入直肠内距肛门2~4 cm处。⑤最好不要长期或大量使用布洛芬,用于镇痛时请不要超过5 d,用于解热时不要超过3 d,使用非缓释制剂时每24 h内服用次数不能超过4次。⑥用药期间请避免饮酒或含有酒精的饮料。⑦布洛芬可能抑制凝血功能,用药后可能更容易出血,使用软毛牙刷和电动剃须刀时应注意避免受伤。⑧用药期间吸烟可能增加发生胃肠道出血的风险,请避免吸烟。⑨为避免服药过量导致毒副作用,请不要同时服用含有其他解热镇痛成分的药物,例如某些复方感冒药。⑩布洛芬可能诱发或加重高血压,用药期间建议密切监测血压。⑪硫糖铝等铝盐类药物可能减少布洛芬的吸收,降低疗效,如需合用,请间隔至少2 h。⑫布洛芬与阿司匹林或含阿司匹林的药物(如赖氨匹林)合用可增加胃肠道毒性,还可能降低药效,如需合用,请在使用阿司匹林速释制剂前至少8 h或使用30 min后再服用布洛芬。

◆双氯芬酸钠(双氯芬酸钠肠溶片/双氯芬酸钠缓释片/双氯芬酸钠栓)

【适应证】①炎症和退行性风湿病。②非关节性的各种软组织风湿性疼痛,如肩痛、腱鞘炎、滑囊炎、肌痛及运动后损伤性疼痛等。③痛风急性发作。④创伤后及术后炎症性疼痛、妇科中出现的疼痛或炎症。⑤对耳、鼻、喉的严重痛性感染的辅助治疗。

【用法与用量】

1. 成人口服给药

(1)肠溶片:初始日剂量为100~150 mg;对轻度患者或需长期治疗的患者,每日剂量为75~100 mg;通常将每日剂量分2~3次服用;为了减少夜间疼痛和晨僵发生,日间可用片剂治疗,同时睡前使用栓剂作为辅助(每日剂量最高不超过150 mg);对原发性痛经,通常日剂量为50~150 mg,分次服用,必要时可于若干个月经周期内增至最大日剂量200 mg;症状一旦出现应立即开始治疗,并持续数日,治疗方案依症状而定。

(2)缓释片:①75 mg规格,每次75 mg,每日1次,最大剂量为150 mg,分两次服用;轻度或需长期治疗的患者,一次75 mg,一日1次;夜间及清晨症状较重的患者,傍晚服用75 mg。②100 mg规格,一次100 mg,一日1次。

2. 成人直肠给药　用于类风湿关节炎和术后疼痛,一次50 mg,一日1~2次。

3. 儿童口服给药　肠溶片：1 岁及 1 岁以上儿童，一日 0.5 ~ 2 mg/kg，最大日剂量为 3 mg/kg，分 3 次服用。

4. 儿童直肠给药　用于类风湿关节炎和术后疼痛，3 岁以下儿童，一次 6.25 mg；3 ~ 5 岁儿童，一次 6.25 ~ 12.5 mg；6 ~ 8 岁儿童，一次 12.5 mg。

【用药教育】①食物可能影响胃酸分泌，加快肠溶片的溶解，增加药物对胃黏膜的刺激，因此请在餐前空腹服用肠溶制剂。②双氯芬酸缓释剂对胃肠道的刺激性较大，为减少药物对胃肠道的刺激，建议在进餐时或餐后服药。③请完整吞服肠溶、缓释制剂，不要掰开、咀嚼、碾碎后服用，以免引起毒副作用。④若病情常在晚上或清晨时表现较重，可以选择在傍晚用药。⑤服药后可能会出现视物模糊、头晕等症状，用药期间请尽量避免驾驶或操作机器等危险行为。⑥用药期间饮酒可能增加不良反应（尤其是胃肠道溃疡）的发生率，请您避免饮酒或饮用含有酒精的饮料。⑦双氯芬酸钠可能会抑制凝血功能，更容易出血。用药期间请多注意，尽量避免受伤，建议使用软毛牙刷和电动剃须刀。⑧双氯芬酸钠可能影响肝肾功能和血液系统功能，长期用药时建议定期监测肝肾功能、血细胞计数。⑨双氯芬酸钠可能诱发或加重高血压，用药期间建议定期监测血压。⑩用药期间如果出现视觉损害、视物模糊或复视等症状，建议接受眼科检查。⑪胆汁酸螯合药（如考来烯胺）可能减少双氯芬酸钠的吸收，降低其疗效。如需合用，请间隔 4 h 以上。⑫阿司匹林或其复盐（如赖氨匹林）与双氯芬酸钠合用，发生不良反应（如胃肠出血）的风险增加，还可能减弱低剂量阿司匹林的疗效。如需联用，建议使用双氯芬酸钠 2 h 后再使用阿司匹林或其复盐。

◆塞来昔布（塞来昔布胶囊）

【适应证】①用于缓解骨关节炎的症状和体征。②用于缓解成人类风湿关节炎的症状和体征。③用于治疗成人急性疼痛。④用于缓解强直性脊柱炎的症状和体征。

【用法与用量】①用于治疗骨关节炎：一次 200 mg，一日 1 次，口服；或一次 100 mg，一日 2 次，口服。②用于治疗类风湿关节炎：一次 100 ~ 200 mg，一日 2 次，口服。③用于治疗强直性脊柱炎：一次 200 mg，每日 1 次或每日 2 次分开服用。如服用 6 周后未见效，可尝试每日 400 mg。如每日 400 mg 服用 6 周后仍未见效，应考虑选择其他治疗方法。④用于治疗急性疼痛：第 1 天首剂 400 mg，必要时可再服 200 mg；随后根据需要，一次 200 mg，一日 2 次。⑤特殊人群：中度肝功能损害者的剂量应减少约 50%，不推荐重度肝功能损害患者使用塞来昔布。

【用药教育】①服药剂量不超过一次 200 mg 时，可与或不与食物同服。剂量较高时（如一次 400 mg），建议与食物一起服用，以增加吸收。②若存在吞咽困难,可以将胶囊内的药粉倒在苹果酱上,立即服用,不要咀嚼,混合后最多冷藏保存6 h,应尽快服用。③用药期间抽烟或饮酒都可能增加胃肠道出血的风险。请避免抽烟、饮酒或饮用含有酒精的饮料。④药物可能会影响凝血功能,容易出血。请尽量避免受伤,可使用软毛牙刷和电动剃须刀。⑤塞来昔布可能诱发或加重高血压和引起肝毒性,用药期间建议定期监测血压和肝功能。存在肝肾损伤、心力衰竭、脱水或血容量不足的患者还需定期监测肾功能。⑥长期用药时建议定期进行全血细胞计数和生化指标监测。

◆依托考昔(依托考昔片)

【适应证】①骨关节炎急性期和慢性期。②急性痛风性关节炎。③原发性痛经。

【用法与用量】

(1)用于治疗关节炎、骨关节炎:推荐剂量为一次30 mg,一日1次。对于症状不能充分缓解的患者,可增加至一次60 mg,一日1次,若4周以后疗效仍不明显时,可选择其他治疗手段。

(2)用于治疗急性痛风性关节炎:推荐剂量为一次120 mg,每日1次。本品120 mg只适用于症状急性发作期,最长使用8 d。

(3)原发性痛经:一次120 mg,每日1次,最长使用8 d。

(4)肝功能不全:轻度肝功能不全患者(Child-Pugh评分5~6分),每日使用剂量不应超过60 mg;中度肝功能不全患者(Child-Pugh评分7~9每日),应当减量,每日剂量不应超过60 mg,隔日一次,且可以考虑30 mg每日1次的使用剂量;对重度肝功能不全患者(Child-Pugh评分>9分),目前尚无临床或药代动力学资料。

(5)肾功能不全:患有晚期肾脏疾病(肌酐清除率<30 mL/min)的患者不推荐使用。对于轻度肾功能不全(肌酐清除率≥30 mL/min)患者无须调整剂量。

【用药教育】①食物不影响依托考昔的疗效,与或不与食物同服均可。②不同的适应证,用药疗程不同,请严格遵医嘱用药。③用药期间饮酒可能增加胃肠道不良反应,请避免饮酒或含有酒精的饮料。④依托考昔可能影响血压,用药期间请定期监测血压。

◆氟比洛芬(氟比洛芬缓释片/氟比洛芬凝胶贴膏)

【适应证】用于骨关节炎、肩周炎、肌腱及腱鞘炎、腱鞘周围炎、肱骨外上髁炎、肌肉痛、外伤所致肿胀、镇痛、消炎。

【用法与用量】①口服给药:一日200 mg,晚餐后服用。②局部给药:一日 2 次，贴于患处。

【用药教育】①缓释片需整片吞服，不要掰开或弄碎，以免引起毒副作用。②使用贴膏时，请贴在患处，不要用在破损的皮肤、黏膜和皮疹部位。③氟比洛芬可抑制血小板聚集，延长出血时间，可能会更容易出血，请小心避免受伤。④氟比洛芬可能引起高血压，治疗初期请经常监测血压；有肾衰竭危险的患者在治疗最初几周还需要监测血清肌酐；类风湿关节炎患者常可以观察到贫血，如果长期用药需要定期检查血常规以及肝肾功能；用药还可引起视力变化，有眼病的患者需要进行眼科检查。⑤用药后常见胃肠道系统不适、皮肤瘙痒等不良反应，严重时请及时就诊。⑥氟比洛芬还可能引起严重不良反应，如哮喘（可表现为呼吸异常、呼吸困难）、过敏反应（可表现为胸闷、怕冷、冷汗、呼吸困难、四肢麻木、低血压、血管水肿、荨麻疹）。如果出现以上症状，请立即就诊。

◆对乙酰氨基酚（对乙酰氨基酚片/对乙酰氨基酚胶囊/对乙酰氨基酚颗粒/对乙酰氨基酚栓/对乙酰氨基酚灌肠液）

【适应证】①用于普通感冒或流行性感冒引起的发热。②用于缓解轻至中度疼痛，如头痛、关节痛、偏头痛、牙痛、肌肉痛、神经痛、痛经、癌性痛、手术后疼痛。

【用法与用量】

（1）成人：用于感冒或流行性感冒引起的发热、轻至中度疼痛。①片剂：0.16 g 规格，一次 0.32 ~ 0.48 g；0.3 g 规格，一次 0.3 ~ 0.6 g；0.5 g 规格，一次 0.5 g；若持续发热或疼痛，可间隔 4 ~ 6 h 重复用药 1 次，24 h 内不超过 4 次。②胶囊：一次 0.3 ~ 0.6 g，若持续发热或疼痛，可间隔 4 ~ 6 h 重复用药 1 次，24 h 内不超过 4 次。③颗粒：0.25 g、0.5 g 规格，一次 0.5 g，若持续发热或疼痛，可间隔 4 ~ 6 h 重复用药 1 次，24 h 内不超过 4 次。④栓剂：一次 0.3 g，若持续发热或疼痛，可间隔 4 ~ 6 h 重复用药 1 次，24 h 内不超过 1.2 g。

（2）儿童：用于感冒或流行性感冒引起的发热、轻至中度疼痛。①片剂：1 ~ 3 岁（体重 10 ~ 15 kg）0.1 g 规格一次用量为 0.1 ~ 0.15 g，4 ~ 6 岁（体重 16 ~ 21 kg）0.1 g 规格一次用量为 0.15 ~ 0.2 g，7 ~ 9 岁（体重 22 ~ 27 kg）0.1 g 规格一次用量为 0.2 ~ 0.3 g，10 ~ 12 岁（体重 28 ~ 32 kg）0.1 g 规格一次用量为 0.3 ~ 0.35 g；1 ~ 3 岁（体重 10 ~ 15 kg）0.16 g 规格一次用量为 0.08 ~ 0.16 g，4 ~ 6 岁（体重 16 ~ 21 kg）0.16 g 规格一次用量为 0.16 ~ 0.24 g，7 ~ 9 岁（体重 22 ~ 27 kg）0.16 g 规格一次用量为 0.24 ~ 0.32 g，10 ~ 12 岁（体重 28 ~ 32 kg）0.16 g 规格一次用量为 0.32 g，12 岁以上儿童 0.16 g 规格一次 0.32 ~ 0.48 g；4 ~ 6 岁儿童 0.3 g 规格一次 0.15 g，7 ~ 12 岁儿童

0.3 g规格一次0.3 g,12岁以上儿童0.3 g规格一次0.3～0.6 g;6～12岁儿童0.5 g规格一次0.25 g,12岁以上儿童0.5 g规格一次0.5 g;若持续发热或疼痛,可间隔4～6 h重复用药1次,24 h内不超过4次。②栓剂:塞入肛门内,1～6岁儿童,0.125 g规格一次0.125 g,0.15 g规格一次0.15 g;6岁以上儿童,0.3 g规格一次0.3 g;若持续发热或疼痛,可间隔4～6 h重复用药1次,24 h内不超过4次。③灌肠液:肛门注入,一次5 mg/kg,一日2～3次。

【用药教育】①请在餐后15～30 min服药,以减少对胃肠道的刺激。②用药期间饮酒可损害肝脏,请避免饮酒或含有酒精的饮料。③对乙酰氨基酚可能诱发或加重高血压,用药期间建议密切监测血压。过量服用对乙酰氨基酚可能严重损伤肝脏,建议定期检查肝功能。④如果持续存在发热或疼痛,可间隔4～6 h重复用药一次,24 h内用药不能超过4次。⑤对乙酰氨基酚只能缓解症状。用于解热,连续使用请不要超过3 d;用于镇痛,请不要超过5 d。如果症状未缓解,请就诊。⑥用药期间请不要同时服用其他含对乙酰氨基酚或解热镇痛成分的药物(如感康、泰克等复方感冒药),以免造成过量。⑦胆汁酸螯合药(如考来烯胺)可减少对乙酰氨基酚的吸收,降低其疗效。如需合用,请间隔至少4 h服用。⑧对乙酰氨基酚可减少白消安的清除,可能导致血药浓度升高。如需合用,请在服用对乙酰氨基酚后72 h再服用白消安。⑨使用栓剂前,请先洗净手及肛门,使用时应左侧躺下,弯曲右膝,将栓剂圆锥头部分朝前推入直肠内距离肛门2～4 cm处。为方便推入,可以将药栓润湿后使用。⑩使用灌肠液时,应侧躺并弯曲双膝,润滑灌肠液管口后插入肛门,挤入药液后拔出。⑪灌肠液注入肛门后会有轻微的热感,这是正常的用药反应,请您不用担心。⑫请不要给3岁以下儿童使用灌肠液。⑬请在避光、阴凉处,密封保存药物。⑭如果栓剂变软,可以把药栓放入冰箱或冷水中,待成型后使用,不影响药效。⑮如果灌肠液有少量结晶,可以加温使结晶溶解后再使用。

(乌　丹)

第二节　抗痛风药

◆别嘌醇(别嘌醇片/别嘌醇缓释片/别嘌醇缓释胶囊)

【适应证】①用于原发性和继发性高尿酸血症,尤其是尿酸生成过多者,也用于伴有肾功能不全的高尿酸血症。②痛风反复发作或慢性痛风。

③痛风石。④尿酸性肾结石、尿酸性肾病。

【用法与用量】

(1)成人口服给药:①片剂,初始剂量为一次 50 mg,一日 1 ~2 次,每周可递增 50 ~100 mg,至一日 200 ~300 mg,分 2 ~3 次服。每 2 周测血液和尿液的尿酸水平,如已达正常水平,则不再增量;如测定值仍高,可再增加剂量,最大日剂量为 600 mg。②缓释片、缓释胶囊,一次 250 mg,一日 1 次,应根据病情和生化检查结果(如血液和尿液的尿酸水平)酌情调整剂量。

(2)肾功能损害者应减少日剂量,并按肌酐清除率调整剂量。

(3)肝功能损害者应减少日剂量。

(4)老年人应减少日剂量。

(5)儿童用于治疗继发性高尿酸血症,口服给药,片剂:6 岁以下儿童,一次 50 mg,一日 1 ~3 次;6 ~10 岁儿童,一次 100 mg,一日 1 ~3 次;剂量可酌情调整。

【用药教育】①别嘌醇不能用于痛风急性发作期,必须在急性症状消失后(一般在发作后 2 周左右)再开始使用。②为减轻或避免消化系统不良反应,请在餐后服用别嘌醇。③请完整吞服缓释剂,不要咀嚼或碾碎,以免产生毒副作用。④用药期间请多喝水(每天至少 1 500 mL),以帮助尿酸排出。⑤茶、咖啡及酒精会降低别嘌醇的药效。服药期间避免饮用茶、咖啡、酒或饮用含有这些成分的饮料。⑥用药后可能出现嗜睡或警觉性降低。用药期间尽量避免驾驶和操作机器。⑦食物中的蛋白质含量过少可能导致别嘌醇的药效过强,用药期间请不要过度限制蛋白质的食用量。⑧用药期间请定期(如每 2 周一次)检查血尿酸和 24 h 尿尿酸水平,医生会根据检查结果调整剂量。⑨用药后可能出现血细胞减少、血小板减少、贫血、肝肾功能损害。用药期间请定期检查血常规及肝、肾功能。⑩含铝的药物(如氢氧化铝、磷酸铝等)可能使胃肠对别嘌醇的吸收减少,降低其疗效。如需合用,请间隔至少 3 h。⑪除皮疹、胃肠道反应、贫血、脱发、发热等不良反应外,别嘌醇还可能引起严重不良反应,如剥脱性皮炎、中毒性表皮坏死松解症、重症多形红斑型药疹、超敏反应等。如果您用药后出现皮疹,请立即停药就诊。

◆苯溴马隆(苯溴马隆片/苯溴马隆胶囊)

【适应证】原发性高尿酸血症,痛风性关节炎间歇期及痛风结节肿。

【用法与用量】成人每次口服 50 mg,每日 1 次,1 周后检查血尿酸水平;或于治疗初期每次口服 100 mg,每日 1 次,待血尿酸降至正常范围内时改为一日 50 mg,维持剂量视病情而定。

【用药教育】①在痛风发作期间不适宜服用苯溴马隆,有可能加重病情。②中至重度肾功能损害(肾小球滤过率<20 mL/min)禁用。③肾结石禁用。

④请在早餐时或早餐后服用。⑤苯溴马隆可以增加尿液中尿酸的含量，导致尿酸结晶。用药期间请多喝水，以增加尿量，帮助尿酸排出，刚开始用药时的饮水量请不要少于 1 500 mL。用药期间需定期测定尿液酸碱度，如酸度过高，可能需要服用碳酸氢钠或枸橼酸碱化尿液，以防出现尿液结晶。⑥用药期间饮酒可能改变苯溴马隆的血药浓度，请避免饮酒或含有酒精的饮料。⑦用药 1 ~3 周后请检查血尿酸水平，以了解药物疗效。⑧苯溴马隆可能引起肝功能损害，主要表现为食欲缺乏、恶心、呕吐、全身乏力、腹痛、腹泻、发热、尿色偏黄、眼球结膜黄染。用药期间如果出现以上症状，请立即停药并就诊。

◆非布司他（非布司他片）

【适应证】用于痛风患者高尿酸血症的长期治疗。

【用法与用量】①起始剂量为一次 40 mg，每日 1 次。可在 4 周后根据血尿酸值逐渐增量，每次增加 20 mg。最大日剂量为 80 mg。血尿酸值低于 6 mg/dL 或 360 μmol/L 后，维持最低有效剂量。②轻、中度肝功能不全（Child-Pugh A 级、B 级）的患者无须调整剂量。③轻、中度肾功能不全（肌酐清除率为 30 ~ 89 mL/min）的患者无须调整剂量。④老年人无须调整剂量。

【用药教育】①食物对非布司他的疗效影响较小，与或不与食物同服都可以。②开始服药后，关节中沉积的尿酸盐会被动员出来，引起痛风发作。用药前存在痛风性关节炎的患者，在症状稳定前不能使用非布司他。用药期间如果出现痛风发作，无须停药，可就诊并接受相关治疗。③为了解药物的疗效，需要在用药 2 周后检查血尿酸水平。④因非布司他对肝脏有影响，用药期间还需定期检查肝功能。⑤用药后可能出现肝功能异常（可表现为疲劳、食欲缺乏、右上腹不适、酱油色尿或黄疸）、恶心、关节痛、皮疹等不良反应。如果出现肝功能异常症状，请立即就诊并接受肝功能检查。

◆秋水仙碱（秋水仙碱片）

【适应证】①用于治疗痛风性关节炎的急性发作。②用于预防复发性痛风性关节炎的急性发作。

【用法与用量】

（1）急性期：①方案一，初始剂量 1 mg，之后一次 0.5 mg，一日 3 次，最多每 4 h 一次，直至疼痛缓解或出现呕吐或腹泻，24 h 内最大剂量 6 mg，3 d 内不得重复此疗程；②方案二，一次 1 mg，一日 3 次，一周后剂量减半，疗程为 2 ~ 3 周。

（2）预防痛风，一次 0.5 mg，一日 2 次。疗程酌定，并注意不良反应的出现，如出现应随时停药。

【用药教育】①食物不影响秋水仙碱的吸收，可与或不与食物同服。②急性痛风在口服后12～24 h起效。③用药可能导致胎儿畸形，用药期间及停药后3个月内，适龄男性和女性患者均应采取避孕措施。④葡萄柚汁可增加药物的毒副作用，为避免造成不适，用药期间请避免食用葡萄柚或喝葡萄柚汁。⑤服用秋水仙碱会影响维生素B_{12}的吸收，停药后可恢复。⑥用药可能影响血液系统及肝肾功能，可能需要定期监测血常规、肝肾功能。⑦用药早期常见腹痛、腹泻、呕吐及食欲减退等不良反应。如果出现呕吐、腹泻，请立即就诊。⑧因秋水仙碱毒性大，大量使用或误用后可能出现急性中毒症状，如胃灼热、血尿、少尿、肌无力、谵妄、痉挛、休克、呼吸抑制、心力衰竭等，目前缺乏过量用药后的特效解毒药，请避免过量使用。

◆枸橼酸氢钾钠（枸橼酸氢钾钠颗粒）

【适应证】用于溶解尿酸结石和预防新结石的形成。作为胱氨酸结石和胱氨酸尿的维持治疗。

【用法与用量】①成人用于溶解尿酸结石、预防尿酸结石的复发：口服，一日10 g，分3次餐后服用，早晨、中午各2.5 g，晚上5 g。推荐最大日剂量为11.25 g。②成人用于高尿酸血症：口服，起始剂量为一日2.5～5 g，用药期间需监测尿pH值以调整剂量。新鲜尿液pH值必须在下列范围内：尿酸结石和促尿酸尿治疗pH值6.2～6.8，胱氨酸结石pH值7.0～8.0。如果pH值低于推荐范围，晚上剂量需增加1.25 g。如果pH值高于推荐范围，晚上需减少1.25 g。

【用药教育】①请在餐后用水溶解后服用。②如果药物已经溶解入水，制备成溶液，请立即服用。③每次服药前需用新鲜尿液润湿试纸，然后与比色板比较，读取pH值并根据pH值调整服药量。④枸橼酸氢钾钠可能增加含铝的药物（如氢氧化铝、铝镁加等）的吸收，增加严重铝中毒的风险。如需用药，请间隔至少2 h。⑤用药期间请记录每次测量的尿pH值及剂量，每次就诊随身携带。⑥用药后常见轻度胃痛或腹痛，罕见轻度腹泻和恶心等不良反应。

（乌　丹）

第三节　抗癫痫药

◆丙戊酸钠（丙戊酸钠片/丙戊酸钠缓释片/丙戊酸钠口服溶液）

【适应证】用于各种类型的癫痫，包括失神发作、肌阵挛发作、强直阵挛发作、失张力发作及混合型发作、特殊类型癫痫，也用于部分性发作，如局部癫痫发作，尚可用于双相情感障碍相关的躁狂发作。

【用法与用量】口服。

（1）片剂：成人起始剂量为一日 5～10 mg/kg，1 周后递增，直至发作得以控制。常规剂量为一日 15 mg/kg 或 600～1 200 mg，分 2～3 次服用。最大日剂量为 30 mg/kg 或 1 800～2 400 mg。

（2）缓释片：起始剂量通常为一日 10～15 mg/kg，分 2 次服用。随后调整剂量至最佳剂量，通常为 20～30 mg/kg，如该剂量仍不能控制癫痫发作，可进一步增量，剂量超过 50 mg/kg 时应对患者进行密切监测。

（3）口服溶液：起始剂量为一日 600 mg，每 3 d 增量 200 mg，直至症状得以控制。常用剂量为一日 1 000～2 000 mg，分 2 次服用。

【用药教育】

（1）用药前应注意：①合并肝病或明显肝功能损害（如肝炎、肝卟啉病）、本人或家人曾患有药源性黄疸、严重肝炎、尿素循环障碍以及线粒体疾病如 Alpers-Hutte nlocher 综合征等疾病不应使用丙戊酸钠；②肾功能不全患者，应提前告知医生；③孕妇用药可能导致胎儿畸形和发育迟缓，但孕期突然停药可导致癫痫发作。

（2）用药时应注意缓释片应完整吞服，也可以对半掰开服用，但不能碾碎或咀嚼。

（3）用药期间应注意：①用药后可能出现嗜睡症状，尽量避免驾驶和操作机械。②丙戊酸钠可能导致胎儿畸形，育龄期妇女用药期间请采取避孕措施。如果用药期间妊娠，请立即就诊。③丙戊酸钠可抑制凝血功能，造成出血。用药期间避免受伤，出现自发性淤伤或出血时请检查血常规。④用药期间定期检查全血细胞计数、肝肾功能。

◆拉莫三嗪（拉莫三嗪片/拉莫三嗪分散片）

【适应证】12 岁以上儿童及成人癫痫简单或复杂局灶性发作、原发性或继发性全身强直阵挛性发作的单药治疗；2 岁及 2 岁以上儿童和成人的癫痫简单或复杂局灶性发作、原发性或继发性全身强直阵挛性发作的添加治疗；

治疗合并有伦诺克斯-加斯托综合征的癫痫发作。

【用法与用量】口服:成人推荐剂量,对单药治疗者,第1~2周一次25 mg,一日1次;第3~4周一次50 mg,一日1次。此后,每1~2周增加日剂量50~100 mg,直至最佳疗效。通常维持剂量为一日100~200 mg。对联合服用丙戊酸钠者,第1~2周一次25 mg,隔日1次;第3~4周一次25 mg,1次/d,以后每1~2周增加25~50 mg,直至达到维持量一日100~200 mg。

【用药教育】

(1)用药前应注意:①肝、肾功能不全患者请告知医生,进行剂量调整;②2岁以下儿童用药的安全性和有效性暂不清楚,不推荐2岁以下的儿童用药;③孕妇或育龄期妇女用药,请咨询医生或药师;④用药后母乳中含有拉莫三嗪。哺乳期妇女如需用药,请先咨询医生或药师。

(2)用药时应注意:①拉莫三嗪可能需要连用几周才能完全起效,请严格遵医嘱用药;②分散片可直接吞服或咀嚼后服用,也可以用少量的水将药片溶解后服用。

(3)用药期间应注意:①用药后可能出现头晕或重影等症状。请避免驾车或操作机械;②用药后可能出现恶心、呕吐、腹泻、头痛、头晕、皮疹、嗜睡、失眠、震颤、疲劳、攻击行为、易激动、关节痛、背痛等不良反应;③拉莫三嗪可能引起严重皮肤不良反应,如史-约综合征和中毒性表皮坏死松解症,主要表现为皮肤发红、肿胀、气泡或脱皮、眼睛发红或发炎、口鼻疼痛等。

◆托吡酯(托吡酯片/托吡酯胶囊)

【适应证】①用于初诊为癫痫的患者单药治疗或曾经合并用药现转为单药治疗的癫痫患者。②用于成人及2~16岁儿童部分性癫痫发作的加用治疗。

【用法与用量】口服,成人推荐剂量:每晚25~50 mg开始,服用1周。随后间隔1或2周每周增加剂量25~50 mg/d,分2次服用。维持量为一日200~400 mg。儿童推荐剂量:推荐日总剂量为5~9 mg/kg,分2次服用。剂量调整应从每晚25 mg开始,服用1周。然后每间隔1或2周加量1~3 mg/(kg·d)直到最佳临床效果。

【用药教育】

(1)用药前应注意:①中重度肾功能减退患者,请提前告知医生,进行剂量调整。②2岁以下儿童用药的安全性和有效性暂不清楚。2岁以上儿童如果用药,请家属密切观察是否有少汗、高热的症状。此外,托吡酯可引起代谢性酸中毒,可能抑制儿童生长发育,需密切监测。③托吡酯可能导致胎儿畸形,最好不要在妊娠3个月内使用。孕妇或育龄期妇女请咨询医生或药师。④用药后乳汁中含有托吡酯。哺乳期妇女如需用药，请先咨询医生或药师。

(2)用药时应注意：①托吡酯片剂，请整片吞服，不要掰开或碾碎；②托吡酯胶囊可整粒吞服，如吞咽困难，可将胶囊内容物与少量软性食物（如苹果酱、奶冻、冰激淋、燕麦片、布丁或酸乳酪）混合后立即吞服，注意不要咀嚼。

(3)用药期间应注意：①托吡酯可能导致嗜睡、头晕、视物模糊等症状。用药期间（尤其用药早期）请尽量避免驾驶或操作机械。②托吡酯可引起肾结石。用药期间请多喝水，增加尿量，减少结石的形成。③托吡酯可能引起出汗减少和体温过高，尤其是儿童。用药期间请注意观察是否出现出汗减少或体温升高，特别是在炎热天气。④托吡酯治疗可能引起代谢性酸中毒，建议用药期间定期测定血清碳酸氢盐。

◆左乙拉西坦（左乙拉西坦缓释片/左乙拉西坦片/左乙拉西坦口服液）

【适应证】用于成人及儿童癫痫患者部分性发作（伴或不伴继发性全面性发作）的治疗。

【用法与用量】

(1)成人（>18 岁）和青少年（12～17 岁）体重≥50 kg 常用剂量：①普通片剂、口服液，起始剂量为每次 500 mg，每日 2 次，根据临床效果及耐受性，每日剂量可增加至每次 1 500 mg，每日 2 次，剂量的变化应每 2～4 周增加或减少 500 mg/次，每日 2 次。②缓释片，起始剂量为一次 1 000 mg，一日 1 次。每 2 周增加日剂量 1 000 mg，直至达推荐最大日剂量 3 000 mg。

(2)4～11 岁的儿童和青少年（12～17 岁）体重≤50 kg 常用剂量：①普通片剂，起始治疗剂量 10 mg/kg，每日 2 次，根据临床效果及耐受性，剂量可以增加至 30 mg/kg，每日 2 次，剂量变化应以每 2 周增加或减少 10 mg/kg，每日 2 次，应尽量使用最低有效剂量。②口服液，1～6 个月婴幼儿起始剂量为一次 7 mg/kg，一日 2 次，根据临床效果及耐受性，剂量可以增加至 14 mg/kg，应尽量使用最低有效剂量。③缓释片，12 岁及 12 岁以上儿童，用法与用量同成人。

【用药教育】

(1)用药前应注意：①如有肾功能不全或严重肝功能损害，请提前告知医生，进行剂量调整；②1 个月以下婴儿用药的安全性和有效性暂不清楚，1 个月至 4 岁（不包括 4 岁）儿童用药时需密切监测血压；③孕妇用药可能损害胎儿，但突然停药可能使病情恶化，并对胎儿产生损害，故孕妇或者育龄期妇女用药，请咨询医生或药师；④用药后乳汁中含有左乙拉西坦，故哺乳期妇女如需用药，请先咨询医生或药师。

(2)用药时应注意：①突然停药可能使病情恶化，如需停药，请在医生指导下逐渐减量，千万不要擅自停药；②缓释片需完整吞服，不要咀嚼、压碎或嚼碎药物。

(3)用药期间应注意：①左乙拉西坦可能引起嗜睡和疲劳，用药期间尽量避免驾驶或操作机械；②用药后可能出现血细胞减少，如果出现明显无力、发热、反复感染等症状，建议及时检测全血细胞计数。

◆奥卡西平(奥卡西平片/奥卡西平口服混悬液)

【适应证】用于治疗原发性癫痫全面性强直阵挛发作和部分性发作，伴或不伴继发性全面性发作。

【用法与用量】

(1)成人常规剂量：起始剂量为一日 600 mg，分 2 次服。随后可每隔 1 周或 1 周以上增加日剂量，1 周最大增量为 600 mg，维持剂量为一日 600 ~ 2 400 mg，分 2 次服用。

(2)儿童常规剂量：2 岁以上儿童起始剂量按体重 8 ~ 10 mg/kg，分 2 次服，适当时可减量。可根据临床需要每隔 1 周或 1 周以上增加日剂量，最大日剂量为 60 mg/kg。

【用药教育】

(1)用药前应注意：①合并房室传导阻滞的患者不能使用奥卡西平；②用药前需进行人类白细胞抗原 *HLA-A* * 3101、*HLA-B* * 1502 基因筛查，如果这两个基因是阳性，使用奥卡西平会更易出现严重的皮肤反应；③严重肾功能不全患者(肌酐清除率<30 mL/min)，应提前告知医生进行剂量调整；④孕妇用药可能导致胎儿畸形，但停药引起癫痫恶化也会对母亲和胎儿造成伤害；⑤用药后乳汁中含有奥卡西平。哺乳期妇女如果用药，请停止哺乳。

(2)用药时应注意：口服混悬液请摇匀后服用。

(3)用药期间应注意：①用药后可能出现眩晕、嗜睡、视物模糊等症状，尽量避免驾驶或操作机械。②奥卡西平可能引起低钠血症。同时患有肾病和低钠血症的患者，或与降低血钠水平药物(如利尿药)合用时，请在治疗开始约 2 周后测定血清钠，之后 3 个月内每隔 1 个月或根据临床需要测定。③用药后最常出现的不良反应包括嗜睡、头痛、头晕、复视、恶心、呕吐和疲劳等。④用药后还可能出现严重皮肤反应，如史-约综合征和中毒性表皮坏死松解症。如果用药期间出现皮肤反应，请及时就诊。⑤口服混悬液开启后，最多可使用 7 周。

◆卡马西平(卡马西平片/卡马西平缓释片/卡马西平缓释胶囊/卡马西平胶囊)

【适应证】①用于治疗癫痫(部分性发作、复杂部分性发作、简单部分性发作和继发性全身发作。全身性发作:强直发作、阵挛发作、强直阵挛发作)、躁狂症、三叉神经痛、舌咽神经痛、神经源性尿崩症、糖尿病神经病变引起的疼痛。②也可用于脊髓痨、多发性硬化外伤及疱疹后神经痛。预防或治疗躁郁症。③用于不宁腿综合征(RLS)、偏侧面积痉挛、酒精戒断综合征。

【用法与用量】口服。①癫痫治疗:初始剂量一次100~200 mg,一日1~2次,逐渐增加剂量至最佳疗效(通常为一日400 mg,一日2~3次)。一些患者需增加至一日1 600 mg,甚至2 000 mg。②三叉神经痛:初始剂量为一次100 mg,一日2~3次,逐渐增加剂量至疼痛缓解(通常为一次200 mg,一日3~4次)。③乙醇戒断综合征:一次200 mg,一日3~4次。④糖尿病神经病变引起的疼痛:平均剂量一次200 mg,一日2~4次。

【用药教育】

(1)用药前应注意:①合并房室传导阻滞、血清铁严重异常、有肝卟啉病病史、有严重肝功能不全病史或有骨髓抑制病史的患者不能使用卡马西平。②用药前进行人类白细胞抗原*HLA-A* * 3101、*HLA-B* * 1502基因筛查。如果这两个基因的筛查结果是阳性,用药后更容易出现严重的皮肤反应,建议避免使用。③老年人用药后可能出现认知功能障碍、精神错乱容易激动、不安、焦虑或心动过缓,还可能出现再生障碍性贫血,用药后请密切注意是否出现不适。④卡马西平可通过胎盘屏障。孕妇用药可能导致胎儿畸形、新生儿出血、新生儿戒断症状(表现为呕吐、腹泻、进食减少)。

(2)用药时应注意:①缓释片和缓释胶囊需完整吞服,不要掰开、咀嚼或碾碎;②卡马西平治疗癫痫时,突然停药可能会导致癫痫发作。

(3)用药期间应注意:①葡萄柚汁会升高卡马西平在血液中的浓度,引起毒副作用,用药期间避免食用葡萄柚及其制品。②服用卡马西平后对阳光较为敏感,即使短暂暴露在阳光下,也可能出现皮疹、瘙痒、发红等症状,甚至晒伤。用药期间建议采取防晒措施,如穿防晒衣、涂抹防晒霜等。③卡马西平可能影响血液系统功能。用药期间建议定期检查全血细胞计数,服药第1个月需每周检查,随后5个月每月检查1次,之后每年检查2~4次。

(郭　浩)

第四节 镇静催眠药

◆艾司唑仑(艾司唑仑片)

【适应证】主要用于抗焦虑、失眠。也用于紧张、恐惧及抗癫痫和抗惊厥。

【用法与用量】成人常用量如下。①镇静:一次 1 ~ 2 mg,一日 3 次。②催眠:1 ~ 2 mg,睡前服。③抗癫痫、抗惊厥:一次 2 ~ 4 mg,一日 3 次。

【用药教育】

(1)用药前应注意:①艾司唑仑可通过胎盘。孕妇用药可能导致胎儿畸形。长期用药还可能使新生儿出现停药症状(表现为高声哭泣、呕吐、稀便、打哈欠等)。孕妇或者育龄期妇女用药建议咨询医生或药师。②用药后母乳中含有艾司唑仑。乳儿可能出现嗜睡、体重减轻等症状。

(2)用药时应注意:①艾司唑仑不应与食物同服或在餐后服药;②服用艾司唑仑来改善睡眠时,建议在睡前 15 ~ 30 min 服药;③长期用药后如需停药,需逐渐减量,以免出现停药反应(如激动、抑郁)。

(3)用药期间应注意:①用药期间饮酒可能会增强艾司唑仑的中枢抑制作用,还可能增加出现梦游症的风险。避免饮酒或饮用含有酒精的饮料。②用药后会出现嗜睡或头晕。即使到第 2 天,可能仍会感觉嗜睡。因此在感觉完全清醒前,避免驾驶和操作机器。③用于失眠时,如果连续用药 7 ~ 10 d 后症状仍没有好,建议立即就诊。

◆佐匹克隆(佐匹克隆片/佐匹克隆胶囊)

【适应证】用于短暂性失眠症、短期失眠症等严重睡眠障碍的短期治疗。

【用法与用量】口服,1 片,临睡时服;老年人最初临睡时服半片,必要时服 1 片;肝功能不全者,服半片为宜。

【用药教育】

(1)用药前应注意:①存在以下情况不建议使用佐匹克隆:重症睡眠呼吸暂停综合征、重症肌无力以及使用佐匹克隆出现过复杂睡眠行为(包括梦游症);②呼吸功能不全或肝肾功能不全,建议提前告知医生进行剂量调整;③老年人用药后更易出现行为障碍;④佐匹克隆可能通过胎盘,不推荐孕妇使用;⑤用药后乳汁中含有佐匹克隆,哺乳期妇女避免使用。

(2)用药时应注意:①在临睡前(通常指睡前 15 ~ 30 min)服药。服药后需保证有 7 ~ 8 h 的睡眠时间。②连续服药后突然停药可能出现停药综合征(表现为激动、焦虑、肌肉疼痛、震颤、失眠、噩梦、心悸、多汗等症状)。③酒精可能增强佐匹克隆的中枢抑制作用。用药期间避免饮酒或饮用含有酒精的饮料。④用药后可能出现嗜睡、头晕、麻木、视物模糊、反应时间延长、警觉性降低等不良反应。用药期间避免驾驶或操作机械,尤其是服药后 12 h 内。⑤如果连续用药 7 ~ 10 d 后,失眠症状仍未缓解,请及时就诊。

◆唑吡坦(唑吡坦片)

【适应证】用于偶发失眠和暂时失眠患者。

【用法与用量】临睡前服用。65 岁以下患者为 1 片,65 岁以上患者和肝功能不全的患者为 1/2 片,每天剂量不超 10 mg。疗程一般不超过 7 ~ 10 d,如果服药超过 2 ~3 周时,应对患者进行再评价。

【用药教育】

(1)用药前应注意:①严重呼吸功能不全、睡眠呼吸暂停综合征、肌无力以及曾经使用唑吡坦出现过复杂睡眠行为者,不使用唑吡坦;②肝功能不全患者,请提前告知医生进行剂量调整;③唑吡坦具有镇静、松弛肌肉的作用,老年人用药后可能发生跌倒,引起严重后果;④唑吡坦可以通过胎盘,孕妇用药可能对胎儿产生影响,不建议孕妇使用;⑤用药后母乳中含有少量唑吡坦,不建议哺乳妇女使用。

(2)用药时应注意:①请在临睡前或上床后服用唑吡坦,服药后需保证 7 ~8 h 充足睡眠。食物可能会影响药效,不应与食物同服或在进食后立即用药。每晚只能服用 1 次。②如果长期用药,可能引起依赖性,此时突然停药可能导致戒断症状,可表现为头痛或肌肉疼痛、焦虑、紧张、意识模糊等。短期用药时无须逐渐停药。③用药时间尽可能短,最长不超过 4 周(包括逐渐减量期)。如需超过 4 周,建议咨询医生或药师。

(3)用药期间应注意:①用药期间饮酒可能增强对中枢神经系统的抑制作用,避免饮酒或饮用含有酒精的饮料。②用药可能引起困倦、反应时间延长、视物模糊等症状。用药后 8 h 内尽量避免驾驶、操作机械或从事其他需要警觉的活动。

(郭 浩)

第五节 抗震颤麻痹药

◆多巴丝肼(多巴丝肼片)

【适应证】用于治疗帕金森病、症状性帕金森综合征(脑炎后、动脉硬化性或中毒性),但不包括药物引起的帕金森综合征。

【用法与用量】

(1)初始治疗:本品首次推荐量是每次 1/2 片,每日 3 次。以后每周的日服量增加 1/2 片,直至达到适合该患者的治疗量为止。如患者定期就诊,则用量可增加得更快,例如日剂量每周增加 2 次,本品每次增加 1/2 片,这样就能较快达到有效剂量,有效剂量通常在每天 2 ~ 4 片,日分 3 ~ 4 次服用。

(2)维持疗法:本品的日剂量至少应分成 3 次服用,平均维持量是每天 3 次,每次 1 片。

【用药教育】

(1)用药前应注意:①存在以下情况不建议使用多巴丝肼,如肝、肾功能失代偿期(不宁腿综合征透析者除外)、内分泌疾病失代偿期、心脏病失代偿期(如严重心律失常、心力衰竭)、精神病、闭角型青光眼、消化性溃疡以及惊厥;②25 岁以下帕金森病患者骨骼未发育完全,禁止使用多巴丝肼。

(2)用药时应注意:食物中的蛋白质可影响多巴丝肼的疗效,最好在餐前 30 min 或餐后 1 h 服用药物。如果出现胃肠道反应,可通过同服液体或低蛋白点心(如糕点)缓解症状。

(3)用药期间应注意:①用药期间可能出现嗜睡或突然入睡的情况,避免驾驶或操作机器;②用药期间迅速改变体位,可能出现头晕或晕倒,建议坐躺后缓慢起身;③多巴丝肼可能影响血糖水平,糖尿病患者请密切监测血糖;④多巴丝肼可能引起眼压升高,开角型青光眼患者用药后请定期测量眼压;⑤用药后患者唾液、尿液或汗液可能会变成红、棕或黑色,舌头、牙齿或口腔黏膜颜色也可能发生改变,属于正常情况。

◆普拉克索(盐酸普拉克索片/盐酸普拉克索缓释片)

【适应证】治疗特发性帕金森病的体征和症状,即在整个疾病过程中,包括在疾病后期,当左旋多巴的疗效逐渐减弱或者出现变化和波动时(剂末现象或开关波动),都可以单独应用本品(无左旋多巴)或与左旋多巴联用。本药也可用于中度到重度特发性不宁腿综合征的症状治疗。

【用法与用量】口服用药,用水吞服,伴随或不伴随进食均可。一天 3 次。初始治疗:起始剂量为每日 0.375 mg,然后每 5 ~ 7 d 增加一次剂量。

【用药教育】

(1)用药前应注意:①肾功能不全患者,请提前告知医生进行剂量调整;②儿童用药的安全性暂不清楚,不推荐给 18 岁以下儿童使用普拉克索。

(2)用药时应注意:①普拉克索缓释片应在每天同一时间完整吞服,不要掰开、碾碎或咀嚼,以免产生毒副作用。②突然停药可能出现突然高热、意识混乱、肌肉僵硬等症状。如果减量前日剂量超过 0.75 mg，请每天减少 0.75 mg，日剂量降至 0.75 mg 后则每天减少 0.375 mg；如果减量前日剂量不超过 0.75 mg，可直接停药。③普拉克索治疗不宁腿综合征，建议在睡前 2～3 h 服药。④如果漏服缓释片，请在 12 h 内尽快补服。如果超过 12 h，请不要补服，在下次服药时间服用正常剂量即可。

（3）用药期间应注意：①用药后可能出现幻觉、嗜睡，甚至出现在日常活动（如谈话、吃饭时）突然入睡的情况。用药期间尽量避免驾驶或操作机器。②用药期间迅速改变体位，可能出现头晕或晕倒，建议坐躺后缓慢起身。③用药期间饮酒可能增加药物的毒副作用，避免饮酒或饮用含有酒精的饮料。④用药期间应定期进行皮肤检查，以监测是否发生黑色素瘤。此外，还需定期监测血压、心率和体重。⑤普拉克索可能对视网膜有损害，建议在药期间定期进行眼科检查。⑥用药期间如果出现无法解释的肌肉疼痛、压痛、乏力，可能是出现了横纹肌溶解症，建议就诊治疗。⑦服药后如出现无法控制的欲望，如赌博欲望、性欲、强迫性购物以及暴饮暴食等，建议立即就诊，调整给药剂量或治疗方案。

◆苯海索（盐酸苯海索片）

【适应证】帕金森病、帕金森综合征、药物引起的锥体外系症状。

【用法与用量】口服：起始一日 1 mg，以后每 3～5 d 增加 2 mg 至达到最佳疗效且可耐受，分 3～4 次服用，一日剂量为 10 mg。老年人应酌减剂量。治疗药物诱发的锥体外系疾病，第 1 天 2～4 mg，分 2～3 次服，视情况加至 5～10 mg。

【用药教育】

（1）用药前应注意：①青光眼、胃肠道或泌尿生殖道阻塞性疾病（如尿潴留）以及前列腺肥大者不建议使用苯海索；②老年人长期使用容易诱发青光眼。患有动脉硬化的老年人用药还可能出现意识错乱、定向障碍、焦虑、幻觉等症状。

（2）用药时应注意：治疗帕金森病需要长期用药。突然停药可能会出现胆碱能危象（主要表现为呕吐、腹痛、腹泻、多汗、肌肉震颤、痉挛等）。

（3）用药期间应注意：①用药期间在运动时或在高温环境下不出汗，容易出现中暑的情况，建议避免在天气较热时外出或进行体力活动。②用药期间饮酒可能增强中枢抑制作用，避免饮酒或含酒精的饮料。③苯海索可能引起口干。嚼口香糖、食用无糖糖果、含冰块可缓解口干症状，长时间的口干可能增加口腔疾病的发生风险。④用药后可出现眼压升高和青光眼，建议定期进行眼科检查。

◆金刚烷胺(盐酸金刚烷胺片/盐酸金刚烷胺胶囊/盐酸金刚烷胺颗粒/盐酸金刚烷胺糖浆)

【适应证】帕金森病、帕金森综合征、药物诱发的椎体外系疾病,一氧化碳中毒后帕金森综合征及老年人合并脑动脉硬化的帕金森综合征。

【用法与用量】口服。一次 100 mg,一日 1 ~ 2 次,一日最大剂量为 400 mg。

【用药教育】用药期间应注意:①为避免引起失眠,建议在下午 4 点前服完一天的药量;②突然停药可能会出现胆碱能危象(主要表现为呕吐、腹痛、腹泻、多汗、肌肉震颤、痉挛等);③用药后可能出现嗜睡、头晕、视物模糊或注意力不集中,用药期间避免驾驶、操作机器或高空作业;④用药期间迅速改变体位,可能出现头晕或晕倒,建议坐躺后缓慢起身。

(郭　浩)

第六节　抗精神病药

◆奥氮平(奥氮平片/奥氮平口崩片)

【适应证】①用于治疗精神分裂症。②治疗中、重度躁狂发作。③对奥氮平治疗有效的躁狂发作患者,奥氮平可用于预防双相情感障碍的复发。

【用法与用量】①精神分裂症,奥氮平的建议起始剂量为 10 mg/d,每日一次,与进食无关。在精神分裂症的治疗过程中,可以根据患者的临床状态调整日剂量为 5 ~ 20 mg/d。建议经过适当的临床评估后,剂量可增加至 10 mg/d 的常规剂量以上,加药间隔不少于 24 h,停用奥氮平时应逐渐减少剂量。②躁狂发作,单独用药时起始剂量为每日 15 mg,合并治疗时每日 10 mg。

【用药教育】

(1)用药前应注意:①具有发生闭角型青光眼风险的患者不建议使用奥氮平;②肝、肾功能不全患者请告知医生,进行服药剂量调整;③妊娠 6 个月以上的妇女用药后,新生儿可能出现激动、嗜睡、肌张力增高或减退、呼吸窘迫等症状,需要密切监护,孕妇或育龄期妇女用药请咨询医生或药师;④用药后乳汁中含有奥氮平。哺乳期妇女用药后建议停止哺乳。

(2)用药时应注意:①口腔崩解片可直接将药片放在口中,不需喝水,药片能自行溶解,然后随唾液吞咽。也可以将药片放入一杯水或其他饮料中如橙汁、苹果汁、牛奶或咖啡溶解后立即服用；②突然停药可能引起出汗、失眠、震颤、焦虑、恶心或呕吐等症状。如果需要停药，请在医生指导下逐渐减少剂量，千万不要擅自停药。

（3）用药期间应注意：①用药期间饮酒可能出现低血压，避免饮酒或饮用含有酒精的饮料；②奥氮平可能引起嗜睡和头晕，用药期间避免驾驶或操作机器；③奥氮平可能影响血脂、血糖水平或增加体重，建议定期监测血脂。

◆ 氟哌噻吨美利曲辛（氟哌噻吨美利曲辛片）

【适应证】轻、中度抑郁和焦虑。神经衰弱、心因性抑郁，抑郁性神经官能症，隐匿性抑郁，心身疾病伴焦虑和情感淡漠，更年期抑郁，嗜酒及药瘾者的焦躁不安及抑郁。

【用法与用量】口服。

（1）成人通常每天 2 片，早晨及中午各 1 片；严重病例早晨的剂量可加至 2 片。每天最大用量为 4 片。

（2）老年患者，早晨服 1 片即可。

【用药教育】

（1）用药前应注意：①存在以下情况不建议使用氟哌噻吨美利曲辛，没有接受治疗的闭角型青光眼、肾上腺嗜铬细胞瘤、循环衰竭及多种原因（如急性酒精、巴比妥类药或鸦片类药中毒）引起的中枢神经系统抑制；②孕妇不建议使用，如需用药，建议在预产期前 14 d 开始逐渐减量，以避免新生儿出现撤药症状；③用药后乳汁中含有少量氟哌噻吨，哺乳期妇女避免使用。

（2）用药时应注意：①抑郁症状通常晨重晚轻，一天给药 1 次时，建议在早上服药。一天给药 2 次时，在中午服用第 2 剂。②突然停药可能出现不良反应。如需停药，请在医生指导下缓慢停药，千万不要擅自停药。

（3）用药期间应注意：①用药期间饮酒可能增强酒精对中枢神经系统的抑制作用，避免饮酒或饮用含有酒精的饮料；②用药后注意力及反应能力可能降低，避免驾驶、操作机械或高空作业；③用药期间迅速改变体位，可能出现头晕或晕倒，建议坐躺后缓慢起身；④用药期间如果出现明显的高催乳素血症、乳漏、闭经或性功能障碍，请及时就诊。

◆ 氟哌啶醇（氟哌啶醇片）

【适应证】①急、慢性各型精神分裂症、躁狂症。②抽动秽语综合征。③脑器质性及老年性精神障碍。

【用法与用量】用于治疗精神分裂症：口服从小剂量开始，初始剂量为一次 2～4 mg，一日 2～3 次。逐渐增加至常用量一日 10～40 mg，维持剂量为一日 4～20 mg。用于治疗抽动秽语综合征：一次 1～2 mg，一日 2～3 次。

【用药教育】

（1）用药前应注意：①以下患者不建议使用氟哌啶醇，如骨髓抑制、青光眼、重症肌无力、基底神经节病变、帕金森病、帕金森综合征、严重中枢神经系统抑制状态、临床显著心脏病以及未校正的低钾血症；②氟哌啶醇可通过胎盘，妊娠6个月以上妇女用药导致新生儿出现戒断症状（表现为激动、震颤、嗜睡、呼吸窘迫和喂养困难），孕妇或育龄期妇女用药请咨询医生或药师；③用药后乳汁中含有氟哌啶醇，可能导致乳儿嗜睡和运动能力损害，哺乳期妇女如果用药，需停止哺乳。

（2）用药时应注意：突然停药可能引起短暂性运动障碍。

（3）用药期间应注意：①用药期间饮酒可增加氟哌啶醇的中枢抑制作用，避免饮酒或含有酒精的饮料；②用药期间请尽量避免驾驶、操作机械或高空作业；③用药后可诱发感染，如果出现发热、寒战、咽喉痛等症状，建议及时就诊；④用药后可能出现锥体外系症状（主要表现包括坐立不安、面具样面容、震颤、运动迟缓、角弓反张）、口干、视物模糊、乏力、便秘、出汗、溢乳、男子女性化乳房、月经失调、闭经等不良反应；⑤用药后还可能导致迟发性运动障碍（主要表现为扭舌、噘嘴、皱唇、手指扭曲、“弹钢琴”动作、斜颈等）、神经阻滞剂恶性综合征（可表现为高热、肌肉强直、精神状态改变、心律失常或血压不稳、心动过速、多汗和心律失常）。

（郭　浩）

第七节　抗焦虑药

◆阿普唑仑（阿普唑仑片）

【适应证】用于焦虑、紧张、激动，也可用于催眠或焦虑的辅助用药，也可作为抗惊恐药，并能缓解急性酒精戒断症状。对有精神抑郁的患者应慎用。

【用法与用量】①抗焦虑：开始一次0.4 mg，一日3次，用量按需递增，最大限量一日可达4 mg。②镇静催眠：0.4～0.8 mg，睡前服。③抗惊恐：一次0.4 mg，一日3次，用量按需递增，每日最大量可达10 mg。

【用药教育】

（1）用药前应注意：①存在以下情况不建议使用阿普唑仑，青光眼、睡眠呼吸暂停综合征、严重呼吸功能不全、严重肝功能不全、中枢神经系统处于抑制状态的急性酒精中毒以及重症肌无力（阿普唑仑具有肌迟缓作用，这类患者用药后可能导致症状恶化）。②阿普唑仑可通过胎盘，孕妇服用后可能对胎儿造成损害，如畸胎、肌张力减弱，且孕妇长期服用会导致胎儿上瘾。孕妇最好避免使用。孕妇或育龄期妇女用药请咨询医生或药师。③用药后乳汁中含有阿普唑仑，可能导致乳儿出现嗜睡、昏睡或体重下降等症状。哺乳期妇女慎用。

(2)用药时应注意：①用于改善睡眠时，请在睡前服用；②长期用药可能成瘾，停药前医生会逐渐减少您的剂量，以避免出现停药反应（如焦虑、烦躁不安）。

(3)用药期间应注意：①用药期间饮酒可增强酒精和药物的作用，避免饮酒或含有酒精的饮料；②用药后可能出现嗜睡、注意力不集中、运动功能低下等，故用药期间避免驾驶、操作机械或高空作业；③用药期间食用葡萄柚会增强对中枢神经系统的抑制作用，避免食用葡萄柚及其制品。

◆氯硝西泮（氯硝西泮片）

【适应证】用于控制各型癫痫及焦虑状态。

【用法与用量】成人常用量：开始用每次 0.5 mg，每日 3 次，每 3 d 增加 0.5 ~ 1 mg，直到发作被控制或出现了不良反应为止。用量应个体化，成人最大量每日不要超过 20 mg。小儿常用量：10 岁或体重 30 kg 以下的儿童开始每日按体重 0.01 ~ 0.03 mg/kg，分 2 ~ 3 次服用，以后每 3 d 增加 0.25 ~ 0.5 mg，至按体重每日 0.1 ~ 0.2 mg/kg 或出现了不良反应为止，疗程应不超过 3 个月。

【用药教育】

(1)用药前应注意：①老年人用药后容易出现呼吸困难、低血压、心动过缓甚至心跳停止等不良反应。②氯硝西泮可通过胎盘。妊娠 3 个月内的妇女用药可能导致胎儿畸形，妊娠 6 个月后用药可能影响新生儿中枢神经活动，分娩前后用药可能导致新生儿肌张力较弱。孕妇禁用。③用药后乳汁中含有氯硝西泮，可能导致乳儿出现镇静、肌张力减退、嗜睡和呼吸暂停等情况。哺乳期妇女如果用药，请停止哺乳。

(2)用药时应注意：①用药后如出现胃部不适，可在进餐时服用；②长期用药后突然停药可能导致戒断症状、癫痫发作增多或癫痫持续发作。

(3)用药期间应注意：①用药期间饮酒可增强对中枢神经系统的抑制作用，避免饮酒或饮用含有酒精的饮料；②长期使用氯硝西泮会成瘾，且用药 3 个月后药效可能降低；③氯硝西泮对血液系统及肝、肾有影响，长期用药时可能需要定期监测血常规、肝功能和肾功能。

◆丁螺环酮（盐酸丁螺环酮片）

【适应证】各种焦虑症。

【用法与用量】初始剂量为一次 5 mg，一日 2 ~ 3 次。第 2 周可增加剂量至一次 10 mg，一日 2～3 次。常用剂量为一日 20～40 mg。

【用药教育】

（1）用药前应注意：①存在以下情况不建议使用丁螺环酮，白细胞减少、重症肌无力、青光眼；②孕妇禁用；③哺乳期妇女如需用药，需停止哺乳。

（2）用药时应注意：食物对疗效无明显影响，服药时间不受进餐影响。

（3）用药期间应注意：①用药期间请尽量避免驾驶、操作器械或高空作业；②用药期间不要饮酒；③葡萄柚可能增强丁螺环酮的药效，建议在用药期间避免大量食用葡萄柚或葡萄柚汁；④用药期间定期检查肝功能和白细胞计数。

◆地西泮（地西泮片）

【适应证】①镇静催眠、抗焦虑、抗癫痫、抗惊厥；②缓解炎症引起的反射性肌肉痉挛等；③治疗惊恐症；④治疗肌紧张性头痛；⑤治疗家族性、老年性和特发性震颤。

【用法与用量】①镇静：口服给药，一次 2.5～5 mg，一日 3 次。②催眠：口服给药，一次 5～10 mg，睡前服。③抗焦虑：口服给药，一次 2.5～10 mg，一日 2～4 次。④急性酒精戒断：口服给药，首日一次 10 mg，一日 3～4 次。随后按需减至一次 5 mg，一日 3～4 次。

【用药教育】

（1）用药前应注意：①地西泮可通过胎盘。妊娠 3 个月以内的妇女用药有致畸危险。如果长期服药可能导致新生儿出现撤药症状（表现为易激动、震颤、呕吐、腹泻）。分娩时用药还可能导致新生儿肌张力较弱。孕妇禁用地西泮。②用药后母乳中含有地西泮，可能导致乳儿出现昏睡或体重下降。哺乳期妇女避免用药。

（2）用药时应注意：①使用地西泮来改善睡眠，请在睡前 15～30 min 服用；②长期用药可产生依赖性，突然停药可能出现激动、抑郁等撤药症状。

（3）用药期间应注意：①用药期间饮酒可能增强药物和酒精的作用，容易引起不良反应，避免饮酒或饮用含有酒精的饮料；②用药后可能出现嗜睡、头晕、乏力、皮疹等不良反应，个别患者还可能出现兴奋、话多、睡眠障碍和幻觉等症状，一般停药后很快消失。

◆坦度螺酮（枸橼酸坦度螺酮片/枸橼酸坦度螺酮胶囊）

【适应证】①用于治疗多种神经症所致的焦虑状态，如广泛性焦虑症。②用于治疗原发性高血压、消化性溃疡等疾病伴发的焦虑状态。

【用法与用量】口服给药。一次 10 mg，一日 3 次。可根据年龄、症状等适当增减剂量，最大日剂量为 60 mg。

【用药教育】

(1)用药前应注意:①孕妇或育龄期妇女用药请咨询医生或药师;②哺乳期妇女如需用药,停止哺乳。

(2)用药时应注意:①坦度螺酮可引起嗜睡、眩晕,用药期间请您尽量避免驾驶或操作机器;②坦度螺酮可能引起肝功能异常,用药期间需要定期监测肝功能;③坦度螺酮可能引起严重不良反应,如肝功能异常、黄疸,患者可表现为发热、乏力、食欲缺乏、皮肤或眼睛黄染、瘙痒、上腹痛等。如果出现以上症状,建议及时就诊。

(郭 浩)

第八节 抗抑郁药

◆帕罗西汀(盐酸帕罗西汀片/盐酸帕罗西汀肠溶缓释片)

【适应证】抑郁症、强迫症、惊恐障碍、社交恐怖症及社交焦虑等。

【用法与用量】

(1)用于抑郁症、社交恐怖症、社交焦虑,成人一次 20 mg,一日 1 次,早上服用,根据临床反应增减剂量,一次增减 10 mg,间隔不得少于 1 周,最大量一日 50 mg。老年人或肝肾功能不全者,可从一日 10 mg 开始,一日最高剂量不得超过 40 mg。

(2)用于强迫症,初始剂量一次 20 mg,一日 1 次,早上服用,每周增加 10 mg,一般剂量为一日 40 mg,一日最高剂量不得超过 60 mg。

(3)用于惊恐障碍,初始剂量一次 10 mg,一日 1 次,早上服用,每周增加 10 mg,一般剂量为一日 40 mg,一日最高剂量不得超过 50 mg。

【用药教育】

(1)用药前应注意:①严重肝肾功能不全患者,建议提前告知医生进行剂量调整;②老年人用药更容易出现低钠血症(可表现为头痛、精力不集中、记忆障碍、意识模糊、虚弱、站立不稳等);③妊娠期间停药可能出现抑郁症复发;④哺乳期妇女如需用药,应先咨询医生或药师。

(2)用药时应注意:①应于早晨完整吞服,不要咀嚼或压碎;②疾病痊愈后需要继续用药一段时间,抑郁症痊愈后需维持治疗至少几个月,强迫症和惊恐障碍所需维持治疗的时间更长;③停药时需逐渐减量。

(3)用药期间避免驾驶、操作机械,避免饮酒或含有酒精的饮料。

◆舍曲林(盐酸舍曲林片/盐酸舍曲林胶囊)

【适应证】治疗抑郁症的相关症状,包括伴随焦虑、有或无躁狂史的抑郁症。疗效满意后,继续服用舍曲林可有效地防止抑郁症复发。也用于治疗强迫症。

【用法与用量】口服:成人初始剂量一次 50 mg,一日 1 次,疗效不佳而对药物耐受性较好的患者可增加剂量,调整剂量的时间间隔不应短于 1 周,最大剂量为一日 200 mg。

【用药教育】

(1)用药前应注意:①肝功能不全患者,建议提前告知医生进行剂量调整;②在 14 d 内服用过单胺氧化酶抑制药(如司来吉兰、吗氯贝胺、利奈唑胺)不能服用本品,如需使用舍曲林,需停药至少 14 d 后才能使用单胺氧化酶抑制药;③老年人用药更容易出现低钠血症(可表现为头痛、注意力集中困难、记忆力损伤、意识模糊、无力和平衡障碍);④孕妇或育龄期妇女用药应咨询医生或药师;⑤哺乳期妇女如需用药,应先咨询医生或药师。

(2)用药时应注意:①食物对疗效无明显影响,服药时间不受进餐影响;②分散片可直接含在口中吮服或吞服,也可以加水搅拌均匀后服用;③通常服药 7 d 左右起效,服药 2 ~4 周效果更明显,强迫症的见效时间可能更长,建议遵医嘱坚持用药;切勿擅自停药。

(3)用药期间避免驾驶或操作机器,避免饮酒,避免食用葡萄柚及其制品。

◆艾司西酞普兰(草酸艾司西酞普兰片)

【适应证】治疗抑郁症,伴有或不伴有广场恐怖症的惊恐障碍。

【用法与用量】口服,用于抑郁症及广泛性焦虑,起始剂量每次 10 mg,每日 1 次,1 周后可以增至每次 20 mg,每日 1 次。一般情况下应持续几个月,甚至更长时间。老年患者或肝功能不全者建议一日 10 mg,轻度或中度肾功能不全者无须调节剂量。

【用药教育】

(1)用药前应注意:①患有 Q-T 间期延长、先天性 Q-T 综合征等心脏病的患者不能使用本品。②肝功能不全患者,建议提前告知医生进行剂量调整。③老年患者用药后容易发生低钠血症。如需用药,应密切观察是否出现不适,每天最大剂量不应超过 10 mg。④孕妇避免用药。哺乳妇女如需用药,应在用药期间及停药后 5 d 内停止哺乳。

(2)用药时应注意:用于治疗抑郁症时通常 2 ~4 周才能见到效果。即使症状缓解,也可能需要持续治疗至少 6 个月以巩固疗效;用于治疗惊恐障碍时，可能需3个月才能见到最佳疗效，一般需持续治疗数月。不要擅自停药。

（3）用药期间应注意：避免驾驶或操作机器，避免饮酒；患有严重心动过缓或最近发生过心肌梗死、心力衰竭的患者，如必须用药，建议定期监测心电图。

◆度洛西汀（盐酸度洛西汀肠溶胶囊/盐酸度洛西汀肠溶片）

【适应证】抑郁症、广泛性焦虑障碍。

【用法与用量】推荐剂量为每日40～60 mg。一些患者可能需要以30 mg每日1次为起始剂量连续服药1周，适应药物治疗后增加至60 mg一日/次。

【用药教育】

（1）用药前应注意：①闭角型青光眼患者，疾病尚未得到控制时不建议使用本品；②老年人用药更容易出现低钠血症和跌倒；③孕妇或育龄期妇女用药应咨询医生或药师；④不建议哺乳期妇女使用。

（2）用药时应注意：肠溶制剂需完整吞服，不要嚼碎或压碎，也不能将胶囊打开；用药后1～4周病情可能出现好转，但仍然需要继续遵医嘱用药，切勿擅自停药。

（3）用药期间应注意：避免驾驶或操作机械，避免饮酒、吸烟，建议坐躺后缓慢起身。

◆氟伏沙明（马来酸氟伏沙明片）

【适应证】抑郁症及相关症状、强迫症及相关症状。

【用法与用量】口服。

（1）抑郁症：①推荐起始剂量为每日50 mg，晚上一次服用，最大日剂量300 mg。若日剂量超过150 mg，可分次服用，患者症状缓解后，继续服用抗抑郁制剂至少6个月；②用于预防抑郁症复发的推荐剂量为每日100 mg。

（2）强迫症：①推荐的起始剂量为每日50 mg，服用3～4 d，通常有效剂量在每日100～300 mg；②成人最大日剂量为300 mg，8岁以上儿童和青少年最大日剂量为200 mg，睡前服，分2～3次服。

【用药教育】

（1）用药前应注意：①肝肾功能不全患者，建议提前告知医生进行剂量调整；②本品不适用于除患强迫症以外的儿童；③孕妇或育龄期妇女用药应咨询医生或药师；④哺乳期妇女如果用药，需停止哺乳。

（2）如一日用药1次，建议在睡前服药；如果每天需用药2次，且剂量不相等，建议在睡前服用较大剂量；服用时用水送服完整药物，不要咀嚼；不要擅自停药；食物对疗效无明显影响，服药时间不受进餐影响。

(3)用药治疗抑郁症通常在1～2周开始起效，治疗强迫症起效时间通常为4～6周；起效后还需要几个月至数年的巩固或维持治疗，需按医嘱坚持用药。

(4)用药期间避免驾驶或操作机器，避免饮酒，避免吸烟，避免饮用葡萄柚汁。

◆米氮平(米氮平片/米氮平口腔崩解片)

【适应证】抑郁症。

【用法与用量】口服：成人起始剂量为一次15 mg，一日1次(可睡前顿服)，逐渐加大剂量至最佳疗效，有效剂量通常为一日15～45 mg。肝肾功能不全者应减量。

【用药教育】

(1)用药前应注意：①如对半乳糖不耐受、对葡萄糖-半乳糖吸收不良或缺乏乳糖酶，避免使用本品；②孕妇或育龄期妇女用药应咨询医生或药师；③哺乳期妇女如需用药，建议先咨询医生或药师。

(2)用药时应注意：①米氮平通常在用药1～2周内起效，即使症状完全消失，可能也需继续用药4～6个月，需按医嘱坚持用药；②口腔崩解片可将药片放在舌面，不需要用水送服，药片可以自行溶解，然后随唾液吞服；片剂用水送服，不要嚼碎；③如果每天服药一次建议在睡前服用，如果分次服药建议在早晚服用，不要擅自停药。

(3)用药期间避免驾驶或操作机械，避免饮酒；用药期间建议经常洗手，远离患感染、感冒的人，如果出现感染症状(发热、咽喉痛、口炎)，应立即就诊。

◆文拉法辛(盐酸文拉法辛缓释胶囊/盐酸文拉法辛缓释片/盐酸文拉法辛胶囊)

【适应证】抑郁症。

【用法与用量】应该在早晨或晚间一个相对固定时间与食物同服，每日一次。推荐本品的起始剂量为每天75 mg，单次服药，最大剂量为每天225 mg。肾功能损伤患者，每天给药总量必须减少25%～50%。

【用药教育】

(1)用药前应注意：①肝肾功能不全患者，建议提前告知医生进行剂量调整；②老年人用药后容易出现低钠血症；③孕妇或育龄期妇女用药应咨询医生或药师；④哺乳期妇女如需用药应停止哺乳。

(2)用药时应注意：缓释剂型应固定在每天早晨或晚上同一时间服用，缓释片应完整吞服，不要掰开、压碎、咀嚼或将药物溶解后服用，如果存在吞咽困难，可以将胶囊内的药粉与苹果酱混合后吞下；不要擅自停药。

（3）用药期间应注意：避免驾驶、操作机械或高空作业，避免饮酒，注意保持口腔卫生；长期用药应定期监测血清胆固醇水平；糖尿病患者用药后需密切监测血糖水平。

◆曲唑酮（盐酸曲唑酮片）

【适应证】适用于抑郁症的治疗，对伴或不伴有焦虑的患者均有效。

【用法与用量】口服，应从低剂量开始，逐渐增加，并注意临床反应和耐受性情况。成人用药推荐剂量是首次 25 ~ 50 mg，睡前服用。次日开始每天 100 ~ 150 mg，分次服用，每 3 ~ 4 d 可增加 50 mg。门诊患者每天剂量不应超过 400 mg，住院患者（即较严重的抑郁症患者）每天剂量可以高达 600 mg，分次服用。

【用药教育】孕妇或育龄期妇女用药应咨询医生或药师；哺乳期妇女如需用药，应咨询医生或药师。建议餐后服药，第 1 次服药建议在睡前进行；不要擅自停药；通常用药后 1 周内可见症状缓解，2 周左右可达理想的抗抑郁效果，抗抑郁治疗通常需持续数月。用药期间避免驾驶、操作机械等危险行为，避免饮酒；建议坐躺后缓慢起身；可通过嚼口香糖、含冰块来缓解口干症状，如果口干持续存在 2 周以上，建议及时就诊。

◆阿戈美拉汀（阿戈美拉汀片）

【适应证】成人抑郁症。

【用法与用量】推荐剂量为 25 mg，每日 1 次，睡前口服。如果治疗 2 周后症状没有改善，可增加剂量至 50 mg，每日 1 次，即每次两片，睡前服用。

【用药教育】存在肝病的患者不能使用本品；75 岁以上老年人、患有痴呆的老年抑郁症患者、对半乳糖不耐受或葡萄糖-半乳糖吸收不良或缺乏乳糖酶的患者避免使用；孕妇或育龄期妇女用药，应咨询医生或药师；哺乳期妇女如需用药应停止哺乳。睡前服用；持续用药至少 6 个月。用药期间避免驾驶和操作机械，避免吸烟、饮酒；定期监测肝功能。

（戴立波）

第三章　主要作用于心血管系统疾病的药物

第一节　钙通道阻滞药

◆氨氯地平(苯磺酸氨氯地平片)

【适应证】①高血压。②冠心病(CAD),慢性稳定型心绞痛,血管痉挛性心绞痛,经血管造影证实的冠心病。

【用法与用量】成人。

(1)通常本品治疗高血压的起始剂量为 5 mg,每日一次,最大剂量为 10 mg,每日一次。身材小、虚弱、老年或伴肝功能不全患者,起始剂量为 2.5 mg,每日一次;此剂量也可为本品联合其他抗高血压药物治疗的剂量。

(2)治疗慢性稳定性或血管痉挛性心绞痛的推荐剂量是 5 ~ 10 mg,每日一次,老年及肝功能不全的患者建议使用较低剂量治疗,大多数患者的有效剂量为 10 mg,每日一次。

(3)治疗冠心病的推荐剂量为 5 ~ 10 mg,每日一次。在临床研究中,大多数患者需要 10 mg/d 的剂量。

【用药教育】①食物不影响药效,与或不与食物同服都可以,需固定在每天同一时间服药。②长期(如连续几周)用药后突然停药可能引起胸痛或高血压恶化。如需停药,请在医生指导下逐渐减量,千万不要擅自停药。③服用氨氯地平期间,如果坐或躺后迅速起身,可能出现头晕或晕倒。请缓慢起身,爬楼梯时也请注意这种反应。④用药期间需要密切监测血压和心率,以评估药物的影响。⑤用药后可能出现皮肤潮红、水肿、头晕、疲劳、心悸、恶心、腹痛、嗜睡、头痛、失眠等不良反应。⑥用药过量还可能出现低血压、心动过速或过慢。⑦如果存在以下情况:严重低血压、主动脉瓣狭窄、休克(包括心脏原因引起的休克)、急性心肌梗死后血流动力学不稳定的心力衰竭,是不能使用氨氯地平。⑧如果存在肝功能不全,剂量可能需要调整。

◆非洛地平(非洛地平片)

【适应证】高血压、稳定型心绞痛。

【用法与用量】①高血压：建议以 5 mg 一日一次作为开始治疗剂量，常用维持剂量为 5 mg 或 10 mg，一日一次。可根据患者反应将剂量减少或增加。剂量调整间隔一般不少于 2 周。对某些患者，如老年患者和肝功能损害的患者，2.5 mg 一日一次可能就足够。剂量超过 10 mg 一日一次通常不需要。②心绞痛：建议以 5 mg 一日一次作为开始治疗剂量，常用维持剂量为 5 mg 或 10 mg，一日一次。

【用药教育】①失代偿性心力衰竭、肝脏损害、严重肾功能损害（GFR<30 mL/min）、急性心肌梗死慎用。②用药期间饮酒可能增加酒精和药物相互作用，服药期间建议避免饮酒。③同时摄入葡萄柚汁可致非洛地平血药水平明显升高，避免同时服用。④与其他血管扩张剂相似，非洛地平在极少数患者中可能会引起显著的低血压，这在易感个体可能会引起心肌缺血，低血压患者慎用。⑤临床试验表明，剂量超过一日 10 mg 可增加降压作用，但同时增加周围性水肿和其他血管扩张不良事件的发生率。⑥准备妊娠的妇女应停止使用。⑦本品应空腹口服或食用少量清淡饮食口服，应整片吞服勿咬碎或咀嚼，保持良好的口腔卫生可减少牙龈增生的发生率和严重性。⑧本品最常见的不良反应是轻微至中度的踝部水肿，面部潮红、头痛、心悸、头晕，疲劳，意识错乱，睡眠障碍，伴有牙龈炎或牙周炎的患者，用药后可能会引起牙龈肿大。

◆硝苯地平（硝苯地平片）

【适应证】高血压、冠心病、心绞痛。

【用法与用量】一般起始剂量一次 10 mg，一日 3 次口服，常用的维持量为一次 10～20 mg，一日 3 次。部分有明显的冠状动脉痉挛的患者，可以用至 20～30 mg，一日 3～4 次。最大剂量不宜超过一日 120 mg。

【用药教育】①突然停药可能导致停药综合征，引起病情反复。长期用药后如需停药，请在医生指导下逐渐减量，千万不要擅自停药。②用药期间食用葡萄柚，可增强硝苯地平的降压效果。请避免食用葡萄柚及其制品。③部分患者服用硝苯地平可能影响驾驶能力，用药初期、换药时更明显。请尽量避免驾驶或操作机械。④用药期间饮酒可引起血管扩张，进而造成血压过度下降甚至休克，请避免饮酒或含有酒精的饮料。⑤用药期间如果坐躺后迅速起身，可能出现头晕或晕倒。请缓慢起身，爬楼梯时也请注意这种反应。⑥硝苯地平可损伤精子功能，可能造成试管授精失败。⑦硝苯地平可引起低血压，开始用药或剂量调整期间建议定期监测血压。用药还可引起心律失常等心脏方面不良反应，可能还需要定期监测心率。⑧用药后可能出现水肿、头痛、头晕、恶心、乏力和面部潮红等不良反应，通常不需要停药。⑨用药后还可能引起严重不良反应，包括心肌梗死、心力衰竭、肺水肿、心律失常等。如果出现呼吸困难、胸痛、心脏不适等症状，请及时就诊。⑩如果存在以下情况：处于心源性休克状态或曾经出现过心源性休克、严重主动脉瓣狭窄、最近4周内出现过心肌梗死，是不能使用硝苯地平的。⑪如果肝、肾功能损害，剂量可能需要调整。

◆贝尼地平（贝尼地平片）

【适应证】高血压和心绞痛。

【用法与用量】早饭后口服。成人用量通常为每次1～2片（2～4 mg），每日1次。应根据年龄及症状调整剂量，如效果不满意，可增至每次4片（8 mg），每日1次。重症高血压患者应每次2～4片（4～8 mg），每日1次。

【用药教育】①如果您每天用药1次，可在早餐后服用。如果每天用药2次，请在早、晚餐后服用。②突然停药可能导致病情恶化，如需停药，请在医生指导下逐渐减量，千万不要擅自停药。③用药期间如果坐或躺后迅速起身，可能出现头晕或晕倒。请坐或躺后缓慢起身，爬楼梯时也请小心。④用药期间饮用葡萄柚汁可能引起贝尼地平血药浓度升高，导致血压过度降低。请避免饮用葡萄柚汁。⑤用药后可能出现眩晕等症状。请尽量避免驾驶、操作机器或高空作业。⑥用药后可能引起血压过度降低，出现短暂意识消失等症状。如果出现以上症状，请及时停药就诊。⑦阿片类镇痛药（如舒芬太尼、芬太尼等）与贝尼地平合用可能出现严重低血压、心动过缓等症状；如需合用，建议在使用阿片类镇痛药进行手术前至少36 h停用贝尼地平，并且密切监测血压、心率和整体心血管状况。⑧用药后可能出现肝功能损害（可表现为发热、乏力、食欲缺乏、皮肤或眼睛黄染、瘙痒、上腹痛等）、心悸、脸发红、潮热、血压降低、头痛、头重、眩晕、步态不稳、便秘、皮疹、水肿等不良反应。⑨孕妇用药后可能损害胎儿，妊娠6个月后用药还可能延长孕期和分娩时间，孕妇禁用。⑩用药后乳汁中可能含有贝尼地平，哺乳期妇女如需用药，请停止哺乳。

◆维拉帕米（盐酸维拉帕米片/盐酸维拉帕米缓释片/盐酸维拉帕米缓释胶囊）

【适应证】

（1）心绞痛：①变异型心绞痛；②不稳定型心绞痛；③慢性稳定型心绞痛。

（2）心律失常：①与地高辛合用控制慢性心房颤动和（或）心房扑动时的心室率；②预防阵发性室上性心动过速的反复发作。

（3）原发性高血压。

【用法与用量】口服给药。

(1)缓释/控释胶囊:每日一次,每次 180 mg。

(2)缓释/控释片:成人推荐剂量为每日服用 0.24 ~ 0.48 g,分 1 ~ 2 次服用或遵医嘱。初始每日早晨服用 0.24 g,如疗效不足,晚上加服 0.12 ~ 0.24 g。根据治疗效果逐渐调整给药剂量,增加剂量应在上一剂量后 24 h 进行。长期使用本品的日安全剂量不超过 480 mg。

(3)片剂:①心绞痛。一般剂量为口服维拉帕米 80 ~ 120 mg/次,一日 3 次。肝功能不全者及老年人的安全剂量为 40 mg/次,一日 3 次口服。约在用药后 8 h 根据疗效和安全评估决定是否增量。②心律失常。慢性心房颤动服用洋地黄治疗的患者,每日总量为 240 ~ 320 mg,分 3 次或 4 次口服。预防阵发性室上性心动过速(未服用洋地黄的患者),成人的每日总量为 240 ~ 480 mg,分 3 次或 4 次口服。

(4)儿童用药:年龄 1 ~ 5 岁,每日量 4 ~ 8 mg/kg,分 3 次口服;或每隔 8 h 口服 40 ~ 80 mg/kg。>5 岁:每隔 6 ~ 8 h 口服 80 mg。原发性高血压:一般起始剂量为 80 mg/次,口服,一日 3 次。使用剂量可达每日 360 ~ 480 mg。对低剂量即有反应的老年人或体型瘦小者,应考虑起始剂量为 40 mg/次,一日 3 次。

【用药教育】①如果服用的是缓释制剂,请在进餐时或餐后服药。因胃内有食物时可更好地达到缓释效果。②如果服用的是缓释片,请用足量的水送服完整的药物,不要咀嚼、咬碎或溶解后服用。③如果服用的是缓释胶囊,不能咀嚼或溶解在水中服用。存在吞咽困难时,可以打开胶囊直接服用胶囊内药物,也可以撒在苹果酱上服用,但不要咀嚼。④使用缓释剂制剂治疗高血压时,因通常白天血压高于晚上,一天服药 1 次时请在早晨服用。⑤维拉帕米可能增强酒精的毒副作用。用药期间请避免饮酒或饮用含有酒精的饮料。⑥葡萄柚可能增加维拉帕米的毒副作用。用药期间避免食用葡萄柚或饮用葡萄柚汁。⑦维拉帕米可能影响判断能力和驾驶能力。用药期间尽量避免驾驶或操作机器。⑧用药期间如果坐或躺后迅速起身,可能出现头晕或晕倒。请缓慢起身,爬楼梯时也请小心。⑨为了解药物的影响,用药期间建议定期监测血压、心电图和肝肾功能。⑩用药后可能出现头痛、头晕、神经病变、神经质、心动过缓、血压过低、皮肤潮红、恶心、便秘、红斑性肢痛病、腹痛、水肿等不良反应。⑪如果存在以下情况:低血压(收缩压<90 mmHg)、某些心脏病,如重度充血性心力衰竭、左心室功能不全、急性心肌梗死、房室传导阻滞、病窦综合征(未安装起搏器)、心房扑动或心房颤动,可能不能使用维拉帕米。⑫如果患有肝功能不全,请提前告知医生,剂量可能需要调整。

(张晓娟)

第二节　治疗慢性心功能不全的药物

◆地高辛(地高辛片/地高辛口服溶液)

【适应证】①用于治疗高血压、瓣膜性心脏病、先天性心脏病等急性和慢性心功能不全。尤其适用于伴有快速心室率的心房颤动的心功能不全。对于肺源性心脏病、心肌严重缺血、活动性心肌炎及心外因素如严重贫血、甲状腺功能减退及维生素 B_1 缺乏症的心功能不全疗效差。②用于控制伴有快速心室率的心房颤动、心房扑动患者的心室率及室上性心动过速。

【用法与用量】

1. 地高辛片

(1)成人常用量:①0.125~0.5 mg(即1/2~2片),每日一次口服,7 d可达稳态血药浓度;②若达快速负荷量,可每6~8 h给药0.25 mg(1片),总剂量0.75~1.25 mg/d(每日3~5片);③维持量为每日1次0.125~0.5 mg(1/2~2片)。

(2)小儿常用量:①早产儿一日总量0.02~0.03 mg/kg口服;②1月龄以下新生儿一日总量0.03~0.04 mg/kg;③1个月至2岁一日总量0.05~0.06 mg/kg;④2~5岁一日总量0.03~0.04 mg/kg;⑤5~10岁一日总量0.02~0.035 mg/kg;⑥10岁或10岁以上一日总量照成人常用量;⑦本品总量分3次或每6~8 h给予。维持量为总量的1/5~1/3,分2次,每12 h 1次或每日1次。小婴幼儿(尤其早产儿)需仔细滴定剂量和密切监测血药浓度和心电图。近年研究证明,地高辛逐日给予一定剂量,经6~7 d能在体内达到稳定的浓度而发挥全效作用,因此,病情不急而又易中毒者,可逐日按5.5 μg/kg给药,也能获得满意的治疗效果,并能减少中毒发生率。

2. 地高辛口服溶液　对肾功能正常的患儿按体重给出洋地黄化量的地高辛口服溶液的用量:口服。饱和量总量,<2岁,0.06~0.08 mg/kg(相当于口服溶液1.2~1.6 mL/kg),>2岁,0.04~0.06 mg/kg(相当于口服溶液0.8~1.2 mL/kg);分3~6次完成饱和。以后用上述量的1/4为每日维持量。早产儿和新生儿宜用1/3或1/2量。如出现心律失常等中毒现象,应停药或加服氯化钾。

【用药教育】

(1)地高辛过量时容易引起中毒,常表现为心律失常。低体重、高龄、肾功能损害、低钾血症、低镁血症和高钙血症的患者需监测血药浓度以便及时发现过量。

(2)以下药物可能会影响地高辛的吸收和药效,需间隔一定的时间服用:①需在服用地高辛至少2 h后服用的药物有铝盐类药(如白陶土、氢氧化铝、硫糖铝)、多司马酯、镁盐类药(如氢氧化镁、三硅酸镁);②需在服用地高辛至少6 h后服用的药物有韦内托克;③需在服用地高辛8 h后服用的药物有胆汁酸螯合药;④地高辛与钙剂(如枸橼酸钙、碳酸钙)合用,可能导致心脏不良反应,如需合用,请间隔4~6 h。

(3)常见的不良反应为出现新的心律失常、食欲缺乏、恶心、呕吐、下腹痛、无力等。如用药后感觉不适,请就诊。

◆沙库巴曲缬沙坦(沙库巴曲缬沙坦钠片)

【适应证】用于射血分数降低的慢性心力衰竭(NYHA Ⅱ~Ⅳ级,LVEF≤40%)成人患者,降低心血管死亡和心力衰竭住院的风险。沙库巴曲缬沙坦钠片可代替血管紧张素转化酶抑制剂(ACEI)或血管紧张素Ⅱ受体拮抗剂(ARB),与其他心力衰竭治疗药物合用。

【用法与用量】

(1)起始剂量为每次100 mg,每天2次。根据患者耐受情况,剂量应该每2~4周倍增一次,直至达到每次200 mg,每天2次的目标维持剂量。

(2)血钾水平>5.4 mmol/L的患者不可开始给予本品治疗。

(3)收缩压<100 mmHg的患者,开始给予本品治疗时需慎重,注意监测血压变化。对于100 mmHg≤SBP至110 mmHg的患者,应考虑起始剂量为50 mg/次,每天2次。

(4)肾功能损害患者:①轻度肾功能损害患者无须调整起始剂量。②中度肾功能损害患者应考虑起始剂量为每次50 mg,每天2次。③重度肾功能损害患者慎用,推荐起始剂量为每次50 mg,每天2次。④不建议在终末期肾病患者中使用。

(5)肝功能损害:①轻度肝功能损害患者无须调整起始剂量。②中度肝功能损害患者的推荐起始剂量为每次50 mg,每天2次。在能够耐受的情况下,可以每2~4周倍增一次本品剂量,直至达到目标维持剂量每次200 mg,每天2次。③不推荐重度肝功能损害患者应用本品。

(6)65岁以上患者无须进行剂量调整。

【用药教育】①食物不影响本药的疗效,可与或不与食物同服。②本药可能引起头晕、晕倒等症状,用药期间尽量避免驾驶或操作机器。③用药期间坐躺后应缓慢起身,否则可能出现头晕或晕倒。④本药可能会引起高钾血症,用药期间建议您定期监测血清钾,尤其是有高钾血症高风险的患者(如严重肾功能损害、糖尿病、醛固酮减少症、高钾饮食的患者)。⑤本药常见的不良反应包括咳嗽、头晕、低血压、肾功能损害、高钾血症、血管神经性水肿等，如用药后感觉不适，请就诊。⑥请在 25 ℃以下，干燥处保存。

◆托伐普坦（托伐普坦片）

【适应证】用于治疗临床上明显的高容量性及正常容量性低钠血症（血钠水平<125 mEq/L，或低钠血症不明显但有症状并且限液治疗效果不佳），包括伴有心力衰竭、肝硬化以及抗利尿激素分泌异常综合征（SIADH）的患者。

【用法与用量】①本品通常的起始剂量是 15 mg/次，每日 1 次。服药至少 24 h 以后，可将服用剂量增加到 30 mg/次，每日 1 次。根据血清钠浓度，最大可增加至 60 mg/次，每日 1 次。②在初次服药和增加剂量期间，要经常监测血清电解质和血容量的变化情况，应避免在治疗最初的 24 h 内限制液体摄入。③本品无须根据患者的年龄、性别、种族、心功能、轻度或中度肝功能损伤情况调整用量。轻度至中度肾功能低下患者不需要调整用量。尚未对肌酐清除率<10 mL/min 或正在接受透析患者服用托伐普坦的情况进行评估。预期对无尿的患者没有获益。④因托伐普坦通过 CYP3A 代谢，与强效 CYP3A 抑制剂合并应用时，可致托伐普坦血药浓度明显增高（增高 5 倍）。避免将本品和强、中效 CYP3A 酶抑制剂合并应用。⑤与强效 CYP3A 诱导剂（如利福平）合并应用可使托伐普坦血浆药物浓度降低 85%。因此，在推荐剂量下可能无法得到本品的预期临床疗效，应根据患者的反应性调整剂量。⑥托伐普坦是 P 糖蛋白的作用底物，本品与 P 糖蛋白抑制剂（环孢菌素 A 等）合并应用时，需要减少本品的用量。

【用药教育】①托伐普坦片剂中含有乳糖成分，如患者缺乏乳糖酶，对乳糖吸收不良，则不适合服用。②食物对托伐普坦无影响，患者可在餐前或餐后服药。因托伐普坦有利尿作用，为避免夜晚排尿影响睡眠，建议上午服药。③用药期间（尤其是开始用药的最初 24 h 内），如觉得口渴，请及时饮水，以免低钠血症纠正过快。④用药期间饮用葡萄柚汁可能增加托伐普坦的不良反应，请避免食用葡萄柚或饮用葡萄柚汁。⑤托伐普坦可能会引起头晕等症状，用药期间请您尽量避免驾驶、操作机器或高空作业，活动时还需注意避免跌倒。⑥过快纠正低钠血症可引起渗透性脱髓鞘作用，因此托伐普坦只能在医院里开始使用。如果在院外因任何原因停用了托伐普坦，需再次用药时，请及时就诊，在医生监测下重新开始用药。⑦开始用药和增加剂量期间可能因过度利尿而出现脱水的情况，您需要多次测量体重、血压、心率和尿量等指标，并定期监测血清电解质和血容量变化。服药后 4 ~6 h、8 ~ 12 h 需监测血清钠水平，用药第二天到 1 周内，需每天监测 1 次，之后定期监测。⑧托伐普坦可能引起严重的肝损伤。开始用药后 2 周内需多次监测肝功能，之后需定期监测。如果出现疲劳、厌食、上腹不适、小便颜色异常变深或黄疸等可能预示肝损伤的症状，请及时就诊。⑨托伐普坦可能会升高血钾水平，引起心动过速等不良反应，如果您正在使用升高血钾浓度的药物或血钾浓度>5 mmol/L，用药期间需定期监测血清钾水平。⑩用于心力衰竭引起的体液潴留时，需要定期监测体重，恢复目标体重后不能继续用药。如果连续用药7 d，未见体液潴留症状好转，也不能继续用药，请及时就诊。

（乌　丹）

第三节　抗心律失常药

◆伊伐布雷定（伊伐布雷定片）

【适应证】适用于窦性心律、心率≥75次/min、伴有心脏收缩功能障碍的NYHA Ⅱ～Ⅳ级慢性心力衰竭患者，与标准治疗包括β受体阻滞剂联合用药，或者用于禁忌或不能耐受β受体阻滞剂治疗时。

【用法与用量】口服，一日2次。起始治疗仅限于稳定型心力衰竭患者。建议在有慢性心力衰竭治疗经验的医生指导下使用。通常推荐的起始剂量为5 mg/次，一日2次。治疗2周后，如果患者的静息心率持续高于60次/min，将剂量增加至7.5 mg/次，一日2次；如果患者的静息心率持续低于50次/min或出现与心动过缓有关的症状，应将剂量下调至2.5 mg/次，一日2次；如果患者的心率在50～60次/min，应维持5 mg/次，一日2次。治疗期间，如果患者的静息心率持续低于50次/min，或者出现与心动过缓有关的症状，应将7.5 mg/次或5 mg/次一日2次的剂量下调至下一个较低的剂量。如果患者的静息心率持续高于60次/min，应将2.5 mg/次或5 mg/次一日2次的剂量上调至上一个较高的剂量。如果患者的心率持续低于50次/min或者心动过缓症状持续存在，则必须停药。

【用药教育】①食物可能增加伊伐布雷定的药效，请在进餐时服药，如早餐、晚餐。②用药期间食用葡萄柚可能会增加出现心动过缓的风险，请避免食用葡萄柚及其制品。③用药后在光强度突然发生变化时，可能出现暂时的闪光现象，主要为光幻视。用药期间建议您尽量避免驾驶或操作机器，尤其是避免夜间驾驶。④育龄妇女在用药期间请采取有效的避孕措施。⑤开始使用或调整剂量时需连续监测心率、心电图或进行24 h动态心电图监测。⑥用药期间如果出现心动过缓（可表现为头晕、乏力、低血压）、心房颤动（可表现为心绞痛恶化、心悸、脉搏异常），请及时就诊。⑦用药后可能出现光幻视、视物模糊，如果出现视觉功能恶化，请及时就诊。

◆胺碘酮(盐酸胺碘酮片/盐酸胺碘酮胶囊/盐酸胺碘酮分散片)

【适应证】房性心律失常;结性心律失常;室性心律失常;伴预激综合征的心律失常,尤其上述心律失常合并器质性心脏病的患者。口服适用于危及生命的阵发性室性心动过速及室颤的预防,也可用于其他药物无效的阵发性室上性心动过速、阵发性心房扑动、心房颤动,包括合并预激综合征及持续心房颤动、心房扑动电转复后的维持治疗。可用于持续心房颤动、心房扑动时心室率的控制。

【用法与用量】

(1)盐酸胺碘酮片:①口服负荷量,一日 600 mg(3 片),可以连续应用 8 ~10 d。②维持量,宜应用最小有效剂量。根据个体反应,可给予一日 100 ~400 mg,由于胺碘酮的延长治疗作用,可给予隔日 200 mg 或一日 100 mg。已有推荐每周停药 2 d 的间歇性治疗方法。

(2)盐酸胺碘酮胶囊:治疗室上性心律失常,成人常用量为每日 0.4 ~ 0.6 g,分 2 ~3 次服,1 ~2 周后根据需要改为每日 0.2 ~0.4 g 维持,部分患者可减至 0.2 g,每周 5 d 或更小剂量维持。治疗严重室性心律失常,每日 0.6 ~1.2 g,分 3 次服,1 ~2 周后根据需要逐渐改为每日 0.2 ~0.4 g 维持。

(3)盐酸胺碘酮分散片:①负荷量,通常一日 600 mg,可以连续应用 8 ~ 10 d。②维持量,宜应用最小有效剂量。根据个体反应,可给予一日 100 ~ 400 mg,由于胺碘酮的延长治疗作用,可给予隔日 200 mg 或一日 100 mg。

【用药教育】①低钾血症可能诱发心律失常,需要先纠正低钾血症后才能使用胺碘酮。②葡萄柚汁可能升高胺碘酮的血浆浓度,增强其药理及毒性作用。用药期间避免食用葡萄柚及其制品。③用药期间如果坐或躺后迅速起身,可能出现头晕或晕倒。建议坐躺后缓慢起身,爬楼梯时也请小心。④用药后可能出现光敏反应,用药期间请采取防晒措施。⑤用药期间需监测肝功能、甲状腺功能、肺功能、胸部 X 射线片、血压、心电图,并定期进行眼科检查。⑥与多拉司琼、决奈达隆、美喹他嗪、托瑞米芬、尼非卡兰、促胃肠动力药(如西沙必利、多潘立酮)、唑类药物(如酮康唑、氟康唑)合用,可能增加发生心脏不良反应(如心律失常)的风险。⑦与汞盐类药物(如黄氧化汞、汞溴红)合用,可能会形成有腐蚀作用的碘化汞等毒性物质。⑧胺碘酮可能导致严重的不良反应,如肺损害(可表现为呼吸困难、干咳)、肝损害(表现为深色尿、疲乏、恶心、呕吐、胃痛、大便颜色浅、皮肤或眼睛黄染)和心脏损害(表现为心跳加快或减慢)、严重皮肤反应(可能表现为逐渐严重的皮疹,伴水疱或黏膜病变)。若出现以上不良反应,请尽快就诊。⑨请在 25 ℃以下、避光、密封保存。

(乌　丹)

第四节　防治心绞痛药

◆尼可地尔(尼可地尔片)

【适应证】适用于冠心病、心绞痛的治疗。

【用法与用量】口服:一次 5 ~ 10 mg,一日 3 次。

【用药教育】①已被确诊青光眼及严重肝、肾疾病,是不能使用尼可地尔的。②服用尼可地尔期间使用某些治疗勃起功能障碍的药物(如西地那非、伐地那非),可能增加发生低血压的风险。请不要使用这类药物。③老年人生理功能减退,用药期间请密切监测血压。④孕妇或哺乳期妇女用药,请咨询医生或药师。⑤服药时进食或不进食都可以。⑥用药期间坐、躺后迅速起身,可能出现头晕或晕倒。请缓慢起身,爬楼梯时也请注意这种反应。⑦用药期间避免饮酒或饮用含有酒精的饮料。⑧用药后常见的不良反应包括头痛、头晕、耳鸣、失眠等。服用阿司匹林可减轻症状,如果未缓解请及时就诊。此外,还可能出现腹痛、腹泻、食欲缺乏、消化不良、恶心、呕吐、便秘、心悸、乏力、脸红、下肢水肿等不良反应。如果出现皮疹等过敏反应,请就诊。大剂量用药时可能导致血压过度降低。尼可地尔还可能引起严重的皮肤、黏膜或眼部溃疡,包括胃肠道溃疡。溃疡可进展为穿孔、出血、瘘或脓肿。如果怀疑自己出现了以上症状,请及时就诊。

◆硝酸甘油(硝酸甘油片)

【适应证】用于心绞痛的治疗及预防,降低血压,治疗充血性心力衰竭。

【用法与用量】舌下含服:成人一次用 0.25 ~ 0.5 mg(1/2 ~ 1 片)。每 5 min 可重复 1 片,直至疼痛缓解。如果 15 min 内总量达 3 片后疼痛持续存在,应立即就医。在活动或大便前 5 ~ 10 min 预防性使用,可避免诱发心绞痛。

【用药教育】①注意:硝酸甘油不能用于原发性肺动脉高压,这类患者用药容易出现低氧血症。②严重贫血、青光眼、颅内压升高、脑出血或颅外伤、急性循环衰竭(如卒中、休克)、某些心脏病,如心脏压塞、梗阻性肥厚型心肌病、缩窄性心包炎、心肌梗死、严重低血压(收缩压<90 mmHg)、严重肝肾功能损害可能不能使用硝酸甘油。③24 h 内服用了治疗勃起功能障碍的药物(如伐地那非、他达拉非),即使出现心绞痛症状也不能服用硝酸甘油。二者合用可能引起严重的低血压。④老年人用药更容易出现头晕等反应。如需用药,请多加注意。⑤尚缺乏儿童用药的资料,不推荐给儿童使用。⑥硝酸

甘油可通过胎盘。已经妊娠或者计划妊娠或哺乳期妇女，请咨询医生或药师。⑦在心绞痛发作，或出现心绞痛前兆（如胸部压迫感）时用药。心绞痛发作频繁的患者可以在进行活动或大便前5～10 min预防性用药，以避免因劳累或用力诱发心绞痛。请坐着用药，以免因头晕而摔倒。⑧如果用药5 min后症状没有缓解，可再次给药。如果15 min内硝酸甘油片剂的总量达3片、喷雾给药达3次后疼痛仍然持续存在，请您立即就诊。⑨片剂：请将药片放在舌下或口腔颊黏膜处含化，不要咀嚼、吸吮或直接吞服。如果口腔干燥，请先喝一小口水，再放入药物，以帮助药物溶解。⑩用药后可能影响您的反应能力，请尽量避免驾驶或操作机器。⑪用药期间饮酒可能会加重低血压。避免饮酒或饮用含有酒精的饮料。⑫用药期间如果坐、躺后迅速起身，可能出现头晕或晕倒。请缓慢起身，爬楼梯时也请小心。⑬用药期间需要定期监测血压和心率，来评估药物的疗效或对您的影响。⑭用药初期可能出现头痛，但持续用药症状通常会缓解。首次用药或增加剂量时，可能出现低血压、心动过速、嗜睡、头晕眼花和全身无力。用药还可能引起恶心、呕吐、短暂的面红等不良反应。舌下含化药片时可能出现灼烧和刺痛感。

◆硝酸异山梨酯（硝酸异山梨酯片）

【适应证】冠心病的长期治疗；心绞痛的预防；心肌梗死后持续心绞痛的治疗；与洋地黄和（或）利尿剂联合应用，治疗慢性充血性心力衰竭；肺动脉高压的治疗。

【用法与用量】口服：预防心绞痛，一次5～10 mg（1～2片），一日2～3次，一日总量10～30 mg（2～6片），由于个体反应不同，需个体化调整剂量。舌下给药：一日5 mg（1片），缓解症状。

【用药教育】①注意：硝酸异山梨酯不适用于原发性肺动脉高压。②严重低血压（收缩压<90 mmHg）、青光眼、严重贫血、颅内压增高、某些心脏病，如急性心肌梗死伴低充盈压、肥厚性梗阻型心肌病、缩窄性心包炎或心脏压塞，是不能使用硝酸异山梨酯的。③请不要给处于休克状态的患者使用硝酸异山梨酯。④老年人对硝酸异山梨酯更敏感，用药后更容易出现头晕，请多加注意。⑤儿童用药的安全性和有效性暂不清楚。⑥孕妇、哺乳期妇女用药请咨询医生或药师。⑦片剂可以直接吞服，或经舌下给药。⑧突然停药可能会出现心绞痛发作。如果需要停药，医生会根据您的病情逐渐减少剂量，请不要擅自停药。⑨用药期间，如果坐、躺后迅速起身，可能出现头晕或晕倒，请您缓慢起身，爬楼梯时也请小心。⑩用药期间饮酒可能引起低血压。避免饮酒或含酒精的饮料。⑪用药可能影响您的血压水平，需要定期检查血压。⑫用药期间使用PDE5抑制药（如西地那非、伐地那非等治疗勃起功能障碍药）可能会引起严重的低血压，用药期间请不要使用这类药

物。⑬用药后可能出现头痛、脸红、眩晕和心动过速等不良反应。

◆ 曲美他嗪(盐酸曲美他嗪片)

【适应证】曲美他嗪适用于在成年人中作为附加疗法对一线抗心绞痛疗法控制不佳或无法耐受的稳定型心绞痛患者进行对症治疗。

【用法与用量】口服,每次 1 片,每日 3 次,三餐时服用。3 个月后评价治疗效果,若无治疗作用可停药。肾功能损害的患者:对于中度肾功能损害(肌酐清除率 30 ~ 60 mL/min)患者,推荐剂量为每次服用一片(20 mg),一日两次,即早、晚用餐期间各服用一片。

【用药教育】①注意:曲美他嗪不适用于心绞痛发作期的对症治疗,也不适用于不稳定型心绞痛或心肌梗死的初始治疗。②运动障碍,如患有帕金森病、震颤、不宁腿综合征,是不能使用曲美他嗪的。③如果存在肾功能不全,请提前告知医生,可能不能用药或需要调整剂量。④18 岁以下儿童用药的安全性和有效性暂不清楚,请不要擅自用药。⑤孕妇最好避免用药,哺乳期妇女最好不要使用。如需用药,请先咨询医生或药师。⑥食物不影响药效,建议在进餐时服药。一日用药 2 次时,请在早、晚餐时服用。⑦为避免引起毒副作用,请完整吞服缓释片,不要掰开、咀嚼、碾碎后服用。⑧曲美他嗪可能引起头晕、嗜睡等症状。出现这些症状时,请尽量避免驾驶或操作机械。⑨曲美他嗪可能引起或加重帕金森病的症状(如震颤、肌张力亢进、运动不能)。如果出现以上症状,请停药就诊。停药后一般可自行恢复,如果停药后症状仍持续 4 个月以上,请复诊。⑩用药 3 个月后需要进行药效评估。如果未见效果,可能需要调整治疗方案。⑪用药后可能出现头晕、头痛、腹痛、腹泻、消化不良、恶心、呕吐、皮疹、瘙痒和虚弱等不良反应。

(梁永利)

第五节　抗高血压药

◆ 贝那普利(盐酸贝那普利片)

【适应证】①高血压。②充血性心力衰竭。

【用法与用量】

(1)高血压:开始治疗推荐剂量 10 mg,1 次/d,疗效不佳可加至 20 mg/d。每日最大推荐剂量为 40 mg,1 次/d 或均分为 2 次。肌酐清除率小于 30 mL/min 患者,最初每日剂量为 5 mg,必要时可加至 10 mg/d。

(2)充血性心力衰竭:①初始剂量2.5 mg,1次/d;②如果心力衰竭症状未能有效缓解,可在2~4周后将剂量调整为5 mg,1次/d,根据患者的临床反应,可以将剂量调整为10 mg,1次/d甚至20 mg,1次/d;③开始该药治疗之前,先对血容量和钠盐丢失进行纠正;④当心力衰竭患者肌酐清除率小于30 mL/min时,日剂量最高可增加至10 mg,但较低的初始剂量(如一日2.5 mg)可能更理想。

(3)进行性慢性肾功能不全(CRI):长期使用剂量为10 mg,1次/d。

【用药教育】

(1)以下情况不能服用贝那普利片:①血管神经性水肿;②贝那普利可能会对胎儿和新生儿造成伤害(如低血压、头颅畸形、肾功能损害),甚至引起死亡,孕妇禁用。

(2)注意事项:①用药后乳汁中含有贝那普利,不推荐哺乳期妇女用药;②肾功能损害者需调整剂量;③与或不与食物同服都可以,但需每天同一时间服用;④用药期间如果坐、躺后迅速起身,可能出现头晕或晕倒,请缓慢起身,爬楼梯时也请小心;⑤用药期间尽量避免驾驶或进行其他危险活动;⑥用药期间请定期检查肾功能。

(3)药物不良反应:用药后可能出现头痛、晕眩、心悸、潮红、咳嗽、胃肠功能紊乱、皮疹、瘙痒、光敏反应、尿频、疲劳等不良反应。

(4)药品保存:请在干燥处密封保存。

◆雷米普利(雷米普利片)

【适应证】①原发性高血压。②充血性心力衰竭。③急性心肌梗死后出现的轻到中度心力衰竭(NYHA Ⅱ级和Ⅲ级)。

【用法与用量】①原发性高血压患者:起始剂量2.5 mg晨服,效果不佳可增加至每日5 mg,最大剂量10 mg/d。②急性心肌梗死后轻到中度心力衰竭(NYHA Ⅱ级和Ⅲ级)患者:起始剂量2.5 mg/次,2次/d。如果患者不能耐受(如血压过低),应1.25 mg/次,2次/d。随后根据患者的情况剂量可增加。最大每日剂量5 mg/次,2次/d。③非糖尿病肾病:推荐的起始剂量为1.25 mg,每日一次。按照患者能否耐受逐渐增加剂量。维持量通常为每日5 mg。④肾功能损害患者(肌酐清除率<60 mL/min)起始剂量为1.25 mg晨服,维持量通常为每日2.5 mg,每日最大剂量为5 mg。

【用药教育】

(1)以下情况不能服用雷米普利片:①血管神经性水肿;②肾动脉狭窄;③低血压或血流动力学状态不稳定;④雷米普利可能导致胎儿损害,孕妇禁用;⑤正在服用阿利吉仑且患有糖尿病或中至重度肾损伤,不能同时服用雷米普利,合用可增加低血压、高钾血症、肾功能改变的风险。

（2）注意事项：①肝、肾功能损害患者需要调整剂量；②儿童用药的安全性和有效性暂不清楚，不建议给 18 岁以下的儿童用药；③不推荐哺乳期妇女用药；④请完整吞服药品，不要掰开、碾碎或咀嚼；⑤食物不影响药效，饭前饭后服用都可以，建议固定在每天同一时间服用；⑥用药期间饮酒可引起血管扩张，进而造成血压过度下降甚至休克，请避免饮酒或含有酒精的饮料；⑦首次服药和剂量增加后数小时内最好不要驾驶或操作机械；⑧用药后可引起直立性低血压，表现为坐或躺后迅速起身出现头晕或晕倒，请缓慢起身，爬楼梯时也请注意这种反应；⑨用药期间定期检查肾功能。

（3）药物不良反应：①用药后主要引起头痛、头晕、瘙痒性干咳、呼吸困难、腹部不适、消化不良、腹泻、恶心、呕吐、皮疹、肌肉痉挛、肌痛、低血压、晕厥、胸痛、乏力；②雷米普利还可能引起严重的不良反应，如血管性水肿、高钾血症、肾损伤或肝损伤、胰腺炎、重度皮肤反应和中性粒细胞减少。

（4）药品保存：请在避光、阴凉处，密封保存。

◆依那普利（马来酸依那普利片）

【适应证】①原发性高血压。②肾血管性高血压。③心力衰竭。④预防症状性心力衰竭。⑤预防左心室功能不全患者的冠状动脉缺血事件。

【用法与用量】

（1）餐前、餐中或餐后服用均可。

（2）原发性高血压起始剂量为 10 ~ 20 mg，每日 1 次。对轻度高血压，建议起始剂量为每日 10 mg，其他程度的高血压，起始剂量为每日 20 mg。维持量为每日 20 mg，最大剂量每日 40 mg。

（3）肾功能不全的用量（起始剂量）：①30 mL/min<Ccr<80 mL/min，5 ~ 10 mg/d；②10 mL/min<Ccr≤30 mL/min，2.5 ~ 5 mg/d；③Ccr≤10 mL/min 或透析，2.5 mg/d。

（4）心力衰竭/无症状性左心室功能不全：起始剂量为 2.5 mg。

【用药教育】

（1）以下情况不能服用依那普利：①肾动脉狭窄；②原发性醛固酮增多症；③肾移植术后；④肝脏疾病、肝功能衰竭；⑤血管神经性水肿或曾经使用同类药（药名中含“普利”）出现过血管神经性水肿。

（2）注意事项：①肾功能损害患者需要调整剂量；②新生儿及肾功能损害的儿童用药安全性暂不清楚，不推荐使用；③依那普利可通过胎盘，妊娠 3 个月以上的妇女用药可能造成胎儿损伤，不推荐孕妇用药；④用药后乳汁中含有依那普利，哺乳期妇女如需用药，请先咨询医生或药师；⑤食物对依那普利的药效无影响，餐前或餐后用药都可以，但含盐量高的食物可能减弱药效，请避免随高盐饮食服用；⑥用药期间饮酒可增加酒精的作用，请避免饮酒或含有酒精的饮料;⑦依那普利可影响驾驶或操作机械的反应能力,用药期间避免驾驶或操作机械;⑧如果坐或躺后迅速起身,可能出现头晕或晕倒,请缓慢起身,爬楼梯时也请注意这种反应;⑨用药期间密切监测血压、肾功能、血常规、血钾和血糖水平。

(3)药物不良反应:①用药后可能出现晕眩、头痛、疲乏、虚弱、低血压、晕厥、恶心、腹泻、肌肉痉挛、皮疹和咳嗽等不良反应;②用药过量还可能出现严重低血压、心动过缓、心源性休克、电解质紊乱、肾衰竭等。

(4)药品保存:避光,密封保存。

◆厄贝沙坦(厄贝沙坦片/厄贝沙坦胶囊)

【适应证】①原发性高血压。②合并高血压的2型糖尿病肾病。

【用法与用量】①通常建议的初始剂量和维持剂量为每日150 mg,最大剂量300 mg,饮食对服药无影响。②血液透析和年龄超过75岁的患者,初始剂量可考虑用75 mg。③合并2型糖尿病的高血压患者,治疗初始剂量应为150 mg每日一次,并增量至300 mg每日一次。④肾功能损伤:无须调整剂量,但血液透析的患者,初始剂量可考虑使用低剂量(75 mg)。⑤血容量不足:血容量和(或)钠不足的患者在使用本品前应纠正。⑥肝功能损害:轻中度肝功能损害的患者无须调整本品剂量。对严重肝功能损害的患者,目前无临床经验。⑦老年患者:通常对老年患者不需调整剂量,但75岁以上的老年人可考虑由75 mg作为起始剂量。⑧儿童:安全性和疗效尚未建立。

【用药教育】

(1)以下情况不能服用厄贝沙坦片:①妊娠3个月后的妇女用药可能引起胎儿头颅发育不良、肾衰竭,需禁用。妊娠3个月内的妇女也最好不要使用。②用药后乳汁中可能含有厄贝沙坦,哺乳期妇女如果用药,请停止哺乳。

(2)注意事项:①食物不会影响厄贝沙坦的疗效,与或不与食物同服都可以;②服用厄贝沙坦期间,坐或躺后迅速起身,可能出现头晕或晕倒,请缓慢起身,爬楼梯时也请注意这种反应;③用药期间饮酒可能引起血压过度下降,甚至休克,请避免饮酒或含有酒精的饮料;④肾功能损害的患者用药时,定期监测血钾、血肌酐、血尿素氮;⑤肾功能不全或正在接受血液透析治疗,需调整药物剂量;⑥某些厂家的片剂中含有乳糖,如果对乳糖不耐受或缺乏乳糖酶,最好不要使用。

(3)药物不良反应:①用药可能出现头痛、心悸、眩晕、咳嗽,通常程度轻微且短暂;②用药过量还可能出现低血压、心动过速或过缓。

(4)药品保存:阴凉干燥处,密封保存。

◆坎地沙坦(坎地沙坦酯片/坎地沙坦酯胶囊)

【适应证】原发性高血压。

【用法与用量】口服,成人4~8 mg,每日1次,必要时可增加剂量至16 mg。

【用药教育】

(1)以下情况不能服用坎地沙坦酯片:①孕妇用药后可能导致羊水过少,胎儿畸形、死亡,新生儿低血压或肾衰竭等,孕妇禁用。②用药后乳汁中可能含有坎地沙坦酯,哺乳期妇女如需用药,停止哺乳。

(2)注意事项:①坎地沙坦酯可与或不与食物同服,但需固定在每天同一时间服药;②可能需连续用药4~6周才能见效,请严格遵医嘱用药;③用药后可能出现头晕、站立不稳等症状,请尽量避免驾驶或操作机器;④用药期间如果坐或躺后迅速起身,可能出现头晕或晕倒,请缓慢起身,爬楼梯时也请注意这种反应;⑤存在肾功能障碍和糖尿病的患者,用药期间更容易出现高钾血症,请密切监测血钾水平;⑥肝、肾功能损害患者需要调整剂量;⑦为防止脑梗死等情况的发生,老年人最好不要过度降压。如需用药,请密切观察是否出现不适。

(3)药物不良反应:①用药后可能出现皮疹、瘙痒、光过敏、头晕、蹒跚、心悸、发热、低血压、头痛、头重、失眠、嗜睡、舌部麻木、恶心、呕吐、食欲缺乏、胃部不适、剑下疼痛、腹泻、口腔炎、倦怠、乏力、鼻出血、尿频、水肿、咳嗽等不良反应;②可能导致严重的不良反应,如血管性水肿、休克、昏厥、急性肾衰竭、高钾血症、肝功能障碍或黄疸、粒细胞缺乏、横纹肌溶解、间质性肺炎、低血糖。

(4)药品保存:避光、阴凉处密封保存。

◆氯沙坦(氯沙坦钾片/氯沙坦钾胶囊)

【适应证】治疗原发性高血压。

【用法与用量】①可与或不与食物同时服用。②通常起始和维持剂量为每天一次50 mg,治疗3~6周可达到最大降压效果。③对血管容量不足的患者,可考虑每天一次25 mg的起始剂量。④对老年或肾损害患者(包括透析),不必调整起始剂量。⑤肝功损害患者应减量。

【用药教育】

(1)以下情况不能服用氯沙坦钾片:①肝功能不全或重度肾功能不全的儿童禁用;②该药可能导致胎儿或新生儿出现颅骨发育不全、无尿、低血压、肾衰竭等,孕妇禁用;③用药后乳汁中可能含有氯沙坦钾,哺乳期妇女如果用药,需停止哺乳。

(2)注意事项:①高血压请在早晨服药,食物不影响氯沙坦钾的吸收,与或不与食物同服都可以;②通常治疗3~6周可以达到最大降压效果,请坚持服药;③用药期间如果坐或躺后迅速起身,可能出现头晕或晕倒。请缓慢起身,爬楼梯时也请小心;④用药后可能出现高钾血症、低血压和血红蛋白降低,用药期间定期检查血钾、血压和全血细胞计数;⑤重度肝功能损害者禁用;⑥氯沙坦钾片剂中可能含有乳糖成分,乳糖不耐受或缺乏乳糖酶患者最好不要使用。

(3)药物不良反应:用药后可能出现头晕、低血压、乏力、眩晕等不良反应。

(4)药品保存:请在30 ℃以下、干燥避光处,密封保存。

◆替米沙坦(替米沙坦片/替米沙坦胶囊)

【适应证】①原发性高血压。②适用于年龄在55岁及以上,存在发生严重心血管事件高风险且不能接受ACEI治疗的患者,以降低其发生心肌梗死、卒中或心血管疾病导致死亡的风险。

【用法与用量】

(1)餐时或餐后均可服用。

(2)原发性高血压:初始剂量为40 mg,每日一次。最大剂量为80 mg,每日一次。

(3)降低心血管风险:推荐剂量为80 mg,每日一次。

(4)肾功能受损的患者:①轻或中度肾功能受损的患者不需调整剂量;②严重肾功能损害或血液透析患者起始剂量为20 mg,每日一次;③肾功能损害患者使用该药时定期监测血钾及血肌酐。

(5)轻或中度肝功能受损的患者,每日用量不应超过40 mg。

【用药教育】

(1)以下情况不能服用替米沙坦片:①胆道阻塞性疾病、严重肾功能不全;②替米沙坦可能通过胎盘,妊娠3个月以上的妇女用药可能导致胎儿毒性(如肾功能降低、羊水过少、头颅钙化延迟)和新生儿毒性(肾衰竭、低血压、高钾血症),不推荐孕妇使用;③用药后乳汁中可能含有替米沙坦,哺乳期妇女如需用药,请停止哺乳;④替米沙坦片剂中可能含有山梨醇,对果糖不耐受的患者禁用。

(2)注意事项:①食物对替米沙坦疗效的影响小,进餐时或餐后服用都可以;②用药可能需要4~8周后才能发挥最大药效,请坚持服药;③用药期间,如果坐或躺后迅速起身,可能出现头晕或晕倒,请坐或躺后缓慢起身,爬楼梯时也请小心;④服药后可能引起头晕和嗜睡,如果出现以上症状,请尽量避免驾车或操作机械;⑤酒精会增强用药引起的低血压,故用药期间请避免饮酒或含有酒精的饮料；⑥用药期间需要监测血压、电解质、血肌酐。

（3）药物不良反应：①用药后可能引起腹痛、腹泻、消化不良、胀气、呕吐等不良反应；②可能导致严重的不良反应，如间歇性跛行和皮肤溃疡。

（4）药品保存：阴凉、避光处，密封保存。

◆ 缬沙坦（缬沙坦片/缬沙坦胶囊）

【适应证】治疗轻、中度原发性高血压。

【用法与用量】①推荐剂量：一次 80 mg，每天 1 次。可以在进餐时或空腹时服用。建议每天在同一时间用药（如早晨）。②用药 2 周内达确切降压效果，4 周后达最大疗效。③降压效果不满意时，每日剂量可增加至 160 mg 或加用利尿剂。④轻、中度肾功能不全及非胆管源性、无淤胆的轻、中度肝功能不全患者无须调整剂量。

【用药教育】

（1）以下情况不能服用缬沙坦：①重度肾功能损害（肌酐清除率<30 mL/min）；②该药可能导致胎儿肾损伤、骨骼畸形、肺发育不全、新生儿出现无尿、低血压等，孕妇禁用；③用药后乳汁中可能含有缬沙坦，哺乳期妇女最好不要使用。

（2）注意事项：①食物不会影响缬沙坦的疗效，进餐时或空腹服用均可；②坚持服药大约 2 周后可以看到确切的降压效果，4 周后可达到最大疗效，请按医嘱坚持用药；③服药后可能引起头晕和虚弱，用药期间避免驾驶或操作器械；④可引起直立性低血压，表现为坐或躺后迅速起身出现头晕或晕倒，坐、躺后缓慢起身，爬楼梯时也请小心；⑤用药期间饮酒可能引起血压过度下降，甚至休克，请避免饮酒或含有酒精的饮料；⑥如果出现低血压症状，可立即平躺休息；⑦用药后如果出现血管性水肿，请立即停药就诊；⑧用药期间定期检查电解质、肾功能和血压。

（3）药物不良反应：用药后可能出现咳嗽、腹痛、水肿、皮疹、瘙痒、大疱性皮炎、肌痛、疲劳等不良反应。

（4）药品保存：阴凉、避光处，密封保存。

◆ 多沙唑嗪（甲磺酸多沙唑嗪片/甲磺酸多沙唑嗪缓释片/甲磺酸多沙唑嗪控释片）

【适应证】良性前列腺增生对症治疗；高血压。

【用法与用量】①甲磺酸多沙唑嗪片：初始剂量为 1 mg，每日 1 次。可根据需要增至 4 mg，每日 1 次。建议隔 1 ~ 2 周调整剂量，应常规进行血压测定。②甲磺酸多沙唑嗪缓释片/控释片：应用足量的水将药片完整吞服，不得咀嚼、掰开或碾碎后服用。不受进食与否的影响。最常用剂量为每日 1 次 4 mg。

【用药教育】

(1)以下情况不能服用多沙唑嗪:①近期发生过心肌梗死;②有胃肠道梗阻、食管梗阻或胃肠道狭窄病史;③孕妇最好避免使用;④用药后乳汁中可能含有多沙唑嗪,哺乳期妇女如需用药,请停止哺乳。

(2)注意事项:①多沙唑嗪片不受进食的影响,与或不与食物同服都可以;②请用足量的水完整吞服缓释片或控释片,不要掰开、碾碎或嚼碎,以免产生毒副作用;③首次服药或调整剂量时,最好在睡前服药,以免因头晕而跌倒;④该药可能导致晕倒、嗜睡,用药期间及给药后 24 h 内避免驾驶或操作机器;⑤用药期间饮酒容易出现头晕和晕倒,避免饮酒或含有酒精的饮料;⑥用药期间如果坐或躺后迅速起身,可能出现头晕或晕倒,请缓慢起身,爬楼梯时也请小心;⑦控释片或缓释片的外壳不能被吸收,可能会在自己的粪便中见到药片样的空壳,这属于正常情况,不用担心;⑧第一次服药和每次调整剂量后请监测血压。用于治疗良性前列腺增生时,用药期间请定期进行前列腺癌相关检查(包括前列腺指诊、前列腺特异抗原水平检查等),以排除前列腺癌。

(3)药物不良反应:①常见不良反应。用药后可能引起头晕、头痛、嗜睡、眩晕、心悸、心动过速、低血压、支气管炎、咳嗽、呼吸困难、鼻炎、腹痛、消化不良、口干、恶心、皮肤瘙痒、尿路感染、膀胱炎、尿失禁、背痛、肌痛、乏力、胸痛、类流感样症状、水肿等。②严重不良反应。如阴茎异常勃起(勃起疼痛、持续时间超过 4 h)。出现以上症状,请立即就诊,处理不及时可能导致永久性阳痿。

(4)药品保存:避光、阴凉、干燥处,密封保存。

◆哌唑嗪(盐酸哌唑嗪片)

【适应证】轻、中度高血压。

【用法与用量】口服:成人首剂 0.5 mg,睡前顿服,此后一次 0.5 ~ 1 mg,一日 2 ~ 3 次,逐渐按疗效调整为一日 6 ~ 15 mg,分 2 ~ 3 次服。7 岁以下儿童,一次 0.25 mg,一日 2 ~ 3 次;7 ~ 12 岁儿童,一次 0.5 mg,一日 2 ~ 3 次。

【用药教育】

(1)注意事项:①肝、肾功能不全患者,需要调整剂量;②老年人对降压作用敏感,请多注意;③哌唑嗪可通过胎盘,孕妇用药需权衡利弊;④用药后乳汁中含有少量哌唑嗪,哺乳期妇女慎用;⑤食物不影响哌唑嗪的吸收,空腹或进餐时服药都可以,第一次用药请在睡前卧床服用,以免因出现低血压而导致晕倒,调整剂量时也请卧床服用;⑥用药期间饮酒可能引起头晕、血压过度下降甚至休克,请避免饮酒或含有酒精的饮料;⑦首次用药后可能出现头晕、嗜睡等症状，在首次用药、增加剂量后的第一天避免驾驶和操作机器；⑧用药期间如果坐或躺后迅速起身，可能出现头晕或晕倒，请缓慢起身，爬楼梯时也请小心；⑨用药后可能出现阴茎异常勃起。如果勃起时间超过4 h，请及时就诊，以免造成永久性不可挽回的后果。

(2)药物不良反应：①用药后可能出现眩晕、头痛、嗜睡、精神差、心悸、恶心等不良反应；②用药过量可引起低血压。

(3)药品保存：避光、密封保存。

◆阿替洛尔(阿替洛尔片)

【适应证】主要用于治疗高血压、心绞痛、心肌梗死，也可用于治疗心律失常、甲状腺功能亢进、嗜铬细胞瘤。

【用法与用量】

(1)成人口服给药：开始一次6.25～12.5 mg，一日2次，按需要及耐受量逐渐增至一日50～200 mg。

(2)肾功能损害者：①肌酐清除率小于15 mL/(min·1.73 m^2)，一日25 mg；②肌酐清除率为15～35 mL/(min·1.73 m^2)，一日最大剂量为50 mg。

(3)老年患者减量。

(4)儿童服药应从小剂量开始，一次0.25～0.5 mg/kg，一日2次。

【用药教育】

(1)以下情况不能服用阿替洛尔片：①Ⅱ、Ⅲ度心脏传导阻滞；②病态窦房结综合征；③严重窦性心动过缓；④心源性休克。

(2)注意事项：①肾功能不全需要调整剂量；②该药可通过胎盘，孕妇长期服用可能导致胎儿生长迟缓；③用药后乳汁中含有阿替洛尔，哺乳期妇女慎用；④食物不影响药效，进食前后服用均可；⑤突然停药可能出现撤药症状，如心绞痛发作，如需停药，需根据病情逐渐减少剂量，不要擅自停药；⑥用药期间如果坐或躺后迅速起身，可能出现头晕或晕倒，请缓慢起身，爬楼梯时也请小心；⑦铝盐类药物可减少阿替洛尔的吸收，降低其药效，如需合用，请在服用阿替洛尔至少2 h后再服用铝盐类药物；⑧用药期间需要定期检查血压、心率和心电图。

(3)药物不良反应：①用药后可能出现头晕、四肢冰冷、疲劳、乏力、肠胃不适、抑郁、脱发、皮疹及眼干等不良反应；②心肌梗死患者还可能出现低血压和心动过缓。

(4)药品保存：密封保存。

◆比索洛尔(富马酸比索洛尔片)

【适应证】高血压、冠心病(心绞痛)、伴有左心室收缩功能减退(射血分数≤35%）的慢性稳定型心力衰竭。

【用法与用量】①高血压或心绞痛：一次 5 mg，一日 1 次。轻度高血压可从一次 2.5 mg 开始治疗，疗效不明显可增至一次 10 mg，一日 1 次。②慢性稳定型心力衰竭：起始剂量为一次 1.25 mg，一日 1 次，每隔 1 周逐渐加量至 5 mg，然后每隔 4 周逐渐加量至 10 mg 维持治疗，一日最大剂量为 10 mg，一日 1 次。

【用药教育】

（1）以下情况不能服用比索洛尔片：①严重支气管哮喘；②有症状的低血压；③严重外周动脉阻塞性疾病、雷诺综合征；④代谢性酸中毒；⑤嗜铬细胞瘤且未接受治疗；⑥某些心脏病，如二度或三度房室传导阻滞（未安装心脏起搏器）、有症状的心动过缓、病态窦房结综合征、窦房传导阻滞；⑦因心脏原因处于休克状态的患者；⑧儿童用药的安全性暂不清楚，不推荐给儿童使用。

（2）注意事项：①该药可能对孕妇和胎儿造成伤害，孕妇慎用；②不推荐哺乳期妇女用药；③请在早晨用水送服药物，可以与食物同服，但需完整吞服，不要咀嚼药物；④突然停药可能会引起病情恶化，停药需在医生指导下逐渐减量，不要擅自停药；⑤该药可能会影响驾驶或操作机器的能力，用药期间请尽量避免驾车或操作器械；⑥用药期间坐或躺后迅速起身，可能出现头晕或晕倒，请缓慢起身，爬楼梯时也请小心；⑦该药可能会掩盖低血糖症状，糖尿病患者请密切监测血糖水平；⑧用于慢性心力衰竭时，建议在首次服用后及剂量递增期间密切监测生命体征（血压、心率）和心力衰竭恶化的症状；⑨用药后可能出现头晕、头痛、心动过缓、心力衰竭恶化、手脚发冷或麻木、低血压、恶心、呕吐、腹泻、便秘、衰弱和疲劳等不良反应；⑩过量用药还可能出现支气管哮喘、急性心功能不全和低血糖。

（3）药品保存：请在 25 ℃以下、避光处，密封保存。

◆ 美托洛尔（酒石酸美托洛尔片/琥珀酸美托洛尔缓释片）

【适应证】用于治疗高血压、心绞痛、心肌梗死、心力衰竭、肥厚型心肌病、主动脉夹层、心律失常、甲状腺功能亢进、心脏神经官能症等。

【用法与用量】口服。①高血压，普通制剂一次 100 ~ 200 mg，一日分 1 ~ 2 次服用；缓释制剂一次 47.5 ~ 95 mg，一日 1 次。②心绞痛、心律失常、肥厚型心肌病、甲状腺功能亢进，普通制剂一次 25 ~ 50 mg，一日 2 ~ 3 次，或一次 100 mg，一日 2 次；缓释制剂一次 95 ~ 190 mg，一日 1 次。③心力衰竭，应在使用洋地黄和（或）利尿剂、ACEI 等抗心力衰竭的治疗基础上使用本药。酒石酸美托洛尔，初始剂量一次 6.25 mg，一日 2 ~ 3 次，以后视临床情况每 2 ~ 4 周可增加剂量，一次 6.25 ~ 12.5 mg，一日 2 ~ 3 次。最大剂量可用至一次

50～100 mg，一日 2 次。琥珀酸美托洛尔缓释片，心功能Ⅱ级的稳定型心力衰竭患者，治疗起始的 2 周内，一次 23.75 mg，一日 1 次，以后每 2 周剂量可加倍。长期治疗的目标用量为一次 190 mg，一日 1 次。心功能Ⅲ～Ⅳ级的稳定型心力衰竭患者，起始剂量一次 11.875 mg，一日 1 次，1～2 周后，剂量可增至一次 23.75 mg，一日 1 次，2 周后剂量可加倍，能耐受更高剂量的患者，最大可至一次 190 mg，一日 1 次。

【用药教育】

（1）以下情况不能服用美托洛尔片：①心源性休克；②不稳定型、失代偿性心功能不全（如肺水肿、低灌注或低血压）；③二、三度房室传导阻滞；④病态窦房结综合征；⑤有症状的心动过缓或低血压；⑥心率低于 45 次/min；⑦伴有坏疽风险的严重外周血管疾病；⑧末梢循环灌注不良。

（2）注意事项：①严重肝功能损害的患者需要调整剂量。②孕妇用药可能导致胎儿出现心动过缓、发育迟缓。③用药后乳汁中含有美托洛尔，可能导致乳儿出现心动过缓，密切观察乳儿是否出现口干、眼或皮肤干燥、腹泻、便秘等不适。④由于白天的血压高于夜晚，用于治疗高血压且一天只用服 1 次时，请在早晨服药。⑤食物可能增加美托洛尔的吸收，普通片剂请空腹服药。缓释剂型不受食物的影响，与或不与食物同服都可以。⑥缓释片请完整吞服。⑦突然停药可能加重心绞痛，甚至引起心肌梗死。停药时需在医生指导下逐渐减量（可能需要 1～2 周的时间），不要擅自停药。⑧用药后可能出现眩晕和疲乏等症状，用药期间请尽量避免驾驶或操作机械。⑨用药期间如果坐或躺后迅速起身，可能出现头晕或晕倒，请坐、躺后缓慢起身，上下楼梯时也请小心。⑩用药期间饮酒可能加重病情，建议避免饮酒或含有酒精的饮料。⑪美托洛尔可影响血糖水平，糖尿病患者请密切监测血糖。

（3）药物不良反应：①用药后常见的不良反应包括疲劳、头晕、头痛、心动过缓、心悸、手脚冷、呼吸困难、恶心、腹痛、腹泻、便秘等；②用药过量可能导致明显的低血压和心动过缓。

（4）药品保存：避光、密封保存。

◆索他洛尔（盐酸索他洛尔片）

【适应证】①转复，预防室上性心动过速，特别是房室结折返性心动过速，也可用于预激综合征伴室上性心动过速。②心房扑动，心房颤动。③各种室性心律失常，包括室性期前收缩（早搏），持续性及非持续性室性心动过速。④急性心肌梗死并发严重心律失常。

【用法与用量】治疗心律失常：一日 80～160 mg，分 2 次服用，可从低剂量开始，逐渐增量。治疗室性心动过速：一日 60～480 mg。

【用药教育】

(1)以下情况不能服用索他洛尔片:①心动过缓;②病态窦房结综合征;③二、三度房室传导阻滞、室内传导阻滞;④Q-T 间期延长;⑤未控制的心力衰竭;⑥低血压;⑦休克状态。

(2)注意事项:①正在服用促胃肠动力药(如西沙必利)时,是不能同时服用索他洛尔的,合用容易引起心律失常;②该药可通过胎盘,孕妇用药可能导致胎儿体重过低;③用药后乳汁中含有索他洛尔,哺乳期妇女如需用药,请先咨询医生或药师;④突然停药可能会加重心绞痛和心律失常,还可引起心肌梗死,长期用药后如需停药,请在医生指导下在 1 ~2 周内逐渐减量,千万不要擅自停药;⑤可与或不与食物同服,但需固定在每天同一时间服药;⑥用药期间如果坐或躺后迅速起身,可能出现头晕或晕倒,请缓慢起身,爬楼梯时也请注意;⑦用药期间定期检查电解质,监测心电图、心率和血压情况;⑧索他洛尔可能影响血糖水平,糖尿病患者请密切监测血糖;⑨铝盐类药物(如硫糖铝、铝硅酸镁)可能影响索他洛尔的吸收和药效。如需合用,请在服用索他洛尔后至少 2 h 再服用铝盐类药物。

(3)药物不良反应:①用药后可能出现乏力、气短、眩晕、恶心、呕吐、皮疹等不良反应;②索他洛尔还可能导致严重的不良反应,如加重原有心律失常或引发新的心律失常。

(4)药品保存:避光密封保存。

◆呋塞米(呋塞米片)

【适应证】①水肿性疾病,包括充血性心力衰竭、肝硬化、肾病,尤其是在其他利尿药效果不佳时,使用本药可能有效。与其他药物联用于急性肺水肿和急性脑水肿等。②高血压。本药不作为治疗原发性高血压的首选药物,但当噻嗪类药疗效不佳,尤其是当伴肾功能不全或出现高血压危象时,本药尤为适用。③预防急性肾衰竭。用于失水、休克、中毒、麻醉意外及循环功能不全等导致的肾血流灌注不足,在纠正血容量不足的同时及时使用本药,可降低发生急性肾小管坏死的风险。④高钾血症、高钙血症。⑤稀释性低钠血症,尤其是当血钠浓度低于 120 mmol/L 时。⑥抗利尿激素分泌异常综合征(SIADH)。⑦急性药物、毒物中毒,如巴比妥类药中毒。

【用法与用量】

(1)水肿性疾病:口服给药起始剂量为一次 20 ~40 mg,一日 1 次,必要时 6 ~8 h 后追加 20 ~40 mg,直至获得期望的利尿效果。最大日剂量可达 600 mg,但一般应控制在 100 mg 以内,分 2 ~3 次服用。部分患者可减量至一次 20 ~40 mg,隔日 1 次(或一日 20 ~40 mg,每周连续服药 2 ~4 d)。

(2)急性左心衰竭:起始剂量为 40 mg,必要时每 1 h 追加 80 mg,直至获得期望的利尿效果。

(3)慢性肾功能不全:剂量通常为一日 40 ~ 120 mg。

(4)高血压:口服给药起始剂量为一日 40 ~ 80 mg,分 2 次服用,并酌情调整剂量。

(5)高钙血症:口服给药一日 80 ~ 120 mg,分 1 ~ 3 次服用。

【用药教育】

(1)注意事项:①老年人用药后更容易出现低血压、电解质紊乱、血栓和肾功能损害,用药时应注意;②呋塞米可通过胎盘,可能导致流产、胎儿肾盂积水,孕妇尽量避免使用;③用药后乳汁中含有呋塞米,哺乳期妇女慎用;④每天只需用药 1 次时可选择在早晨服药,以免晚上服药后排尿次数增多,影响睡眠;⑤食物可能减少呋塞米的吸收,降低其疗效,请避免在进餐时服用呋塞米;⑥用药期间饮酒可能增强呋塞米的利尿和降压作用,请避免饮酒或含有酒精的饮料;⑦用药期间坐或躺后迅速起身,可能出现头晕或晕倒,请坐、躺后缓慢起身,爬楼梯时也请小心;⑧用药期间您可能比较容易晒伤,请采取防晒措施;⑨定期监测电解质水平、血压、肾功能、肝功能、血糖、血尿酸、酸碱平衡情况、听力,每天监测体重和液体出入量;⑩胆汁酸螯合药(如考来烯胺)可减少呋塞米的吸收,影响其疗效。如需合用,请间隔至少 4 h;⑪磷酸铝可减少或延迟呋塞米的吸收。如需合用,请间隔 2 h。

(2)药物不良反应:用药后(尤其是大剂量或长期用药后)常见水、电解质紊乱相关不良反应,如体位性低血压、休克、低钾血症、低氯血症、低氯性碱中毒、低钠血症、低钙血症、口渴、乏力、肌肉酸痛、心律失常等。

(3)药品保存:避光、干燥处密封保存。

◆氢氯噻嗪(氢氯噻嗪片)

【适应证】水肿性疾病,高血压,中枢性或肾性尿崩症,肾石症。

【用法与用量】

(1)成人常用量:①治疗水肿性疾病,口服每次 25 ~ 50 mg,每日 1 ~ 2 次,或隔日治疗,或每周连服 3 ~ 5 d;②治疗高血压,每日 25 ~ 100 mg,分 1 ~ 2 次服用,并按降压效果调整剂量。

(2)小儿常用量:口服,每日按体重 1 ~ 2 mg/kg 或按体表面积 30 ~ 60 mg/m^2,分 1 ~ 2 次服用,并按疗效调整剂量。小于 6 个月的婴儿剂量可达每日 3 mg/kg。

【用药教育】

(1)以下情况不能服用氢氯噻嗪:①患有无尿症、急性肾小球肾炎或严重肾功能损害;②顽固性低钾血症、高钙血症或低钠血症;③血容量不足;④高尿酸血症、痛风;⑤昏迷和肝性脑病。

(2)注意事项:①老年人用药更容易发生低血压、电解质紊乱和肾功能损害。如需用药,请密切观察是否出现不适。②氢氯噻嗪可以通过胎盘。妊娠3个月以上的妇女用药可能导致新生儿出现黄疸、电解质失衡等症状。③用药后乳汁中含有少量的氢氯噻嗪,不推荐哺乳期妇女用药。④食物可增加氢氯噻嗪的吸收,可以在餐后立即服用。⑤该药可能导致经常排尿,为防止影响睡眠,建议尽量在下午6点前服药。⑥用药期间如果坐或躺后迅速起身,可能出现头晕或晕倒,请缓慢起身,爬楼梯时也请注意。⑦因用药期间钾的流失有所增加,建议食用富含钾的食物(如香蕉、蔬菜、坚果)。⑧用药期间饮酒容易出现直立性低血压,避免饮酒或含酒精的饮料。⑨用药后可能出现头晕,请避免驾驶或操作机器。⑩用药后患皮肤癌的风险增加,用药期间请采取防晒措施,并定期筛查皮肤癌。⑪咸食可能降低氢氯噻嗪的降压利尿作用,用药期间请避免摄入咸食。⑫用药期间定期监测血电解质(尤其是血钾、血镁和血钠)。⑬胆汁酸螯合药(如考来烯胺)可能减少氢氯噻嗪的吸收,降低其疗效。用药期间如需服用这类药物,请至少间隔4 h。

(3)药物不良反应:①用药后可能出现电解质紊乱、血脂升高、食欲降低、荨麻疹、皮疹、恶心、呕吐、低血压和勃起功能障碍等不良反应;②过量用药还可能出现口渴、虚弱、眩晕、肌肉疼痛、肌肉痉挛(如腿脚抽筋)、头痛、心动过速等症状。

(4)药品保存:避光,密封保存。

◆螺内酯(螺内酯片)

【适应证】①水肿性疾病:与其他利尿药合用,治疗充血性水肿、肝硬化腹水、肾性水肿等水肿性疾病,纠正上述疾病时伴发的继发性醛固酮分泌增多,并对抗其他利尿药的排钾作用;也用于特发性水肿的治疗。②高血压:作为治疗高血压的辅助药物。③诊断和治疗原发性醛固酮增多症。④低钾血症的预防:与噻嗪类利尿药合用,增强利尿效应和预防低钾血症。

【用法与用量】

(1)成人:①治疗水肿性疾病,每日40~120 mg,分2~4次服用,至少连服5 d,以后酌情调整剂量。②治疗高血压,开始每日40~80 mg,分次服用,至少2周,以后酌情调整剂量,不宜与血管紧张素转换酶抑制剂合用,以免增加发生高钾血症的机会。③治疗原发性醛固酮增多症,手术前患者每日用量100~400 mg,分2~4次服用。不宜手术的患者,则选用较小剂量维持。④诊断原发性醛固酮增多症。长期试验,每日400 mg,分2~4次,连续3~4周,短期试验,每日400 mg,分2~4次服用,连续4 d。老年人对本药较敏感,开始用量宜偏小。

(2)小儿:治疗水肿性疾病,开始每日按体重1~3 mg/kg或按体表面积

30 ~ 90 mg/m^2，单次或分 2 ~ 4 次服用，连服 5 d 后酌情调整剂量。最大剂量为每日 3 ~ 9 mg/kg 或 90 ~ 270 mg/m^2。

【用药教育】

（1）高钾血症患者不能服用螺内酯。

（2）注意事项：①老年人用药后更容易发生高钾血症和利尿过度，用药时应多加注意监测；②螺内酯可通过胎盘，孕妇慎用；③用药后乳汁中含有少量活性物质，哺乳期妇女慎用；④食物可增强螺内酯的疗效，并减少对胃肠道的刺激，建议在进餐时或餐后服药；⑤避免晚上睡前服药，以免因夜尿过多而影响睡眠；⑥用药期间监测血钾和心电图。

（3）药物不良反应：用药后可能出现高钾血症（常表现为心律失常）、恶心、呕吐、胃痉挛、腹泻和消化性溃疡等不良反应。

（4）药品保存：干燥、密封保存。

◆吲达帕胺（吲达帕胺缓释片）

【适应证】原发性高血压。

【用法与用量】每天服一片 1.5 mg，早晨服药。

【用药教育】

（1）以下情况不能服用吲达帕胺：①严重肾衰竭；②肝性脑病或重度肝功能损伤；③低钾血症；④某些厂家的片剂中含有乳糖成分，乳糖不耐受患者不宜使用；⑤儿童用药的安全性和有效性暂不清楚；⑥该药可能引起胎盘缺血，影响胎儿生长发育，孕妇避免使用；⑦哺乳期妇女慎用。

（2）注意事项：①最好在早晨服药，以避免夜尿过多影响睡眠和休息，同时可有效控制白天的血压高峰，减少发生心血管事件的风险；②完整吞服缓释制剂，不要掰开、咀嚼或碾碎后服用；③该药可能影响驾驶或操作机器的能力，用药期间避免驾驶或操作机械；④用药期间可能发生光敏反应，请注意防晒，避免阳光或紫外线直接照射；⑤用药期间坐或躺后迅速起身，可能出现头晕或晕倒，请缓慢起身，爬楼梯时也请小心；⑥用药期间监测血钠、血钾、血糖；⑦胆汁酸螯合药（如考来烯胺）可能减少该药的吸收，降低其疗效。用药期间如需服用考来烯胺，请间隔至少 4 h。

（3）药物不良反应：用药后可能出现皮肤过敏、斑丘疹、紫癜、恶心、便秘、口干、眩晕、疲乏、感觉异常、头痛等不良反应。

（4）药品保存：避光、密封保存。

（张亚男）

第四章 主要作用于呼吸系统疾病的药物

第一节 平喘药

◆特布他林(硫酸特布他林雾化液/硫酸特布他林气雾剂/硫酸特布他林吸入粉雾剂/硫酸特布他林片/硫酸特布他林颗粒/硫酸特布他林胶囊)

【适应证】缓解支气管哮喘、慢性支气管炎、肺气肿及其他肺部疾病所合并的支气管痉挛。

【用法与用量】

1. 吸入 ①雾化液:剂量应个体化,只能通过雾化器给药,无须稀释备用,成人及20 kg以上儿童,经雾化器吸入1个小瓶即5 mg(2 mL)的药液,可以每日给药3次,20 kg以下的儿童,经雾化器吸入半个小瓶即2.5 mg(1 mL)的药液,每日最多可给药4次。②气雾剂:一次0.25~0.5 mg(1~2喷),一日3~4次,重病患者一次1.5 mg(6喷),24 h内的总量不应超过6 mg(24喷)。③粉雾剂:成人,单次剂量范围250~500 μg,4~6 h一次,严重患者,单剂量可增加至1 500 μg,24 h内最高吸入量不能大于12吸(500 μg/吸,即6 mg),需要多次吸入时,每吸间隔时间2~3 min。儿童,指12岁以下5岁以上,用量遵医嘱,单次剂量范围250~500 μg,4~6 h一次,严重患者,单剂量可增加至1 000 μg,24 h内最高吸入量不能大于8吸(500 μg/吸,即4 mg),需要多次吸入时,每吸间隔时间2~3 min。

2. 口服 ①片剂:成人,开始1~2周,一次1.25 mg(半片),每日2~3次,以后可加至一次2.5 mg(1片),每日3次,儿童每日0.065 mg/kg,分3次口服。②颗粒:成人,开始1~2周,每次1.25 mg(1袋),一日2~3次,以后可加至每次2.5 mg(2袋),一日3次,24 h最大剂量不超过15 mg。12岁以上儿童,每次每千克体重0.065 mg,一日3次,24 h最大剂量不超过7.5 mg,12岁以下儿童剂量尚未确定。③胶囊:成人,开始1~2周,一次1.25 mg,每日2~3次,以后可加至一次2.5 mg,每日3次。儿童,每日0.065 mg/kg,分3次口服。

【用药教育】①本品对人或动物未见致畸作用，但可松弛子宫平滑肌，孕妇应慎用。②甲状腺功能亢进症、冠心病、高血压、糖尿病、哺乳期妇女慎用。③用药可能会引起低钾血症，需要监测血清钾浓度，低钾血症的主要表现为四肢软弱无力，其次表现为精神抑郁、神志模糊、嗜睡，甚至昏迷。④大剂量使用本药品时，可使有糖尿病病史的患者发生酮症酸中毒，糖尿病患者需注意。使用本药品可能会引起高血糖，建议对伴有糖尿病的患者在开始使用时进行血糖监测。⑤长期应用本药品可产生耐受性，使药品疗效降低。⑥本药品的不良反应有口干、手指震颤、心悸、头晕、头痛、胃部不适等，但不影响治疗，继续服用症状可减弱或消失。不良反应的程度取决于剂量和给药途径，从小剂量逐渐加至治疗量常能减少不良反应。

◆沙丁胺醇（硫酸沙丁胺醇雾化吸入溶液/硫酸沙丁胺醇气雾剂/硫酸沙丁胺醇吸入粉雾剂/硫酸沙丁胺醇片/硫酸沙丁胺醇缓释片/硫酸沙丁胺醇控释片/硫酸沙丁胺醇口腔崩解片/硫酸沙丁胺醇胶囊/硫酸沙丁胺醇缓释胶囊/硫酸沙丁胺醇控释胶囊）

【适应证】支气管哮喘、慢性阻塞性肺疾病（可逆性气道阻塞疾病）、喘息型支气管炎、肺气肿患者的支气管痉挛等。

【用法与用量】

1. 吸入

（1）雾化液：①成人，可将2.5～5 mg本药品置于雾化器中，让患者吸入雾化的溶液，直至支气管得到扩张为止，该过程通常需3～5 min；某些成年患者可能需用较高剂量的沙丁胺醇，剂量可高达10 mg。②儿童，12岁以下儿童的最小起始剂量为2.5 mg沙丁胺醇，用药方式同成人，某些儿童可能需要高达5.0 mg的沙丁胺醇，每日可重复4次。

（2）气雾剂：①成人，缓解哮喘急性发作，包括支气管痉挛，以1揿100 μg作为最小起始剂量，如有必要可增至2揿，用于预防过敏原或运动引发的症状，运动前或接触过敏原前10～15 min给药，对于长期治疗，最大剂量为每日给药4次，每次2揿。②老年人用药，老年患者的起始用药剂量应低于推荐的成年患者用量，如果没有达到充分的支气管扩张作用，应逐渐增加剂量。③儿童：用于缓解哮喘急性发作，包括支气管痉挛或在接触过敏原之前及运动前给药的推荐剂量为1揿，如有必要可增至2揿，长期治疗最大剂量为每日给药4次，每次2揿。

（3）粉雾剂：常规剂量为200～400 μg（1～2吸），需要时，几分钟后可重复用药，为阻止运动或过敏原引起的支气管痉挛，运动或暴露于过敏原之前15～30 min内吸入本品200～400 μg（1～2吸），一天内（24 h）最大用药剂量

800 μg(4 吸),或遵医嘱。

2. 口服 ①普通片剂:成人一次 2.4 ~4.8 mg(1 ~2 片),一日 3 次,儿童用量遵医嘱。②缓控释片:本药物应用水将整片吞服,不能咀嚼,成人一次 7.2 mg,一日 1 ~2 次。③口腔崩解片:取出药物置于舌面,不需用水,无须咀嚼,可迅速崩解,并随唾液吞咽入胃,成人一次 2.4 ~4.8 mg,一日 3 次,儿童推荐剂量一次 0.6 mg,一日 3 ~4 次。④胶囊:成人每次 2.4 ~4.8 mg(1 ~2 粒),一日 3 次。⑤缓控释胶囊:成人每次 8 mg(按沙丁胺醇计),每日 2 次,用温开水送服,但不可咀嚼。

【用药教育】①长期使用这类药物治疗可能引起心肌损害和低钾血症,使用过程中应注意监控血清钾的水平。②严重的急性哮喘患者需特别警惕,同时服用黄嘌呤衍生物、类固醇激素、利尿剂以及缺氧会增加低钾血症出现的可能。③下列情况应慎用:伴有心血管疾患(冠状动脉供血不足、心律失常、高血压)、糖尿病及惊厥患者,妊娠期和哺乳期妇女。④若使用一般剂量无效时,应咨询医生,不能随意增加药物剂量或使用次数,只有在医师的指导下,方可增加用药剂量或用药频率。⑤反复过量使用可导致支气管痉挛,如有发生应立即停药。⑥长期使用本品时,可能产生耐受性。⑦运动员慎用。肝肾功能不全患者慎用。甲状腺功能亢进患者禁用。

◆福莫特罗(富马酸福莫特罗粉吸入剂/富马酸福莫特罗片)

【适应证】可逆性气道阻塞。

【用法与用量】①吸入:成人常用量为一次 4.5 ~9 μg,一日 1 ~2 次,早晨和晚间用药;或一次 9 ~18 μg,一日 1 ~2 次,一日最高剂量 36 μg。哮喘夜间发作,可于晚间给药 1 次。②口服:成人每次 40 ~80 μg(1 ~2 片),每日 2 次,也可根据年龄、症状的不同适当增减,小儿每日 4 μg/kg,分 2 ~3 次口服。

【用药教育】①下列情况慎用本药物:肝肾功能不全、严重肝硬化患者、甲状腺功能亢进症、嗜铬细胞瘤、肥厚性梗阻型心肌病、严重高血压、颈内动脉-后交通动脉瘤或其他严重的心血管病(如心肌缺血、心动过速或严重心力衰竭)、孕妇及哺乳期妇女、运动员。②本药能引起 Q-T 间期延长,因此伴有 Q-T 间期延长的患者及使用影响 Q-T 间期的药物治疗的患者应慎用。③哮喘持续状态或突然发作时使用福莫特罗可能引起严重呼吸障碍,请使用快速起效的支气管扩张药(例如沙丁胺醇)来缓解症状。④因为此药物中含有乳蛋白,对牛奶过敏的患者禁用。⑤使用本药品可能导致心悸、震颤、恶心、呕吐等不良反应,若出现上述症状,请您及时就诊。⑥使用本药品可能会引起高血糖,建议对伴有糖尿病的患者在开始使用时进行血糖监测。⑦请在每天早晨用药,如果哮喘在晚上发作,您可在晚上用药,如果每天用药两次，请在早晚使用。⑧用药之前要检查剂量窗目，当红色记号刚在指示窗出现时，吸入器内还剩约20个剂量，警示剩的药已经不多了，需要到医生那里重新开处方药物。⑨呼气的过程是把肺内的气体排出，利于更好地吸入药物。但是呼气要注意不要对着吸入器嘴部。⑩使用之后要漱口，建议深部漱口，漱到咽部，并吐出漱口水。⑪此药应在避光、干燥处保存，避免受潮。

◆沙美特罗（羟萘酸沙美特罗吸入粉雾剂）

【适应证】用于支气管哮喘，包括夜间哮喘和运动引起的支气管痉挛的防治；与支气管扩张剂和吸入糖皮质激素合用，用于可逆性阻塞性气道疾病，包括哮喘。

【用法与用量】吸入：成人50 μg/次，每日2次，严重者可加至100 μg/次；4岁以上儿童50 μg/次，每日2次。

【用药教育】①下列情况慎用本药物：甲状腺功能亢进症、对拟交感胺类有异常反应、嗜铬细胞瘤、肥厚性梗阻型心肌病、严重高血压、颈内动脉-后交通动脉瘤或其他严重的心血管病（如心肌缺血、心动过速或严重心力衰竭）、孕妇及哺乳期妇女、运动员。②本药能引起Q-T间期延长，因此伴有Q-T间期延长的患者及使用影响Q-T间期的药物治疗的患者应慎用。③哮喘持续状态或突然发作时使用沙美特罗可能引起严重呼吸障碍，请使用快速起效的支气管扩张药（例如沙丁胺醇）来缓解症状。④因为此药物中含有乳蛋白，对牛奶过敏的患者禁用。⑤使用本药品可能导致心悸、震颤、恶心、呕吐等不良反应，若出现上述症状，请及时就诊。⑥使用本药品可能会引起高血糖，建议对伴有糖尿病的患者在开始使用时进行血糖监测。⑦呼气的过程是把肺内的气体排出，利于更好地吸入药物。但是呼气要注意不要对着吸入器嘴部。⑧使用之后要漱口，建议深部漱口，漱到咽部，并吐出漱口水。⑨此药应避光，干燥处保存，避免受潮。

◆异丙托溴铵（异丙托溴铵雾化吸入溶液/异丙托溴铵气雾剂）

【适应证】用于慢性阻塞性肺疾病相关的支气管痉挛的维持治疗，包括慢性支气管炎、肺气肿哮喘等。

【用法与用量】①吸入雾化液：成人（包括老年人）和12岁以上青少年，一次1个单剂量小瓶（500 μg），一日3～4次，急性发作的患者病情稳定前可重复给药，单剂量小瓶中每1 mL雾化吸入液可用氯化钠注射液稀释至终体积2～4 mL。②吸入气雾剂：成人推荐剂量，一次40～80 μg，一日2～3次。

【用药教育】①青光眼、前列腺肥大、尿潴留患者禁用。②患有纤维囊泡症的患者可能会引起胃肠道蠕动的紊乱。③有极少病例报道，使用本药品后可能会立即发生过敏反应，如出现荨麻疹、血管性水肿、皮疹、支气管痉挛和咽喉部水肿。④应避免使眼睛接触到本品，如果不慎本药品在使用中污染到眼睛，引起眼睛疼痛或不适、视物模糊、结膜充血和角膜水肿并视物有光晕或有色成相等闭角型青光眼的征象，应首先使用缩瞳药并立即就医。⑤本药品可见下列不良反应，若发生请及时停用药物并就诊：常见头痛、恶心和口干；少见心动过速、心悸、眼部调节障碍、胃肠动力障碍和尿潴留等抗胆碱能不良反应；可能引起咳嗽、局部刺激；罕见吸入刺激产生的支气管痉挛，变态反应如皮疹、舌、唇和面部血管性水肿、荨麻疹、喉头水肿和过敏反应。

◆噻托溴铵(噻托溴铵吸入粉雾剂)

【适应证】用于慢性阻塞性肺疾病的维持治疗，包括慢性支气管炎和肺气肿、伴随性呼吸困难的维持治疗及急性发作的预防。

【用法与用量】吸入：成人，一次 18 μg(1 粒)，一日 1 次。噻托溴铵胶囊不得吞服。

【用药教育】①在使用前，取噻托溴铵粉雾剂 1 粒放入专用吸入器的刺孔槽内，用手指按压按钮，胶囊两端分别被细针刺孔，然后将口吸器放入口腔深部，用力吸气，胶囊随着气流产生快速旋转，胶囊中的药粉即喷出囊壳，并随气流进入呼吸道。②每月清洁 1 次药粉吸入器装置。清洁方法是打开防尘帽和吸嘴，然后向上推起刺孔按钮打开基托，用温水全面淋洗吸入器以除去粉末，将药粉吸入器装置纸巾上吸去水分，之后保持防尘帽、吸嘴和基托敞开，置空气中晾干，需 24 h。③下列情况慎用：闭角型青光眼、前列腺增生、膀胱颈梗阻、中重度肾功能不全、18 岁以下的患者、孕妇及哺乳期妇女。④如药粉误入眼内可能引起或加重闭角型青光眼症状，应立即停用并就医。⑤本品使用不得超过一日 1 次。

◆多索茶碱(多索茶碱片)

【适应证】用于支气管哮喘、具有喘息症状的支气管炎及其他支气管痉挛引起的呼吸困难。

【用法与用量】口服：成人，一次 0.2～0.4 g，一日 2 次，餐前或餐后 3 h 服用。

【用药教育】①下列情况慎用，如严重心、肺功能异常，甲状腺功能亢进症，活动性胃、十二指肠溃疡，肾功能不全、肝功能不全，孕妇及哺乳期妇女。②多索茶碱药物的个体差异比较大，用药的剂量应该根据个体病情变化选择最佳剂量和用药方法，并检测血药浓度。③本品不得与其他黄嘌呤类药同时服用。④服药期间不要饮用含咖啡因的饮料或食品。⑤本药品不良反应如下：少见心悸、窦性心动过速、上腹不适、食欲缺乏、恶心、呕吐、兴奋、失眠，如过量服用可出现严重心律失常、阵发性痉挛，出现上述不良反应请您及时就医。

◆茚达特罗格隆溴铵吸入粉雾剂用胶囊

【适应证】用于成人慢性阻塞性肺疾病（COPD）（包括慢性支气管炎和肺气肿）患者维持性支气管扩张治疗以缓解症状。

【用法和用量】吸入：①推荐剂量为每日一次，每次吸入一粒胶囊的药物，只能采用随附的药粉吸入器给药。②推荐在每日相同的时间吸入本药品。如果漏吸了某剂药物，请尽快在同一天补吸。患者不得在一天中用药超过一次剂量。

【用药教育】①本药品仅用于经口吸入给药，胶囊不得口服。②本药品可见下列不良反应：上呼吸道感染、鼻炎、超敏反应、高血糖、头晕、头痛、消化不良、膀胱梗阻、尿潴留、胸痛、口干、咳嗽等。③本药品不应与含有其他长效β肾上腺素能激动剂或长效毒蕈碱受体拮抗剂的药物联合应用。④由于在哮喘适应证方面缺乏数据，故本品不适用于治疗哮喘。长效 β_2 肾上腺素能激动剂在治疗哮喘时可能增加与哮喘相关的严重不良事件风险（包括与哮喘相关的死亡），需密切注意。⑤本药品不适用于治疗支气管痉挛急性发作。⑥与其他吸入给药治疗一样，采用本药品治疗可能导致矛盾性支气管痉挛，并且可能危及生命。如果出现这种情况，应该立即停用本药品，并开始替代治疗。⑦闭角型青光眼、尿潴留、不稳定型缺血性心脏病、左心室衰竭、有心肌梗死病史、心律失常、有长 Q-T 间期综合征病史、低钾血症患者，以及运动员、孕妇慎用本药品。

◆布地格福吸入气雾剂

【适应证】本品适用于慢性阻塞性肺疾病（COPD）患者的维持治疗。

【用法和用量】吸入：①本品推荐剂量和最大剂量为每次 2 吸，每日 2 次，仅可通过经口吸入途径服药。②如果遗漏了一次用药剂量，应尽快补用，并应按照常规时间使用下一次的剂量。不可以使用双倍剂量来弥补漏服剂量。

【用药教育】①本药品可见下列不良反应：口腔念珠菌病、心悸、发音困难、咳嗽、恶心、肌痉挛等，需密切关注。②孕妇、运动员、甲状腺毒症患者和严重心血管疾病（如缺血性心脏病、心动过速或重度心力衰竭）的患者，Q-Tc 间期延长的患者、前列腺增生、尿潴留或闭角型青光眼的患者、合并结核性疾病或感染性疾病患者慎用本药品。③停药有可能导致症状复发，因此在没有医生的指导下患者不应停止使用本药品。④如果服用了本药品的最高推荐剂量,患者仍治疗无效,请务必寻求医疗帮助。⑤从口服激素转换为本品治疗的患者需要给予特别的关注,因为他们可能在相当时间内依然存在肾上腺功能受损的风险。在应激或择期手术期间应考虑给予额外的全身性糖皮质激素治疗。⑥与其他吸入性药物类似,使用本药品可能会发生矛盾性支气管痉挛,如果发生这种情况,应停止使用本品治疗,并考虑使用其他治疗。⑦本药品不适用于治疗急性期的支气管痉挛或治疗 COPD 急性加重(即用于急救治疗)。⑧使用之后要漱口,建议深部漱口,漱到咽部,并吐出漱口水。⑨首次使用本药品之前,必须按照说明书步骤预充吸入器,并按照说明书步骤每周清洁一次吸入器。每次清洁后,需要重新预充本药品的吸入器。如果停用本药品超过 7 d,则需要在使用前重新预充。

(杜玉娟)

第二节　糖皮质激素

◆布地奈德(布地奈德气雾剂/吸入用布地奈德混悬液/布地奈德福莫特罗粉吸入剂)

【适应证】支气管哮喘,主要用于慢性持续期支气管哮喘;也可在重度慢性阻塞性肺疾病使用。

【用法与用量】吸入。

1. 气雾剂　严重哮喘期或减少口服糖皮质激素时的剂量:①成人,一日 200 ~ 1 500 μg,分成 2 ~ 4 次使用(轻微病例 1 日 200 ~ 800 μg,较严重病例 1 日 800 ~ 1 600 μg)。②2 ~ 7 岁儿童,1 日 200 ~ 400 μg,分成 2 ~ 4 次使用;7 岁以上儿童,1 日 200 ~ 800 μg,分成 2 ~ 4 次使用。

2. 吸入用混悬液　严重哮喘期或减少口服糖皮质激素时的剂量。①成人,一次 1 ~ 2 mg,一日 2 次,维持剂量:一次 0.5 ~ 1 mg,一日 2 次。②儿童,一次 0.5 ~ 1 mg,一日 2 次,维持剂量:一次 0.25 ~ 0.5 mg,一日 2 次。

3. 布地奈德福莫特罗粉吸入剂　①160 μg/4.5 μg(1 喷),成人(18 岁和 18 岁以上),一次 1 ~ 2 吸,一日 2 次,有些患者可能需要使用量达到 4 吸/次,一日 2 次;青少年(12 ~ 17 岁),一次 1 ~ 2 吸,一日 2 次。②320 μg/9 μg(1 喷),成人(18 岁和 18 岁以上),一次 1 吸,一日 2 次;青少年(12 ~ 17 岁),一次 1 吸,一日 2 次。

【用药教育】①下列情况慎用:肺结核、鼻部真菌感染和疱疹、孕妇,哺乳期妇女（用药期间应停止哺乳）。②长期接受吸入治疗的儿童应定期测量身高。③由口服糖皮质激素转为吸入布地奈德或长期高剂量治疗的患者应特别小心，可能在一段时间内处于肾上腺皮质功能不全的状况中。建议进行血液学和肾上腺皮质功能的监测。④不适用于快速缓解支气管痉挛。⑤应避免合用酮康唑、伊曲康唑，若必须合用上述药物，则用药间隔时间应尽可能长。⑥每次用药后用水漱口，防止口腔黏膜上的布地奈德被口腔黏膜吸收进入血液引起不良反应，口腔黏膜粘上布地奈德以后也有可能会导致口腔黏膜的抵抗力下降，从而诱发真菌感染等。⑦使用本药品可能会引起高血糖，建议对伴有糖尿病的患者在开始使用时进行血糖监测。⑧请在每天早晨用药，如果哮喘在晚上发作，可在晚上用药，如果每天用药两次，请在早晚使用。⑨呼气的过程是把肺内的气体排出，利于患者更好地吸入药物。但是呼气要注意不要对着吸入器嘴部。⑩此药应在避光、干燥处保存，避免受潮。

◆氟替卡松丙酸（氟替卡松吸入气雾剂/沙美特罗替卡松吸入粉雾剂）

【适应证】①用于支气管哮喘的预防性治疗，主要用于慢性持续期支气管哮喘。②用于重度慢性阻塞性肺疾病的治疗。

【用法与用量】吸入。

1. 气雾剂

（1）成人及16岁以上儿童：一次100～1 000 μg，一日2次。初始剂量：轻度哮喘，一次100～250 μg，一日2次；中度哮喘，一次250～500 μg，一日2次；重度哮喘，一次500～1 000 μg，一日2次。

（2）1岁以上儿童，一次50～100 μg，一日2次。

2. 沙美特罗替卡松吸入粉雾剂　①成人和12岁及12岁以上的青少年，根据病情选择3种规格中的任何一种，一次1吸，一日2次；②4岁及4岁以上的儿童，50 μg/100 μg（沙美特罗/丙酸氟替卡松），一次1吸，一日2次；本品可逐渐减量至一日1次。

【用药教育】①下列情况慎用：肺结核、甲状腺功能亢进症、对拟交感胺类有异常反应、有低钾血症倾向、已患有心血管疾病、有糖尿病病史、孕妇及哺乳期妇女。②儿童如长期接受吸入性糖皮质激素治疗，应定期监测身高。③本药品不用于快速缓解急性哮喘症状。④长期大剂量接受吸入性糖皮质激素，会引起肾上腺皮质抑制；另外，在紧急情况下或择期手术当中，应考虑附加给予全身糖皮质激素治疗。⑤不可突然中断治疗。⑥使用本药品可能会引起高血糖，建议对伴有糖尿病的患者在开始使用时进行血糖监测。⑦请在每天早晨用药，如果哮喘在晚上发作，可在晚上用药，如果每天用药两次，请在早晚使用。⑧呼气的过程是把肺内的气体排出，利于患者更好地吸入药物。但是呼气要注意不要对着吸入器嘴部。⑨使用之后要漱口，建议深部漱口，漱到咽部，并吐出漱口水。⑩此药应在避光、干燥处保存，避免受潮。

◆倍氯米松（丙酸倍氯米松气雾剂/丙酸倍氯米松吸入粉雾剂）

【适应证】用于慢性支气管哮喘。

【用法和用量】吸入。

（1）气雾剂：成人一般一次喷药0.05～0.1 mg，一日3～4次。重症用全身性皮质激素控制后再用本品治疗，每日最大量不超过1 mg。儿童用量按年龄酌减，每日最大量不超过0.4 mg。症状缓解后逐渐减量。不论对成人或儿童，可以对剂量进行调整，直至症状得到控制；或根据个体反应将剂量调节至最低有效剂量。

（2）粉雾剂（规格0.2 mg）：喷雾吸入。成人，一次0.2 mg，一日3～4次；儿童，一次0.1 mg，一日3～4次。

【用药教育】①下列情况慎用：患有活动期和静止期的肺结核，孕妇及哺乳期妇女。②对于长期使用皮质糖皮质激素的儿童和青少年，应密切随访其生长状况。③从口服糖皮质激素转为吸入糖皮质激素时，在很长时间内肾上腺储备功能受损的风险仍然存在。定期监测肾上腺皮质功能。④本药品不用于缓解急性哮喘症状，如需要时，急性哮喘症状应使用快速短效的支气管扩张剂（如沙丁胺醇）。⑤本药品不适用于患有重度哮喘的患者；不用于哮喘的初始治疗；应个体化用药。⑥不可突然中断治疗。⑦一次用药后用水漱口。

（杜玉娟）

第三节　祛痰药

◆氨溴索（吸入用盐酸氨溴索溶液/盐酸氨溴索口服溶液/盐酸氨溴索片/盐酸氨溴索分散片/盐酸氨溴索口腔崩解片/盐酸氨溴索胶囊/盐酸氨溴索缓释胶囊/盐酸氨溴索颗粒）

【适应证】适用于伴有痰液分泌不正常及排痰功能不良的急性、慢性呼吸道疾病，例如慢性支气管炎急性加重、喘息型支气管炎、支气管扩张及支气管哮喘的祛痰治疗。

【用法与用量】①吸入溶液:12 岁以上儿童及成人,每次 2 ~3 mL,一日吸入 1 ~2 次(15 ~45 mg/d);2 ~12 岁儿童,每次 2 mL,一日吸入 1 ~2 次(15 ~30 mg/d);6 个月至 2 岁儿童,每次 1 mL,一日吸入 1 ~2 次(7.5 ~15 mg/d)。②口服溶液:本品最好在进餐时间服用,成人及 12 岁以上的儿童,每次 10 mL,一日 2 次;6 ~12 岁儿童,每次 5 mL,一日 2 ~3 次;2 ~6 岁儿童,每次 2.5 mL,一日 3 次;1 ~2 岁儿童,每次 2.5 mL,一日 2 次。③片剂(规格 30 mg):一次 1 ~2 片,一日 3 次,饭后服(口腔崩解片置舌面,无须咀嚼,迅速崩解,随唾液吞咽入胃)。④胶囊:饭后口服。成人和 12 岁以上儿童:每次 30 mg(1 粒),每日 3 次,长期服用者可减为每日 2 次。⑤缓释胶囊(规格 75 mg):成人,一次 1 粒,一日 1 次,不可咀嚼。⑥颗粒(规格 30 mg):成人,每天3 次,每次 1 袋。若每天 2 次,每次 2 袋服用,可提高疗效。服药时应在餐后服用。

【用药教育】①过敏体质者慎用。②孕妇及哺乳期妇女慎用。③应避免与中枢性镇咳药(如右美沙芬等)同时使用,以免稀化的痰液堵塞气道。④本品为黏液调节剂,仅对咳嗽症状有一定作用,在使用时应注意咳嗽、咳痰的原因,如使用 7 d 后未见好转,应及时就医。妊娠初期 3 个月妇女禁用。

◆羧甲司坦(羧甲司坦口服溶液/羧甲司坦片/羧甲司坦泡腾片/羧甲司坦颗粒)

【适应证】用于治疗慢性支气管炎等疾病引起的痰液黏稠、咳痰困难患者。

【用法与用量】口服。

(1)溶液(10 mL:0.5 g):成人一次 10 mL,一日 3 次。

(2)普通片剂:2 ~5 岁儿童一次 0.125 g,6 ~12 岁儿童一次 0.25 g,12 岁以上儿童及成人一次 0.5 g,一日 3 次。

(3)泡腾片:用温开水溶解后缓慢服用。成人一次 0.5 g,每日 1 ~2 次;儿童一日 30 mg/kg,分 3 ~4 次口服。

(4)颗粒:口服。成人一次 1 包(每包含羧甲司坦 0.5 g),一日 3 次。

【用药教育】①用药 7 d 后,如症状未缓解,应立即就医。②有消化道溃疡史者慎用。③儿童用量请咨询医师或药师。④孕妇、哺乳期妇女慎用。⑤对本品过敏者禁用,过敏体质者慎用。⑥本品性状发生改变时禁止使用。⑦消化道溃疡活动期患者禁用。

◆福多司坦(福多司坦片/福多司坦胶囊)

【适应证】用于支气管哮喘、慢性喘息性支气管炎、支气管扩张症、肺结核、尘肺病、慢性阻塞性肺气肿、非典型分枝杆菌病、肺炎、弥漫性泛细支气管炎等呼吸道疾病的祛痰治疗。

【用法与用量】口服。①片剂：成人每次 0.4 g，一日 3 次，餐后服用。②胶囊：通常成年人每次 0.4 g，一日 3 次，餐后服用，根据年龄、症状适当调整剂量或遵医嘱。

【用药教育】①肝损害或有既往史，心功能异常患者慎用。本品可能导致肝功能损害，使患者的肝功能进一步恶化。②不良反应主要症状表现为食欲不振、恶心、呕吐、头痛、腹痛、胸闷、腹泻及便秘。

◆乙酰半胱氨酸（乙酰半胱氨酸雾化吸入溶液/乙酰半胱氨酸片/乙酰半胱氨酸泡腾片/乙酰半胱氨酸颗粒）

【适应证】适用于慢性支气管炎等咳嗽有黏痰而不易咳出的患者。

【用法与用量】①吸入溶液：雾化吸入，每次 3 mL，每天 1 ~ 2 次，持续 5 ~ 10 d，医师可根据患者的临床反应和治疗效果对用药的相关剂量和次数进行调整。成人和儿童的使用剂量一致。②片剂（规格 0.2 g）：成人每次 0.2 g，每日 3 次，一般疗程为 5 ~ 10 d。③泡腾片：成人每次 0.6 g，每日 1 ~ 2 次或遵医嘱。应将本品溶于半杯温开水中（≤40 ℃），如有必要可用汤匙搅拌。最好在晚上服用。④颗粒（规格 0.2 g）：临用前加少量温水溶解，混匀服用或直接口服。成人，一次 1 包，一日 3 次；儿童，一次半包，一日 2 ~ 4 次。

【用药教育】①老年患者伴有严重呼吸功能不全者慎用。②消化道溃疡患者应在医师指导下使用。③哮喘患者禁用。④对呼吸道黏膜有刺激作用，故有时引起呛咳或支气管痉挛。⑤水溶液中有硫化氢的臭味，部分患者可引起恶心、呕吐、流涕、胃炎等。

（杜玉娟）

第四节　镇咳药

◆氨麻美敏（氨麻美敏片Ⅱ）

【适应证】用于普通感冒或流行性感冒引起的发热、头痛、四肢酸痛、打喷嚏、流鼻涕、鼻塞、咳嗽、咽痛等症状。

【用法与用量】（规格：每片含对乙酰氨基酚 500 mg，氢溴酸右美沙芬 15 mg，盐酸伪麻黄碱 30 mg 和马来酸氯苯那敏 2 mg）口服，12 岁以上儿童及成人，一次 1 片，每 6 h 服 1 次，24 h 内不超过 4 次。

【用药教育】①用药 3 ~7 d,症状未缓解,请咨询医师或药师。②服用本品期间不得饮酒或含有酒精的饮料。因为乙醇会增加它的不良反应。③不能同时服用与本品成分相似的其他抗感冒药。这些药品可能会存在相互作用或超量的情况。④心脏病、高血压、甲状腺疾病、糖尿病、前列腺肥大、青光眼、抑郁症、哮喘等患者以及老年人应在医师指导下使用。⑤孕妇及哺乳期妇女,肝肾功能不全者慎用。⑥运动员慎用。⑦服药期间不得驾驶机、车、船,从事高空作业、机械作业及操作精密仪器。因为酚麻美敏片里面有一个成分就是氯苯那敏,这是一个抗过敏药;抗过敏药最主要的不良反应,就是嗜睡、乏力、倦怠等表现。⑧严重肝肾功能不全者禁用。⑨不良反应:轻度头晕、乏力、恶心、上腹不适、口干、食欲缺乏和皮疹等,可自行恢复。

◆喷托维林(枸橼酸喷托维林片/枸橼酸喷托维林滴丸/枸橼酸喷托维林糖浆)

【适应证】用于多种原因引起的干咳。

【用法和用量】口服。

(1)片剂:成人,一次 25 mg,一日 3 ~4 次。5 岁以上儿童,一次 6.25 ~12.5 mg,一日 2 ~3 次。

(2)滴丸:成人,一次 1 丸(25 mg),一日 3 ~4 次。

(3)糖浆:成人,一次 10 mL,一日 3 ~4 次。儿童,5 岁以上儿童一次 5 mL,一日 2 ~3 次。

【用药教育】①本药无祛痰作用。②由于该种药物服用之后可能会出现嗜睡的症状,使用本药期间不得驾驶、从事高空作业或机械作业、操作精密仪器。③青光眼、心力衰竭患者慎用。④在服用之后可能会出现轻微的头痛、头昏、恶心、呕吐等症状。但是这些症状比较轻微,一般停药之后会消失。

(杜玉娟)

第五章　主要作用于消化系统疾病的药物

第一节　治疗消化性溃疡和胃食管反流病药物

◆铝碳酸镁(铝碳酸镁咀嚼片/铝碳酸镁颗粒)

【适应证】①胆酸相关性疾病。②急、慢性胃炎。③反流性食管炎。④胃、十二指肠溃疡。⑤与胃酸有关的胃部不适症状,如胃痛、胃灼热、酸性嗳气、饱胀等。⑥预防非甾体抗炎药物的胃黏膜损伤。

【用法与用量】口服。

(1)咀嚼片:除非另有医嘱,成人在饭后 1 ~2 h、睡前或胃部不适时嚼服 1 ~2 片。推荐服法:一次 1 ~2 片,一日 3 ~4 次,嚼服。治疗胃和十二指肠溃疡时,一次 2 片,一日 4 次,嚼服。在症状缓解后,至少维持 4 周。

(2)颗粒:直接口服或温水冲服,1 ~2 袋/次,3 ~4 次/d。除非另有医嘱,成人在饭后 1 ~2 h、睡前或胃部不适时服用。病情严重者遵医嘱增加剂量。儿童遵医嘱服用。治疗胃和十二指肠溃疡时,在症状缓解后,至少维持 4 周。

【用药教育】低磷血症、严重肾损伤者禁用。严重心、肾功能不全者,高镁血症、高钙血症者慎用。低磷饮食患者应避免高剂量或长期服用。每日服用铝碳酸镁的总剂量不应超过 6 g。如果连续用药 7 d 症状没有缓解,请及时就诊。大剂量服用可导致软糊状便、大便次数增多/腹泻和呕吐,偶见便秘、口干和食欲减退。长期服用可导致血清电解质变化、过敏反应。如服用过量或出现严重不良反应,请立即就医。碳酸铝镁可与其他药物结合降低其他药物的吸收,影响疗效。服用碳酸铝镁后 1 ~2 h 内请避免服用其他药物。此外,用药前后 1 ~2 h 内也请不要进食酸性食物,如葡萄酒、果汁等,以免增加铝的吸收。

◆磷酸铝(磷酸铝凝胶)

【适应证】本品能缓解胃酸过多引起的反酸等症状,适用于胃及十二指肠溃疡及反流性食管炎等酸相关性疾病的抗酸治疗。

【用法与用量】①通常一天 2 ~ 3 次，或在症状发作时服用，每次 1 ~ 2 袋，相当于 20 g 凝胶，请于使用前充分振摇均匀，亦可伴开水或牛奶服用。②根据不同适应证在不同的时间给予不同的剂量：食管疾病于饭后给药；食道裂孔、胃食管反流、食管炎于饭后和晚上睡觉前服用；胃炎、胃溃疡于饭前半小时前服用；十二指肠溃疡于饭后 3 h 及疼痛时服用。

【用药教育】①慢性肾衰竭患者、高磷血症患者禁用。②磷酸铝凝胶中含有蔗糖成分。如果患有糖尿病，用药时最好不要超过 1 袋。请将药物充分摇匀后服用，也可用开水或牛奶送服。③磷酸铝可能引起便秘，用药期间建议多喝水，以避免便秘发生，必要时可以加用缓泻剂。卧床不起或老年患者如果出现便秘，还可以使用灌肠法缓解。④磷酸铝可能会降低喹诺酮类药（如药名中含“沙星”的药物、萘啶酸）、呋塞米、他汀类药（如瑞舒伐他汀）、加巴喷丁、非索非那定、ACE 抑制药（如药名中含“普利”的药物），酪氨酸激酶抑制药（如培唑帕尼）、四环素类（如地美环素、金霉素、土霉素）、非甾体抗炎药（如萘普待因、甲芬那酸）、吲哚美辛及其衍生物（如美辛唑酮）、吩噻嗪类药（如三氟拉嗪、奋乃静）的疗效，如需合用，请间隔至少 2 h。⑤磷酸铝可能会降低 β 肾上腺素受体阻断药（如阿替洛尔）、舒必利、洋地黄类药（如地高辛）、双磷酸盐类药（如帕米膦酸二钠）、雷奈酸锶的疗效，如需合用，请在服用以上药物至少 2 h 后再服用磷酸铝。⑥磷酸铝可能会降低青霉胺、西咪替丁、抗胆碱药（如东莨菪碱、阿托品）、阿奇霉素、吡咯类抗真菌药（如伊曲康唑、酮康唑、咪康唑）、异烟肼或含异烟肼的药（如异福、异福酰胺）、胆酸类药（如熊去氧胆酸）、伊班膦酸的疗效，如需合用，请间隔至少 1 h。⑦磷酸铝可能降低兰索拉唑的疗效，如需合用，请在服用磷酸铝后 1 h 再服用兰索拉唑。⑧磷酸铝可能会降低抗疟药（如羟氯喹、奎宁）的疗效，如需合用，请间隔至少 4 h。⑨磷酸铝可能加快磺酰脲类药（如格列齐特、格列吡嗪）的胃肠道吸收和降血糖作用的起效时间，可能引发低血糖。如需合用，请间隔至少 2 h。⑩磷酸铝可能降低 H_2 受体阻滞药（如雷尼替丁）的疗效，如需合用，请在使用 H_2 受体阻滞药至少 3 h 后再使用磷酸铝。⑪磷酸铝可能降低别嘌醇的疗效，如需合用，请间隔至少 3 h。⑫枸橼酸及枸橼酸盐类药（如枸橼酸镁、枸橼酸钾）与磷酸铝合用，可能增加严重铝中毒的风险（尤其对于肾功能损害患者），如需合用，请间隔至少 2 h。

◆铝镁二甲硅油（铝镁二甲硅油咀嚼片）

【适应证】用于胃酸过多，胃及十二指肠溃疡和胃肠道胀气。

【用法与用量】成人一次 1 ~ 2 片，一日 4 次，饭后 20 min 至 1 h 及睡前服用，本品须由医师指示使用。

【用药教育】

(1)本品中的氢氧化铝能妨碍磷的吸收,导致血和骨骼中的磷减少,因此骨折患者及低磷血症患者不宜服用本品。最好不要长期服用,老年人长期服用,可能会导致骨质疏松,如需用药,请多加注意。建议在24 h内服用不要超过8片,服用最高剂量时不要超过2周。

(2)阑尾炎或急腹症时服用,可使病情加重,增加阑尾穿孔的危险。

(3)肾衰竭患者长期服用可引起铝中毒,出现精神症状,特别是对血液透析的患者,可产生透析性痴呆,表现为肌肉疼痛抽搐、神经质或烦躁不安、味觉异常、呼吸变慢以及极度疲乏无力等症状。

(4)铝镁二甲硅油可以加快肠溶剂型的外衣溶解,对胃和十二指肠产生刺激,请不要同时服用肠溶剂型的药物。

(5)铝镁二甲硅油可能会影响以下药物的疗效,需要间隔一定的时间服用,具体如下。①需间隔至少1 h使用的药物:头孢菌素类药(如头孢托仑、头孢泊肟)、西咪替丁、胆酸类药(如熊去氧胆酸)、吡咯类抗真菌药(如酮康唑)、伊班膦酸、阿奇霉素、异烟肼及其复方(如异福、异福酰胺)、地拉韦啶。②需间隔至少2 h使用的药物:比沙可啶、四环素类药(如多西环素、米诺环素、土霉素、金霉素)、吲哚美辛及其衍生物类药(如氨糖美辛、美辛唑酮)、他汀类药(如瑞舒伐他汀)、非甾体抗炎药(如萘普生、萘普待因)、喹诺酮类药(如药名中含“沙星”的药物、萘啶酸、吡哌酸)、吩噻嗪类药(如氯丙嗪、硫利达嗪)、磺酰脲类药(如格列吡嗪、格列齐特、格列本脲)、加巴喷丁、脂溶性维生素(如维生素A、维生素D)、青霉胺、非索非那定。③需间隔至少3 h使用的药物:别嘌醇。④需间隔至少4 h使用的药物:抗疟药(如奎宁、氯喹)。⑤需在服用铝镁二甲硅油至少2 h前服用的药物:洋地黄类药(如地高辛、甲地高辛)、双膦酸盐类药(如氯膦酸、利塞膦酸)、舒必利。⑥需在服用铝镁二甲硅油至少3 h前服用的药物:雷尼替丁。

(6)枸橼酸及枸橼酸盐类药(如枸橼酸镁、枸橼酸钾)与铝镁二甲硅油合用可能增加铝的吸收,导致严重铝中毒,如需合用,请间隔至少2 h。

◆拉呋替丁(拉呋替丁颗粒剂)

【适应证】①胃溃疡。②十二指肠溃疡。

【用法与用量】成人口服,一次10 mg(1袋),一日2次。餐后或睡前服用。

【用药教育】有药物过敏史的患者、老年患者、肝和肾功能损害患者(有加重症状的可能性)、透析患者慎用。治疗前应证实胃溃疡为良性,用药后改善的胃溃疡症状并不排除胃癌的可能性。餐后服药可延迟药物排空时间,疗效更好,请在餐后或睡前服药。造血系统、肝和肾功能损害的患者用药可能加重症状，用药期间建议定期检查肝功能、肾功能和造血功能。拉呋替丁可减少头孢菌素类药（如头孢泊肟）的吸收，降低其疗效，如需用药，请间隔至少 2 h。拉呋替丁可减少喹诺酮类药物（如吡哌酸）的吸收，降低其疗效，如需用药，请在服用拉呋替丁前至少 2 h 服用喹诺酮类药物。用药后的主要不良反应是便秘。拉呋替丁还可能引起严重不良反应，包括肝功能损害（可表现为发热、乏力、食欲缺乏、皮肤或眼睛黄染、瘙痒、上腹痛等）、粒细胞减少（早期症状为咽喉肿痛、全身无力、发热）、血小板减少（可表现为瘀点、紫癜、黏膜出血）。如果出现以上症状，请及时就诊。

◆雷尼替丁（雷尼替丁胶囊/雷尼替丁片）

【适应证】用于胃及十二指肠溃疡、吻合口溃疡、应激性溃疡、反流性食管炎、卓-艾综合征、上消化道出血。

【用法与用量】①成人常规剂量：胃酸过多、预防应激性溃疡，口服给药，一次 150 mg，一日 2 次，清晨及睡前服用。十二指肠溃疡、胃溃疡、反流性食管炎及其他高胃酸分泌疾病：口服给药，一次 150 mg，一日 2 次，或一次 300 mg，一日 1 次，睡前服用。维持治疗时，一次 150 mg，一日 1 次，睡前服用。卓-艾综合征：口服给药。一日 600 ~ 1 200 mg。②肾功能不全者，严重肾功能损坏患者（肌酐清除率<50 mL/min），口服剂量一次 75 mg，一日 2 次；注射推荐剂量 25 mg。③肝功能不全者，剂量应减少。④老年人的肝肾功能降低，为保证用药安全，剂量应进行调整。长期非卧床腹膜透析或长期血液透析的患者，于透析后应立即口服 150 mg。

【用药教育】对本品过敏者、妊娠期及哺乳期妇女、8 岁以下儿童禁用。肝肾功能不全者慎用。本品可影响某些检验值，如肝功能，长期使用本品需定期检查肝肾功能及血常规。请在早晨及睡前服药，如果一天只需要用药 1 次，请在睡前服用。服药时进食或不进食都可以。如果因用药引起胃部不适，可以将药物与食物同服。雷尼替丁可能增强酒精的作用，使酒精中毒风险增大，建议用药期间避免饮酒或含酒精的饮料。用药后可能出现便秘、恶心、乏力、头痛、头晕、皮疹等不良反应。与三唑仑、咪达唑仑、格列吡嗪合用可导致上述药物的吸收增加。与经肝脏代谢、受肝血流影响较大的药物（如华法林、利多卡因、地西泮、环孢素、普萘洛尔）等合用可升高以上药物的血药浓度，延长其作用时间和强度，增强其毒性。与普鲁卡因胺合用降低普鲁卡因胺的清除率。与酮康唑、阿扎那韦、地拉韦啶、吉非替尼合用可使上述药物的吸收减少。如同时服用以上药物，需间隔一定的时间使用。

◆奥美拉唑（奥美拉唑镁肠溶片/奥美拉唑镁肠溶胶囊）

【适应证】用于胃及十二指肠溃疡、反流性食管炎、卓-艾综合征、消化性溃疡急性出血、急性胃黏膜病变出血,与抗生素联合用于幽门螺杆菌根除治疗。

【用法与用量】成人常规剂量,口服。本品不能咀嚼或压碎服用,应整片吞服。①用于胃、十二指肠溃疡,一次 20 mg,清晨顿服,十二指肠溃疡疗程 2 ~4 周,胃溃疡疗程 4 ~8 周。②用于难治性消化性溃疡,一次 20 mg,一日 2 次,或一次 40 mg,一日 1 次。③用于反流性食管炎,一日 20 ~60 mg,晨起顿服或早、晚各 1 次,疗程 4 ~8 周。④用于卓-艾综合征,初始剂量为一次 60 mg,一日 1 次,以后酌情调整为一日 20 ~ 120 mg,如剂量大于一日 80 mg,则应分两次给药,其疗程视临床情况而定。

【用药教育】①如果存在严重肾功能不全,是不能使用奥美拉唑的。请您将所有已确诊的疾病及正在接受的治疗方案告诉医生。②某些厂家的奥美拉唑镁肠溶片含有蔗糖成分。如果对蔗糖不耐受或缺乏蔗糖酶,最好不要服用含蔗糖的制剂。具体请查看说明书。③某些厂家的奥美拉唑肠溶片含有乳糖成分,如果对乳糖不耐受或缺乏乳糖酶,最好不要服用。具体请查看说明书。④国内资料建议婴幼儿禁用奥美拉唑,但国外有儿童剂量。请不要擅自给儿童用药。⑤为避免药物过早释放,影响疗效,最好完整吞服肠溶制剂,不要咀嚼,更不要压碎后加入食物中服用。有厂家指出,吞咽困难时可用水或果汁将肠溶片分散后在 30 min 内饮用。请在餐前服药。⑥用药期间请避免食用含有咖啡因的饮料、食物(包括咖啡、巧克力、可乐)。⑦奥美拉唑可影响四环素类药(如多西环素、土霉素)的吸收和疗效。如需合用,请间隔 1 ~3 h 使用。⑧长期用药时,建议定期监测血清镁水平。⑨用于缓解胃酸过多引起的症状时,最多连续使用 7 d,如果症状未缓解,请及时就诊,2 个月以内请不要再次用药,如症状复发,请立即就诊。⑩用药后可能出现头痛、腹痛、恶心、腹泻、呕吐、胃肠胀气、反酸、上呼吸道感染、便秘、头晕、皮疹、乏力、背痛和咳嗽等不良反应。用药后还可能出现亚急性皮肤型红斑狼疮(可表现为皮损,特别是暴露在阳光下的部位且伴有关节痛),如果出现以上情况,请及时就诊。

◆ 兰索拉唑(兰索拉唑肠溶片/兰索拉唑胶囊)

【适应证】胃溃疡、十二指肠溃疡、反流性食管炎、卓-艾综合征。

【用法与用量】通常成人口服:每日一次,一次 30 mg。十二指肠溃疡,需连续服用 4 ~6 周。胃溃疡、反流性食管炎、卓-艾综合征,需连续服用 6 ~8 周。

【用药教育】

(1)如果存在肝肾功能不全,请提前告知医生,您的剂量可能需要调整。

(2)国内资料表明儿童用药的安全性尚不明确,但国外有儿童用法用量，请不要擅自给儿童用药。

(3)建议在餐前服药，服用片剂或胶囊(包括肠溶制剂)时请完整吞服，不要嚼碎或碾碎，如果吞咽胶囊存在困难，可将内容物与食物、果汁或果酱混合后立即服用。注意需直接吞服，不要咀嚼。

(4)胃溃疡、反流性食管炎、卓-艾综合征和吻合口溃疡通常需要用药6～8周，十二指肠溃疡通常需用药4～6周，请坚持用药。

(5)用药可能引起低镁血症，如需长期用药，请定期监测血清镁。此外，可能还需要定期监测全血细胞计数、肝功能、肾功能、血浆胃泌素水平。

(6)以下药物会影响兰索拉唑的吸收，降低其疗效，如需合用，需间隔一定的时间：①需在服用兰索拉唑至少1 h前服用的药物有抗酸药(如碳酸钙、碳酸氢钠)；②需在服用兰索拉唑至少30 min后服用的药物有硫糖铝及含硫糖铝的药物，如硫糖铝小檗碱。

(7)用药后可能出现皮疹、瘙痒、便秘、腹泻、口渴、腹胀、头痛、嗜睡、失眠、头晕、发热等不良反应。兰索拉唑还可能导致严重的不良反应，如过敏(主要表现为全身皮疹、面部水肿、呼吸困难等)、血液系统异常(如血细胞减少、贫血)、肝脏受损(如肝炎、黄疸)、间质性肺炎(可表现为发热、咳嗽、呼吸困难、肺音异常)、间质性肾炎、严重皮肤症状(如亚急性皮肤红斑狼疮，可表现为皮肤发生病变并伴有关节痛)。如果出现以上症状，请及时就诊。

(8)使用本品有时会掩盖胃癌的症状，所以要在排除胃癌可能性的基础上方可给药。

◆泮托拉唑(泮托拉唑钠肠溶胶囊)

【适应证】十二指肠溃疡，胃溃疡，中、重度反流性食管炎，十二指肠溃疡、胃溃疡、急性胃黏膜病变、复合性胃溃疡等引起的急性上消化道出血和卓-艾综合征。

【用法与用量】口服：本品不能咀嚼或压碎服用，应整片吞服。成人常规剂量，一次40 mg，一日1次，早餐前服用，十二指肠溃疡疗程2～4周，胃溃疡及反流性食管炎疗程4～8周。

【用药教育】①当怀疑胃溃疡时，应首先排除癌症的可能，因本品可能会掩盖胃恶性肿瘤的症状，进而可能延误诊断。②食物可影响泮托拉唑的吸收，请在早餐前1 h服药，一日给药2次时请在晚餐前服用第2次。请完整吞服肠溶剂，不要掰开、咀嚼或碾碎，以免引起毒副作用。③用药后如果出现头晕或视觉障碍，请尽量避免驾驶或操作机器等危险行为。④长期(>1年)或高剂量使用托拉唑可能增加髋关节、腕关节和脊柱骨折的风险。有骨质疏松风险的患者用药期间需要补充维生素D和钙。⑤用药可能引起转氨酶升高，请定期监测肝功能。此外，长期用药(3个月以上)可能引起低镁血症(可表现为疲劳、手足抽搐、精神错乱、头晕、心律失常),建议定期监测血清镁水平。⑥用药后如果出现皮损(尤其是皮肤暴露于阳光的部位),并伴有关节痛,可能出现了皮肤型红斑狼疮,请就诊。⑦为防止抑酸过度,除卓-艾综合征外,建议用于消化性溃疡等病时,不宜大剂量长期服用,大剂量使用可能出现心律失常、肾功能改变等。

◆雷贝拉唑(雷贝拉唑钠肠溶胶囊/雷贝拉唑钠肠溶片)

【适应证】胃溃疡、十二指肠溃疡、吻合口溃疡、反流性食管炎、卓-艾综合征、辅助用于胃溃疡或十二指肠溃疡患者根除幽门螺杆菌。

【用法与用量】口服:通常成人 1 次 10 mg,一日 1 次,根据病情也可每日口服 1 次 20 mg。在一般情况下,胃溃疡、吻合口溃疡、反流性食管炎的疗程为 8 周,十二指肠溃疡的疗程为 6 周。

【用药教育】用药期间和是否进食对雷贝拉唑的疗效无影响。建议固定在早餐前服药,以避免漏服。如果服用的是肠溶剂型,请完整吞服,不要咀嚼、碾碎后服用,以免发生毒副作用。雷贝拉唑可能影响血液系统(如红细胞减少、白细胞减少)、肾功能,用药期间请定期检查血常规、血生化和肾功能。雷贝拉唑最常引起的不良反应为腹泻、头痛、恶心。雷贝拉唑还可能引起严重的不良反应,如休克和类过敏反应、血液问题(如全血细胞减少、血小板减少、粒细胞缺乏症、溶血性贫血)、视力障碍、肝脏问题(如暴发型肝炎、肝功能障碍及黄疸)、间质性肺炎(可表现为发热、咳嗽、呼吸困难及异常呼吸音)、严重皮肤反应(如史-约综合征、多形性红斑)、急性肾衰竭或间质性肾炎、低钠血症、横纹肌溶解症(可表现为肌痛、无力等)。如怀疑自己出现了以上不良反应,请就诊。

◆胶体果胶铋(胶体果胶铋干混悬剂)

【适应证】本品适用于治疗消化性溃疡,特别是幽门螺杆菌相关性溃疡,亦可用于治疗慢性浅表性和萎缩性胃炎。

【用法与用量】口服。一次 150 mg(1 袋),加入 100 mL 温水中,混悬均匀后服用。一日 4 次,分别于 3 餐前 1 h 及临睡时服用,4 周为 1 个疗程。

【用药教育】将药物加入 100 mL 温水中搅拌均匀后服用,请在三餐前 1 h 服用胶体果胶铋,一日给药 4 次时,可在睡前服用最后 1 次。牛奶可能减弱胶体果胶铋的疗效,请不要用牛奶送服药物。用药后粪便可能变成黑褐色,如果没有其他不适,则为正常反应。停药后 1 ~2 d 粪便颜色可恢复正常。服用本品期间请不要同时服用其他含铋的药物,且最好不要大剂量长期服用。用药可能出现恶心、便秘等不良反应。长期大量用药可能引起铋中毒,表现为皮肤变成黑褐色,如果出现请及时就诊。

◆替普瑞酮(替普瑞酮胶囊)

【适应证】急性胃炎、慢性胃炎急性加重期,胃黏膜病变(糜烂、出血、潮红、水肿)的改善,胃溃疡。

【用法与用量】推荐成人每次口服50 mg,每日3次,饭后服用。

【用药教育】为了延长替普瑞酮的疗效维持时间,达到更好的治疗效果,请在饭后服药。用药后主要引起便秘、腹泻、恶心、口渴、头痛、皮疹、瘙痒、眼睑发红、发热等不良反应。替普瑞酮还可能导致严重的不良反应,如肝功能损害(表现为乏力、食欲减退、右上腹不适等)及黄疸。如果出现了以上不良反应,请尽快就诊。

◆胃铋镁(胃铋镁颗粒)

【适应证】本品主要用于治疗急慢性胃炎、胃及十二指肠溃疡、反流性食管炎、神经性消化不良及胃酸有关的胃部不适症状(如胃痛、胃灼烧、酸性嗳气、饱胀等),也可以用于治疗其他原因引起的胃痛、胃胀、胃痉挛等。本品还可以预防非甾体抗炎药物引起的胃黏膜损伤。

【用法与用量】饭后用温开水冲服,一次1袋,重症2袋,一日3次。连续1~3个月为1个疗程,以后可减量持续,以防复发。

【用药教育】请在饭后30 min用温开水冲服。用药不可间断,服药后10 d左右自觉症状可见减轻或消失,但这只是说明病情的好转,并不表示痊愈,仍应按上述用法与用量继续用药,直到完成1个疗程;病愈后,为避免复发,可将剂量减轻至一日1~2袋,在主餐后服用。用药期间通常不需禁忌任何食品,但如果胃病严重,请不要饮酒,少食煎炸油腻食品。用药后偶见便秘、稀便、口干、失眠、恶心、腹泻,停药后可自行消失。服药期间,粪便呈黑色属正常现象。若排稀便,可减量服用。

◆枸橼酸铋钾(枸橼酸铋钾颗粒/枸橼酸铋钾咀嚼片)

【适应证】用于胃及十二指肠溃疡、急慢性胃炎、幽门螺杆菌感染的根除治疗。

【用法与用量】口服,一次1包(或1片,含铋110 mg),一日4次,前3次于三餐餐前半小时服用,第4次于晚餐后2 h服用,或一日2次,早晚各服2包(或2粒,含铋220 mg),疗程4周,如再继续服用,应遵医嘱。

【用药教育】如果服用的是颗粒剂,请使用30~50 mL温水冲服。如果服用的是咀嚼片,请咀嚼后服用,服药只能用白水,不要用碳酸饮料、啤酒等。蛋白质含量高的食物(如牛奶),可能干扰枸橼酸铋钾的作用,用药前后半小时内请不要食用。为避免药物在体内浓度过高导致铋性脑病,请不要同时服用其他含铋的药物,也不要长期大剂量服用枸橼酸铋钾,如果连续服药7 d,症状仍未缓解,请及时就诊。枸橼酸铋钾可减少四环素类药物(如四环素、土霉素)的吸收,降低其疗效。如需合用,请间隔至少2 h服用。用药后口腔内可能有氨味(尿液放久了的气味)、舌苔及大便可能变成灰黑色,停药后可自行消失,偶尔还会出现恶心、便秘。

(马红玲)

第二节　助消化药

◆消化酶(消化酶片)

【适应证】适用于消化不良患者,用于缓解食欲减退、胃腹胀满等症状。

【用法与用量】饭后口服。推荐成人每次3片,一日3次。疗程2周。

【用药教育】5岁以下儿童禁用,以免影响幼儿自身的酶分泌功能发育,导致分泌紊乱。请在饭后30 min服药,服用时请不要咀嚼,以免引起口腔溃疡。服用后及时盖好瓶盖,以防吸潮使药变质。连续服用2周后未见症状缓解时,请停药并及时就诊。用药后少数患者出现转氨酶轻度升高、腹泻、头晕及失眠等不良反应。

◆米曲菌胰酶(米曲菌胰酶片)

【适应证】本品用于消化酶减少引起的消化不良。

【用法与用量】需整片吞服,不可咀嚼服用。成人和12岁以上的儿童请于饭中或饭后服用1片,每日3次。

【用药教育】禁用于急性胰腺炎以及慢性胰腺炎活动期急性发作的患者,但对于胰酶缺乏的患者,饮食恢复期服用此药有时会有帮助。禁用于患有罕见遗传性果糖不耐症的患者、葡萄糖-半乳糖吸收障碍的患者或者蔗糖酶-异麦芽糖酶不足的患者。儿童消化系统较为脆弱,且功能尚未成熟,12岁以下儿童用药的安全性暂不清楚,请不要给12岁以下儿童服用米曲菌胰酶。请在进餐时或餐后服用药物,请完整吞服药物,不要咀嚼,以避免药粉残留在口腔内,引起严重的口腔溃疡。用药后如出现症状加重,请及时就诊。用药后可能出现过敏反应,表现为皮疹、打喷嚏、流泪、支气管痉挛引起的呼吸困难等不良反应。

◆复方消化酶胶囊(Ⅱ)[复方消化酶胶囊(Ⅱ)]

【适应证】食欲缺乏、消化不良。

【用法与用量】口服。一次1粒,每日3次,餐前15 min服用。本品宜用水整粒吞服，如吞咽困难，亦可打开胶囊，将小丸与水或流质同服，切忌嚼碎后服用。对于儿童，可打开胶囊，将小丸撒在少量液体上或者软食物上，不咀嚼吞下。

【用药教育】如果存在急性胰腺炎早期或对猪蛋白过敏是不能使用本药的，请将所有已确诊的疾病及正在接受的治疗方案告诉医生。请在餐前15 min服药，可使消化酶更好地发挥助消化作用。本药含有的蛋白酶对口腔黏膜有刺激，最好完整吞服胶囊，如果存在吞咽困难，可打开胶囊，将胶囊内药丸用水或流食送服，但不能咀嚼。儿童服药可将药丸撒在少量液体上或者软食上，注意不要让药物残留在口腔内。用药后可能出现轻度腹泻和轻度转氨酶升高，一般可自行恢复。

◆ 复合凝乳酶（复合凝乳酶胶囊）

【适应证】用于各类慢性胃炎，胃下垂、胃大部切除后所致的上腹部不适、食欲缺乏等，亦可用于婴儿消化不良和腹泻。

【用法与用量】口服。成人：一次2～3粒，一日3次。婴幼儿：一次1粒（只服内容物）。一日3次。

【用药教育】禁用于十二指肠球部炎症患者，胃黏膜出血、糜烂的患者，胃酸明显偏高者。给婴幼儿用药时，请打开胶囊，直接服用里面的粉末。请不要与奶制品（如牛奶、酸奶）同时服用，也不要与苏打水等碱性饮料同服，复合凝乳酶在碱性溶液中容易失效。温度过高会影响复合凝乳酶的稳定性，70 ℃以上药物会失效。

（马红玲）

第三节　促胃肠动力药及止吐药

◆ 多潘立酮（多潘立酮片）

【适应证】用于消化不良、腹胀、嗳气、恶心、呕吐、腹部胀痛。

【用法与用量】口服。成人一次10 mg，一日3次，饭前15～30 min服用。

【用药教育】

（1）如果存在以下情况，可能不能使用多潘立酮，请将所有已确诊的疾病及正在接受的治疗方案告诉医生：①嗜铬细胞瘤；②乳腺癌；③催乳素瘤；④增加胃肠道动力时可能出现危险的疾病（如机械性消化道梗阻、胃肠道出血、胃肠道穿孔）；⑤中、重度肝功能不全；⑥心脏传导异常、电解质紊乱、潜在心脏病。这类患者用药可能增加发生室性心律失常的风险。

(2)某些厂家的片剂中含有乳糖成分。如果对乳糖不耐受或缺乏乳糖酶,最好不要使用含乳糖的制剂。具体请查看说明书。

(3)如果正在服用抗精神病药(如匹莫齐特、齐拉西酮)、延长Q-T间期的药物(如托瑞米芬、长春胺),是不能服用多潘立酮的。合用可能引起心律失常等心脏不良反应。

(4)如果患有肾功能不全,请提前告知医生。剂量或给药时间间隔可能需要调整。

(5)多潘立酮不适合体重低于35 kg的成人。

(6)60岁以上的患者用药出现严重室性心律失常和心源性猝死的风险增加。用药时请注意观察患者情况。

(7)用药后如果出现头晕和嗜睡症状,请尽量避免驾驶、操作机器或进行其他需要意识清醒和协调的活动。

(8)连续用药3 d,仍未见症状缓解时,请及时就诊。持续用药通常不要超过1周。

(9)用药期间如果出现心律失常等症状,请立即停药就诊。

(10)用药后可能出现口干、头痛、失眠、神经过敏、头晕、嗜睡、倦怠、腹部痉挛、腹泻、反流、恶心、胃灼热、皮疹、瘙痒、荨麻疹、口腔炎、结膜炎、溢乳、男子乳房女性化、女性月经不调等不良反应。多潘立酮还可能引起严重不良反应,如严重室性心律失常或心源性猝死。如果出现了心率异常,请立即就诊。过量还可能出现焦虑、意识改变、惊厥、定向障碍和锥体外系症状(主要表现包括坐立不安、面具样面容、震颤、运动迟缓、角弓反张)。

◆莫沙必利(枸橼酸莫沙必利片)

【适应证】本品为消化道促动力剂,主要用于功能性消化不良,慢性胃炎伴有胃灼热、嗳气、恶心、呕吐、早饱、上腹胀、上腹痛等消化道症状者。

【用法与用量】口服,每次5 mg,1日3次,饭前或饭后服用,或遵医嘱。

【用药教育】如果已被确诊患有胃肠道出血、肠梗阻或穿孔,是不能使用伊托必利的。请将所有已确诊的疾病及正在接受的治疗方案告诉医生。儿童用药的安全性和有效性暂不清楚。餐前餐后服药都可以。持续用药2周后,如果未见症状缓解,请停药就诊。用药后可能引起腹泻、腹痛、口干、皮疹及疲倦、头晕等不良反应,还可能引起严重不良反应,如肝功能损害(可表现为乏力、嗜睡、厌食、恶心、呕吐、右上腹疼痛、瘙痒、黄疸等)。如果出现以上症状,请立即就诊。

◆伊托必利(盐酸伊托必利颗粒)

【适应证】本品适用于功能性消化不良引起的各种症状,如上腹不适、餐后饱胀、早饱、食欲不振、恶心、呕吐等。

【用法与用量】口服，每日 3 次，一次 50 mg，饭前 15 ~ 30 min 服用；或遵医嘱。

【用药教育】如果已被确诊患有胃肠道出血、肠梗阻或穿孔，是不能使用伊托必利的。用药可能导致疾病加重，请将所有已确诊的疾病及正在接受的治疗方案告诉医生。儿童用药的安全性暂不清楚。老年人的生理功能下降，易发生不良反应，如果出现不良反应，可采取减量或停药等措施。请在餐前 15 ~ 30 min 口服，待进餐时药物就可发挥药效，帮助消化。如果用药 2 周后症状没有明显改善，请停药就诊。用药后偶尔可能出现眩晕和激动，请尽量避免驾驶或操作机器。用药后可能出现腹泻、腹痛、便秘、唾液增加、头痛、睡眠障碍、眩晕、胸背部疼痛、疲乏、手指发麻、手抖等不良反应。伊托必利还可能引起严重的不良反应，如休克、过敏性样反应（可表现为低血压、呼吸困难、喉水肿、荨麻疹、脸色苍白和出汗等）、肝功能异常和黄疸。如果怀疑自己出现了以上不良反应，请停药就诊。

◆阿瑞匹坦（阿瑞匹坦胶囊）

【适应证】阿瑞匹坦胶囊与其他止吐药物联合给药，适用于预防高度致吐性抗肿瘤化疗的初次和重复治疗过程中出现的急性和迟发性恶心和呕吐。

【用法与用量】本品的推荐剂量是在化疗前 1 h 口服 125 mg（第 1 天），在第 2 和第 3 天早晨每天一次口服 80 mg。

【用药教育】食物不影响药物的疗效，与或不与食物同服都可以。用药第 1 天请在化疗前 1 h 服药，此后请在早晨服药。阿瑞匹坦可降低口服避孕药的疗效，请在用药期间及停药后 1 个月内采取其他避孕措施。用药后可能出现便秘、食欲减退、打嗝、消化不良、头痛、疲乏等不良反应。

（马红玲）

第四节　泻药和止泻药

◆小麦纤维素（小麦纤维素颗粒）

【适应证】本品用于便秘。作为肠易激综合征、憩室病、肛裂和痔疮等伴发的便秘的辅助治疗，也可用于手术后软化大便。

【用法与用量】成人：一次 3.5 g（1 包），一天 2 ~ 3 次，至少 1 周，之后逐渐减量至每日 2 次或 1 次，每日清晨都应服药。6 个月以上儿童：一次 1.75 g(半包)，一天 1～2 次，至少 1 周，之后逐渐减量至每日 1 次，每日清晨都应服药。本品可加入食物或饮料中服用，如汤、粥、牛奶、果汁等。每次用 200 mL 左右的液体一起服用可达最佳效果。

【用药教育】禁用于肠梗阻患者。对小麦过敏的患者可能对本品产生过敏反应，用药前请先告知医生。请将药物加入食物或饮料(如汤、粥、牛奶、果汁等)中服用，每次用 200 mL 左右的液体一起服用可达最佳效果。一日服药 1 次时，请在早晨服药，一日服药不止一次时，也请在早晨服用当天的第 1 剂药物。服药期间请多喝水(每天至少喝水 1 500 mL，高温或者强体力活动时适当增加)，以达到最佳效果。用药后可能出现腹胀和腹鸣，但很快减轻，并在 1～2 周内消失。

◆乳果糖(乳果糖口服溶液)

【适应证】便秘：调节结肠的生理节律。肝性脑病：用于治疗和预防肝昏迷或昏迷前状态。

【用法与用量】应根据个人需要调整用药剂量。如每日一次治疗，则应在相同时间服药，例如：早餐时。

(1)便秘或临床需要保持软便的情况：①成人起始剂量每日 30 mL，维持剂量每日 10～25 mL；②7～14 岁儿童起始剂量每日 15 mL，维持剂量每日 10～15 mL；③1～6 岁儿童起始剂量每日 5～10 mL，维持剂量每日 5～10 mL；④婴儿起始剂量每日 5 mL，维持剂量每日 5 mL。治疗几天后，可根据患者情况酌情减量。本品宜在早餐时一次服用。根据乳果糖的作用机制，一至两天可取得临床效果。如两天后仍未有明显效果，可考虑加量。

(2)肝昏迷及昏迷前期：起始剂量：30～50 mL，一日 3 次。维持剂量：应调至每日最多 2～3 次软便，大便 pH 值 5.0～5.5。

【用药教育】

(1)如果您存在以下情况，可能不能使用乳果糖，请您将所有已确诊的疾病及正在接受的治疗方案告诉医生：①胃肠道梗阻、阑尾炎、不明原因的腹痛；②消化道穿孔或有消化道穿孔的风险，如溃疡性结肠炎、克罗恩病；③半乳糖或果糖不耐受、乳糖酶缺乏、半乳糖血症、葡萄糖或半乳糖吸收不良；④糖尿病；⑤尿毒症。

(2)请在每天固定时间服药，用于便秘时最好在早餐时服用。乳果糖打开后请立即服用，服用时不要含在嘴里，需直接咽下。

(3)为缓解便秘，可以多吃富含膳食纤维的食物(如谷物、豆类、橘子)，同时多喝水，建议每天喝水 1.5～2 L。

(4)服药期间请不要同时服用其他导泻药物。

（5）用于便秘时，一般用药1～2 d即可见效，如果2 d后便秘症状没有改善或反复出现，请及时就诊。

（6）长期服用乳果糖可能导致腹泻和电解质失衡，老年人、全身状况较差以及连续用药6个月以上的患者请定期监测血清电解质。

（7）用药后可能出现腹泻、胃肠胀气、腹痛、恶心、呕吐等不良反应，腹胀可能出现在刚开始用药的那几天，一般继续用药可消失。长期大剂量用药时还可能因腹泻引起电解质紊乱。

（8）口服溶液开启后，请在3个月内用完。

◆复方聚乙二醇电解质散（Ⅳ）（本品为复方制剂，由A、B两剂组成，A剂为白色粉末；B剂为白色结晶性粉末）

【适应证】①用于治疗功能性便秘。②用于术前肠道清洁准备：肠镜及其他检查前的肠道清洁准备。

【用法与用量】

（1）配制：取本品A、B两剂各一包，同溶于125 mL温水中成溶液。

（2）服用方法及用量：①治疗功能性便秘，成人每次服用125 mL溶液，一日两次，老年人开始时一日一次，必要时同成人剂量，或遵医嘱；②肠道准备，每次250 mL，每隔10～15 min服用一次，直至排出水样清便，最多口服3 000 mL。

【用药教育】

（1）胃肠道梗阻、肠穿孔、胃潴留、消化道出血、中毒性肠炎、中毒性巨结肠、克罗恩病患者禁用。

（2）严重的溃疡性结肠炎患者慎用。

（3）服用中，不应在溶液中加入任何附加成分，如调味品。

（4）本品用于肠道清洁时，应注意：①服用药物之前3～4 h至检查完毕患者不得进食固体食物，在服药的近3 h内，不准进食固体食物；②服用药物后约1 h，肠道运动加快，患者可能会感到腹胀或不适，若症状严重，可加大间隔时间或暂停给药，直到症状消失后再恢复药，直到排出水样清便；③严格遵守本品的配制方法；④最好于手术前或检查前4 h开始服用，服药时间为3 h，排空时间为1 h，也可在手术或检查的前一天晚上服用。

（5）复方聚乙二醇电解质的肠道清洁作用可导致其他药物从消化道排泄，影响其他药物的吸收，服药前1 h请不要口服其他药物。

（6）如果出现严重腹胀或不适，可以放慢服用速度或暂停服用，待症状消除后再继续服用。用药后可能出现恶心、饱胀感、腹痛、呕吐、肛门不适、冷感、打嗝、疲倦、头晕、头痛、失眠等不良反应。如果出现严重腹胀或不适，可以放慢服用速度或暂停服用，待症状消除后再继续服用。

◆蒙脱石(蒙脱石散)

【适应证】用于成人及儿童急、慢性腹泻。

【用法与用量】口服。

(1)成人:每次3 g,每日3次。

(2)儿童:①1岁以下每日3 g,分3次服;②1～2岁每日3～6 g,分3次服;③2岁以上每日6～9 g,分3次服。

(3)将本品放入50 mL温水中搅拌,待充分分散后快速服完。急性腹泻服用本品治疗时,首次剂量加倍。

【用药教育】蒙脱石会与食物发生黏附,导致吸附毒素作用减弱,建议在餐前服用。治疗急性腹泻时,首次剂量可加倍,服用散剂时,请将药物加入约50 mL温水中,混匀后快速服完。治疗急性腹泻时,请多喝水,以避免腹泻引起的脱水,建议每天至少饮用1 500 mL。儿童急性腹泻1 d后、慢性腹泻服用2～3 d后,如果症状未改善,请及时就诊。蒙脱石可减少抗精神病药(如奋乃静、三氟拉嗪)的吸收,降低其疗效,如需合用,请间隔至少1 h服用。用药后可能出现轻度便秘。

(马红玲)

第六章　影响血液及造血系统的药物

第一节　抗凝血药

◆华法林(华法林钠片)

【适应证】①用于预防和治疗深静脉血栓形成(DVT)和肺栓塞(PE)。②用于预防和治疗心房颤动(AF)和(或)心脏瓣膜置换术后血栓栓塞并发症。③用于降低心肌梗死后死亡、复发和血栓栓塞事件(如脑卒中或体循环栓塞)的风险。

【用法与用量】

(1)须根据患者的国际标准化比值(INR)和临床情况调整本药的剂量和疗程。对大多数患者,INR 大于 4.0 无额外的疗效,且可能引起更高的出血风险。①静脉血栓栓塞:应使 INR 的目标值维持在 2.5(范围 2.0 ~3.0)。对继发于短暂风险因素的 DVT 或 PE 患者,推荐疗程为 3 个月;对病因不明的 DVT 或 PE 患者,推荐疗程至少为 3 个月,3 个月后评估长期治疗的风险-获益比;对发作两次以上、病因不明的 DVT 或 PE 患者,推荐长期使用本药,并定期评估治疗的风险-获益比。②心房颤动:非瓣膜性心房颤动患者的 INR 目标值为 2.5(范围 2.0 ~3.0)。推荐以下患者长期使用本药:持续性或阵发性非瓣膜性心房颤动且属于脑卒中高危[有以下任一风险因素:既往缺血性脑卒中、短暂性脑缺血发作或体循环栓塞。或有以下两种风险因素:年龄大于 75 岁、中度或重度左心室收缩功能受损和(或)心力衰竭、有高血压或糖尿病]或中危[有以下任一风险因素:年龄大于 75 岁、中度或重度左室收缩功能受损和(或)心力衰竭、有高血压或糖尿病]的患者,心房颤动合并二尖瓣狭窄患者,人工心脏瓣膜置换术后的心房颤动患者。人工心脏瓣膜置换术后的心房颤动患者根据瓣膜类型和位置及患者的情况,可升高 INR 的目标值并联用阿司匹林。③机械瓣膜和生物瓣膜植入:主动脉双叶机械瓣植入或 Medtronic Hall 侧倾碟瓣植入患者,若其为窦性心律且无左心房扩张,推荐 INR 的目标值为 2.5(范围 2.0 ~3.0)。二尖瓣侧倾碟瓣和双叶机械瓣植入患者,推荐 INR 的目标值为 3.0(范围 2.5 ~3.5)。笼球瓣或笼碟瓣植入患者,推荐 INR 的目标值为 3.0(范围 2.5 ~ 3.5)。二尖瓣生物瓣膜植入患者,推荐在植入瓣膜后的最初 3 个月使用本药,INR 的目标值为 2.5(范围 2.0 ~ 3.0);如出现血栓栓塞的其他风险因素(心房颤动、既往血栓栓塞、左室功能障碍),推荐 INR 的目标值为 2.5(范围 2.0 ~ 3.0)。④心肌梗死:高风险的心肌梗死患者(如前壁大面积心肌梗死、严重心力衰竭、经胸超声心动图显示心内血栓、心房颤动及有血栓栓塞史),推荐 INR 的范围为 2.0 ~ 3.0,并联用小剂量的阿司匹林(≤100 mg/d),至少治疗 3 个月。⑤复发性体循环栓塞:合并心房颤动的瓣膜病和二尖瓣狭窄患者,INR 的范围为 2.0 ~ 3.0。

(2)初始剂量和维持剂量:①细胞色素 P450(CYP)2C9 和维生素 K 环氧化物还原酶复合体亚单位 1(VKORC1)基因型未知者,通常初始剂量为一次 2 ~ 5 mg,一日 1 次。根据 INR、具体适应证确定所需剂量。常见维持剂量为一日 2 ~ 10 mg。②CYP2C9 和 VKORC1 基因型已知者的剂量信息参见表 6-1。

(3)从肝素转换为本药:为确保抗凝疗效,应持续给予全剂量肝素,并联用本药 4 ~ 5 d,直到 INR 检测确定本药产生预期治疗效果时,方可停用肝素。由于肝素可能影响 INR,联用本药与肝素时应进行 INR 监测的时间至少为:最后一次静脉注射肝素后 5 h,或停止持续静脉滴注肝素后 4 h,或最后一次皮下注射肝素后 24 h。

表 6-1 基于 *VKORC1* 和 *CYP2C9* 基因型的 3 个预期维持日剂量表 (mg)

VKORC1	*CYP2C9*					
	*1/*1	*1/*2	*1/*3	*2/*2	*2/*3	*3/*3
GG	5 ~ 7	5 ~ 7	3 ~ 4	3 ~ 4	3 ~ 4	0.5 ~ 2
AG	5 ~ 7	3 ~ 4	3 ~ 4	3 ~ 4	0.5 ~ 2	0.5 ~ 2
AA	3 ~ 4	3 ~ 4	0.5 ~ 2	0.5 ~ 2	0.5 ~ 2	0.5 ~ 2

(4)老年人剂量:老年和(或)体弱患者应考虑更低的初始剂量和维持剂量。因可增加出血风险并导致其他并发症,且不能更快地抑制血栓形成,不推荐老年和(或)体弱患者使用常规负荷剂量。

【用药教育】①请固定在每天同一时间服用华法林。服药时间浮动最好不超过 2 h。②晚上用药易养成习惯,不易漏服。且晚上活动较少,血流速度相对缓慢,用药更安全。因此最好在晚上服药。服药后尽量避免摄入食物、水或其他药物。③华法林的药效可维持 24 h 以上。如果漏服,请在 4 h

内尽快补服,超过 4 h 则不必再补服药物,在第 2 天服用正常剂量即可。④用药期间食用葡萄柚可能影响华法林药效。请避免食用葡萄柚及其制品。⑤华法林可能导致胎儿畸形,育龄期妇女在用药期间及停药后至少 1 个月内,请采取有效避孕措施(如安全套)。⑥华法林有抗凝血功能,用药期间请您避免受伤、避免过度劳累,也不要进行容易导致损伤的运动。⑦维生素 K 可以影响华法林的疗效。食物中维生素 K 含量较高的有绿叶蔬菜、西蓝花、韭菜、胡萝卜和动物肝脏等。用药期间请维持规律的饮食,避免大幅度改变饮食习惯(如大量食用绿色蔬菜)。⑧为评估华法林的抗凝效果,建议定期监测 INR。监测的时间间隔需医生根据具体情况来确定。住院患者遵医嘱监测 INR,通常出院后需每 4 周监测一次。门诊患者在剂量稳定前,通常需要几天至 1 周测一次,稳定后可每 4 周监测一次。INR 稳定的患者最长时间可以 3 个月测一次。⑨用药期间抽烟可降低华法林的疗效。抽烟的患者尤需密切监测 INR。

◆利伐沙班(利伐沙班片)

【适应证】①用于择期髋关节或膝关节置换手术成年患者,以预防静脉血栓形成(VTE)。②用于治疗成人深静脉血栓形成(DVT)和肺栓塞(PE),降低初始治疗 6 个月后 DVT 和 PE 复发的风险。③用于具有一种或多种危险因素(如充血性心力衰竭、高血压、年龄≥75 岁、糖尿病、脑卒中或短暂性脑缺血发作病史)的非瓣膜性心房颤动成年患者,以降低脑卒中和全身性栓塞的风险。

【用法与用量】

(1)利伐沙班 10 mg 可与食物同服,也可以单独服用。利伐沙班 15 mg 或 20 mg 片剂应与食物同服。

(2)预防择期髋关节或膝关节置换手术成年患者的 VTE:推荐剂量为口服利伐沙班 10 mg,每日 1 次。如伤口已止血,首次用药时间应在手术后 6~10 h。对于接受髋关节大手术的患者,推荐治疗疗程为 35 d。对于接受膝关节大手术的患者,推荐治疗疗程为 12 d。

(3)治疗 DVT 和 PE,降低 DVT 和 PE 复发的风险:①急性 DVT 或 PE 的初始治疗推荐剂量是前三周 15 mg 每日 2 次,在初始治疗期后,后续治疗的推荐剂量为 20 mg 每日一次口服。②由重大的一过性危险因素(如近期大手术或创伤)引起 DVT 和 PE 的患者,应考虑短期治疗(至少 3 个月)。③由重大的一过性危险因素之外的其他原因引起 DVT 或 PE 的患者、无诱因的 DVT 或 PE 史的患者,应考虑给予较长时间的治疗。④对于完成至少 6 个月标准抗凝治疗后持续存在 DVT 和(或)PE 风险的患者,为降低 DVT 和/或 PE 复发风险,推荐利伐沙班 10 mg 每日一次口服。⑤对于 DVT 或 PE 复发风险高的患者(例如有复杂并发症的患者,或接受利伐沙班 10 mg 每日一次但 DVT 或 PE 复发的患者),应考虑利伐沙班 20 mg 每日一次。⑥利伐沙班片用于 DVT 和 PE 的给药方案:治疗和降低 DVT 和 PE 复发的风险,第 1 ~ 21 天:15 mg,每日两次;从第 22 天起,20 mg,每日一次;完成至少 6 个月 DVT 或 PE 治疗后,10 mg 或 20 mg 每日一次。

(5)用于非瓣膜性房颤成年患者,降低脑卒中和全身性栓塞的风险:推荐剂量是 20 mg 每日一次,对于低体重和高龄(>75 岁)的患者,可 15 mg 每日一次。

(6)因手术及其他干预治疗而停药:如果为了降低手术或其他干预过程的出血风险而必须停止抗凝治疗,则必须在干预前的至少 24 h 停止使用利伐沙班,以降低出血风险。

(7)给药选择:对于不能整片吞服的患者,可在服药前将 10 mg、15 mg 或 20 mg 利伐沙班片压碎,与苹果酱混合后立即口服。在给予压碎的利伐沙班 15 mg 或 20 mg 片剂后,应当立即进食。

(8)通过鼻胃管或胃饲管给药:当确定胃管在胃内的位置后,也可将 10 mg、15 mg 或 20 mg 利伐沙班片压碎,与 50 mL 水混合成混悬液,通过鼻胃管或胃饲管给药。由于利伐沙班的吸收依赖于药物释放的部位,应避免在胃远端给药,因为在胃远端给药可能会使药物吸收下降,从而降低药物的暴露量。在给予压碎的利伐沙班 15 mg 或 20 mg 片剂后,应当立即通过肠内营养方式给予食物。压碎的 10 mg、15 mg 或 20 mg 利伐沙班片在水或苹果酱中可稳定长达 4 h。体外相容性研究表明,利伐沙班没有从混悬液中吸附至 PVC 或硅胶鼻胃管。

(9)从维生素 K 拮抗剂(VKA)转换为利伐沙班:①对降低脑卒中和全身性栓塞风险的患者,应停用 VKA,在 INR≤3.0 时,开始利伐沙班治疗;②对治疗 DVT 和 PE,降低 DVT 和 PE 复发风险的患者,应停用 VKA,在 INR≤2.5 时,开始利伐沙班治疗。

(10)从利伐沙班转换为维生素 K 拮抗剂(VKA):联用 VKA 和利伐沙班,直至 INR≥2.0。在转换期的前两天,应使用 VKA 的标准起始剂量,随后根据 INR 检查结果调整 VKA 的给药剂量。患者联用利伐沙班与 VKA 时,检测 INR 应在利伐沙班给药 24 h 后,下一次利伐沙班给药之前进行。停用利伐沙班后,至少在末次给药 24 h 后,可检测到可靠的 INR。

(11)从非口服抗凝剂转换为利伐沙班:对正在接受非口服抗凝剂的患者,非持续给药的(例如皮下注射低分子肝素),应在下一次预定给药时停用非口服抗凝剂,并于 0 ~2 h 前开始服用利伐沙班,持续给药的(例如普通肝素静脉给药),应在停药时开始服用利伐沙班。

（12）从利伐沙班转换为非口服抗凝剂：停用利伐沙班，并在利伐沙班下一次预定给药时间时给予首剂非口服抗凝剂。

（13）特殊人群：①肾功能损害的患者，轻度肾功能损害（肌酐清除率：50～80 mL/min）的患者，无须调整利伐沙班剂量；中度（肌酐清除率 30～49 mL/min）或重度肾功能损害（肌酐清除率 15～29 mL/min）患者，推荐下列剂量：对于择期髋关节或膝关节置换术的成年患者以预防 VTE 时，中度肾功能损害（肌酐清除率 30～49 mL/min）者无须调整剂量，避免在肌酐清除率<30 mL/min 的患者中使用利伐沙班。用于治疗 DVT 和 PE，降低 DVT 和 PE 复发的风险时：前 3 周，患者应接受 15 mg 每日两次。此后，推荐剂量为 20 mg，每日一次。如果评估得出患者的出血风险超过 DVT 及 PE 复发的风险，必须考虑将剂量从 20 mg 每日一次，降为 15 mg 每日一次。使用 15 mg 的建议基于 PK 模型，尚无临床研究。在肌酐清除率<30 mL/min 的患者中应避免使用利伐沙班。用于非瓣膜性心房颤动成年患者以降低脑卒中和全身性栓塞风险时，推荐剂量为 15 mg 每日一次。肌酐清除率<15 mL/min 的患者避免使用利伐沙班。②肝功能损害的患者：有凝血异常和临床相关出血风险的肝病患者，包括达到 Child-Pugh B 级和 C 级的肝硬化患者，禁用利伐沙班。③对于既往未使用过抗凝剂治疗且接受经食管超声心动图（TEE）引导下的心脏复律治疗的患者，应至少在心脏复律前 4 h 开始服用利伐沙班，以保证充分抗凝。

【用药教育】①片剂规格为 10 mg 时，食物对药效无明显影响，可与或不与食物同服。规格为 15 mg 和 20 mg 时，食物可增加药物疗效，请与食物同服。②如果存在吞咽困难，可将药物压碎，与苹果酱等混合后立即服用。片剂规格为 15 mg 和 20 mg 时，请在用药后立即进食。③如果通过胃管给药，请将压碎的药片与 50 mL 水混合后给药。片剂规格为 15 mg 和 20 mg 时，请在给药后立即给予食物。④一天给药 1 次时，如果漏服，请尽快补服，并在第 2 天服用正常剂量。一天给药 2 次时，如果漏服，请尽量补服，以确保日剂量达到所需剂量（可能需要一次服用双倍剂量），之后按正常剂量服用。⑤过早停用利伐沙班可能导致血栓栓塞。请在医生指导下停药，不要擅自停药。除了因出血或治疗完成需停药外，其他情况在停用利伐沙班的同时可能需要使用其他抗凝血药物。⑥用药后可能出现头晕、晕厥。如果出现以上症状，请尽量避免驾驶或操作机械。⑦用药后更容易出血，请避免受伤。⑧利伐沙班可能导致胎儿畸形。育龄期妇女在用药期间请采取有效避孕措施。⑨如果刚进行了手术，建议定期进行体格检查和检测血红蛋白以及时发现出血情况。此外，用药可能对血液、肝功能、肾功能有影响，可能还需要监测全血细胞计数、肝功能、肾功能，以了解药物的影响。

◆达比加群酯(达比加群酯胶囊)

【适应证】①用于预防存在以下一个或多个风险因素的非瓣膜性心房颤动(NVAF)患者的脑卒中和全身性栓塞:有脑卒中、短暂性脑缺血发作或全身性栓塞史、左心室射血分数小于40%、症状性心力衰竭[纽约心脏病协会(NYHA)心功能分级≥2级]、年龄大于或等于75岁、年龄大于或等于65岁且伴有糖尿病或冠心病或高血压者。②用于治疗急性深静脉血栓形成(DVT)和(或)肺栓塞(PE)。③用于预防复发性DVT和(或)PE。

【用法与用量】①常规剂量:预防NVAF患者的脑卒中、全身性栓塞,口服给药 一次150 mg,一日2次,维持长期治疗。②DVT和(或)PE,口服给药一次150 mg,一日2次,于接受至少5 d的肠外抗凝药治疗后开始使用。③预防复发性DVT和(或)PE,口服给药一次150 mg,一日2次。④肾功能不全时剂量:轻度[50 mL/min<肌酐清除率(CrCl)≤80 mL/min]、中度肾功能损害(CrCl为30~50 mL/min)者无须调整剂量,但中度肾功能损害者出血风险较高时,考虑减至一次110 mg、一日2次。⑤老年人剂量:75~80岁老年人通常无须调整剂量,当血栓栓塞风险较低而出血风险较高时,可考虑一次110 mg、一日2次;80岁及80岁以上老年人出血风险增加,推荐剂量为一次110 mg、一日2次。⑥其他疾病时剂量:胃炎、食管炎、胃食管反流、存在其他出血风险增加的患者,应根据血栓栓塞和出血风险的个体化评估选择本药一日300 mg或220 mg。

【用药教育】①食物不影响达比加群酯的疗效,进餐时或餐后服药都可以。如果出现胃肠道不良反应,建议在进餐时服药。②如果漏服药物,请尽快补服;如距离下一次给药时间不足6 h,则无须再补服。③请用水送服完整药物。咀嚼、弄碎或打开胶囊直接服用胶囊内的颗粒都可能增加药物暴露量,引起毒副作用。④过早停用达比加群酯,可能增加发生血栓的风险,请不要擅自停药。⑤育龄期妇女用药期间请采取避孕措施。⑥为了解药物疗效和影响,可能需要定期监测全血细胞计数、肾功能;必要时可监测活化部分凝血活酶时间、Ecarin凝血时间或凝血酶时间,以评估抗凝活性。

◆依诺肝素(依诺肝素钠注射液)

【适应证】①用于预防静脉血栓栓塞性疾病,尤其是与骨科或普外手术相关的血栓形成。②用于治疗DVT,伴或不伴PE(但不包括需外科手术或溶栓药治疗的肺栓塞)。③与阿司匹林联用治疗不稳定型心绞痛及非Q波性心肌梗死。④用于血液透析体外循环时防止血栓形成。⑤与溶栓药联用或同时与经皮冠状动脉介入治疗(PCI)联用治疗急性ST段抬高心肌梗死。

【用法与用量】

(1)预防外科患者的静脉血栓栓塞性疾病:皮下注射,有中度血栓形成风险(如腹部手术)者,一次 2 000A X aIU 或 4 000A X aIU,一日 1 次。普外手术时,应于普外手术前 2 h 进行第 1 次皮下注射。有高度血栓形成风险(如骨科大手术)者,一次 4 000A X aIU,一日 1 次,于术前 12 h 开始使用。疗程通常为 7 ~ 10 d。某些患者适合更长的治疗周期,若患者有静脉栓塞倾向,应延长治疗至静脉血栓栓塞风险消除且无须卧床为止。接受骨科大手术的患者,可延长血栓预防至术后 5 周;静脉血栓栓塞风险高且因癌症而接受腹部或盆腔手术的患者,可延长血栓预防至术后 4 周。

(2)预防内科患者的静脉血栓栓塞性疾病:皮下注射,一次 4 000A X aIU,一日 1 次。疗程至少为 6 d,直至无须卧床为止,最长 14 d。

(3)伴或不伴 PE 的 DVT,皮下注射一次 150A X aIU/kg,一日 1 次;或一次 100A X aIU/kg,一日 2 次。若患者为复杂性栓塞性疾病,推荐按一次 100A X aIU/kg,一日 2 次给药。疗程不应超过 10 d(包括达到口服抗凝药治疗效果所需时间),应尽早转为口服抗凝药。

(4)不稳定型心绞痛及非 Q 波性心肌梗死:皮下注射,一次 100A X aIU/kg,每 12 h 1 次。与阿司匹林(推荐最小负荷剂量为 160 mg,之后一次 75 ~ 325 mg、一日 1 次)联用,疗程为 2 ~ 8 d,直至临床症状稳定。

(5)血液透析体外循环时防止血栓形成:动脉给药,推荐剂量为一次 100A X aIU/kg,有高度出血倾向的血液透析患者,应减量,即双侧血管通路给予本药 50A X aIU/kg 或单侧血管通路给予 75A X aIU/kg。应于血液透析开始时,经动脉血管通路给药。上述剂量的作用时间通常为 4 h。当出现纤维蛋白环时,应再给予 50 ~ 100A X aIU/kg 的剂量。

(6)急性 ST 段抬高心肌梗死:静脉/皮下注射。①首剂本药应于溶栓治疗前 15 min 至溶栓治疗(无论是否有纤维蛋白特异性)后 30 min 给予。先静脉注射 3 000A X aIU,静脉注射后 15 min 内皮下注射 100A X aIU/kg,随后皮下注射一次 100A X aIU/kg、每 12 h 1 次(最初两次皮下注射最大剂量为 10 000A X aIU)。推荐疗程为 8 d,或使用至出院(不足 8 d)。应于症状出现后尽早口服给予阿司匹林,维持剂量为一日 75 ~ 325 mg,至少 30 d,除非有其他指征。②PCI 患者的额外静脉负荷剂量:如最后一次皮下注射在球囊扩张前不足 8 h,则无须再次给药;如最后一次皮下注射在球囊扩张前 8 h 以上,则需额外静脉注射 30A X aIU/kg(推荐将药液浓度稀释至 300A X aIU/mL 后给予)。③75 岁或 75 岁以上患者:不应静脉注射给予负荷剂量,皮下注射一次 75A X aIU/kg,每 12 h 1 次(最初两次皮下注射最大剂量为 7 500A X aIU)。

(7)肾功能不全时剂量:①轻度(肌酐清除率为50~80 mL/min)至中度(肌酐清除率为30~50 mL/min)肾功能不全者无须调整剂量。②严重肾功能不全(肌酐清除率为15~30 mL/min)者推荐剂量为:用于预防,一次2 000A Ⅹa IU,一日1次;用于治疗,一次100A Ⅹa IU/kg,一日1次。

(8)老年人剂量:肾功能在正常范围内的老年患者,预防性用药时无须调整剂量或每日用药次数。

【用药教育】①可以经皮下注射或静脉给药,不能肌内注射。皮下注射时患者需平躺,在左、右腹壁的前外侧或后外侧皮下组织内交替给药。②用药后更容易出血。请小心避免受伤(如使用软毛牙刷和电动剃须刀)。③用药后可能出现血小板减少或增多,用药期间建议定期检查血小板计数。

(张丽新)

第二节 抗血小板药

◆阿司匹林(阿司匹林肠溶片)

【适应证】①降低急性心肌梗死疑似患者的发病风险。②预防心肌梗死复发中风的二级预防。③降低短暂性脑缺血发作(TIA)及其继发脑卒中的风险。④降低稳定型和不稳定型心绞痛患者的发病风险。⑤动脉外科手术或介入手术后,如经皮冠脉腔内成形术(PTCA)、冠状动脉旁路术(CABG)、颈动脉内膜剥离术、动静脉分流术。⑥预防大手术后深静脉血栓和肺栓塞。⑦降低心血管危险因素者(冠心病家族史、糖尿病、血脂异常、高血压、肥胖、抽烟史、年龄大于50岁者)心肌梗死发作的风险。

【用法与用量】①用法:口服,肠溶片应饭前用适量水送服。②降低急性心肌梗死疑似患者的发病风险:建议首次剂量300 mg,嚼碎后服用以快速吸收,以后每天100~200 mg。③预防心肌梗死复发:每天100~300 mg。④脑卒中的二级预防:每天100~300 mg。⑤降低TIA及其继发脑卒中的风险:每天100~300 mg。⑥降低稳定型和不稳定型心绞痛患者的发病风险:每天100~300 mg。⑦动脉外科手术或介入手术后,如PTCA、CABG、颈动脉内膜剥离术、动静脉分流术:每天100~300 mg。预防大手术后DVT和PE:每天100~200 mg。⑧降低心血管危险因素者(冠心病家族史、糖尿病、血脂异常、高血压、肥胖、抽烟史、年龄大于50岁者)心肌梗死发作的风险:每天100 mg。

【用药教育】①肠溶剂型,为避免出现毒副作用,最好完整吞服,不要掰开、碾碎或咀嚼。②阿司匹林对胃肠道有刺激，除肠溶片以外，其他剂型请在餐后服药，以减少胃肠道不适。因进食会升高胃内 pH 值，使肠溶片在胃内提前溶解产生刺激，故肠溶片请在餐前至少 30 min 空腹服用。③用药期间饮酒可能增加胃肠道溃疡和胃出血的风险。请避免饮酒或饮用含有酒精的饮料。④用药期间更容易出血。请避免受伤，如使用软毛牙刷或电动剃须刀。⑤如进行了扁桃体摘除或口腔手术，手术后 7 d 内最好不要使用咀嚼片。⑥为避免药物过量，用药期间请不要同时服用其他含有解热镇痛药成分的药品（如某些复方抗感冒药）。⑦阿司匹林可能诱发或加重高血压，用药期间建议密切监测血压。长期大量用药时可能需要定期检查血细胞比容、肝功能及血清水杨酸含量。

◆氯吡格雷（硫酸氢氯吡格雷片）

【适应证】氯吡格雷用于以下患者，预防动脉粥样硬化血栓形成事件：①近期心肌梗死患者，近期缺血性脑卒中患者或确诊外周动脉性疾病的患者。②急性冠脉综合征的患者：非 ST 段抬高急性冠脉综合征（包括不稳定型心绞痛或非 Q 波心肌梗死），包括经皮冠状动脉介入术后置入支架的患者，与阿司匹林合用。

【用法与用量】

（1）成人和老年人：氯吡格雷的推荐剂量为 75 mg 每日一次。对于急性冠脉综合征的患者：①非 ST 段抬高急性冠脉综合征（不稳定型心绞痛或非 Q 波心肌梗死）患者，应以单次负荷量氯吡格雷 300 mg 开始（合用阿司匹林 75～325 mg/d），然后以 75 mg 每日 1 次连续服药。由于服用较高剂量的阿司匹林有较高的出血危险性，故推荐阿司匹林的每日维持剂量不应超过 100 mg。最佳疗程尚未正式确定。临床试验资料支持用药 12 个月，用药 3 个月后表现出最大效果。②ST 段抬高急性心肌梗死：应以负荷量氯吡格雷开始，然后以 75 mg 每日 1 次，合用阿司匹林，可合用或不合用溶栓剂。对于年龄超过 75 岁的患者，不使用氯吡格雷负荷剂量。在症状出现后应尽早开始联合治疗，并至少用药 4 周。目前还没有研究对联合使用氯吡格雷和阿司匹林超过 4 周后的获益进行证实。

（2）近期心肌梗死患者（从几天到小于 35 d），近期缺血性脑卒中患者（从 7 d 到小于 6 个月）或确诊外周动脉性疾病的患者：推荐剂量为每天 75 mg。

（3）如果漏服：①在常规服药时间的 12 h 之内漏服，患者应立即补服一次标准剂量，并按照常规服药时间服用下一次剂量。②超过常规服药时间 12 h 之后漏服，患者应在下次常规服药时间服用标准剂量，无须剂量加倍。

(4)儿童和未成年人:18 岁以下患者的安全有效性尚未建立。

(5)肾功能损伤:对于肾损伤患者的治疗经验有限。

(6)肝功能损伤:对于有出血倾向的中度肝损伤患者的治疗经验有限。

【用药教育】①与或不与食物同服都可以。②如果忘记了服药,请在12 h 内尽快补服。如果超过了 12 h,则不要再补服药物,在下次服药时间服用正常剂量即可。③过早停药可能增加发生心血管问题的风险,请在医生指导下按疗程用药,千万不要擅自停药。④用药期间止血时间可能比往常要长,且更容易出血,请避免受伤。⑤用药期间可能需要定期监测血红蛋白和血细胞比容,以评估用药的影响。⑥如果用药期间需要进行手术,请提前告知医生在服用氯吡格雷。医生可能安排在手术前 7 d 停药。

◆替格瑞洛(替格瑞洛片)

【适应证】本品用于急性冠脉综合征(不稳定型心绞痛、非 ST 段抬高心肌梗死或 ST 段抬高心肌梗死)患者,包括接受药物治疗和经皮冠状动脉介入治疗(PCI)的患者,降低血栓性心血管事件的发生率。与氯吡格雷相比,本品可以降低心血管死亡、心肌梗死或脑卒中复合终点的发生率,两治疗组之间的差异来源于心血管死亡和心肌梗死,而在脑卒中方面无差异。在 ACS 患者中,对本品与阿司匹林联合用药进行了研究。结果发现,阿司匹林维持剂量大于 100 mg 会降低替格瑞洛减少复合终点事件的临床疗效,因此,阿司匹林的维持剂量不能超过每日 100 mg。

【用法与用量】本品可在饭前或饭后服用。本品起始剂量为单次负荷量180 mg(90 mg×2 片),此后每次 90 mg(1 片),每日两次。除非有明确禁忌,本品应与阿司匹林联合用药。在服用首剂负荷阿司匹林后,阿司匹林的维持剂量为每日 1 次,每次 75 ~ 100 mg。已经接受过负荷剂量氯吡格雷的ACS 患者,可以开始使用替格瑞洛。

【用药教育】①食物不影响替格瑞洛的疗效,餐前或餐后服药都可以。但需固定在每天相同时间服用。②停药可能增加发生心肌梗死、脑卒中的风险。如需停药,请在医生指导下进行,千万不要擅自停药。③如果无法完整吞服片剂或需要经管饲给药,可将片剂碾碎,用水溶解后立即服用或经管饲给药。注意加水涮洗溶解药物的杯子和饲管,以保证服下了全部药物。④替格瑞洛可能引起头晕和意识模糊等症状。如果出现以上症状,请尽量避免驾驶或操作机器。⑤替格瑞洛可抑制血液凝结。用药期间可能更容易出血,请避免受伤,如使用软毛牙刷或电动剃须刀。如果跌倒或撞到头部,即使感觉良好,也最好就诊。⑥替格瑞洛可能降低血红蛋白和血细胞比容,建议定期检查血红蛋白和血细胞比容。此外,药物还会引起血肌酐升高,用药 1 个月后可能需要检查肾功能。⑦替格瑞洛可能升高血尿酸,建议患有痛风或有高尿酸血症风险的患者密切监测血尿酸值。⑧如果需要进行手术,请提前告知医生在服用替格瑞洛。最好在手术前 7 d 停用替格瑞洛。⑨用药期间阿司匹林的日剂量不能超过 100 mg,否则可能降低替格瑞洛的疗效。

◆西洛他唑(西洛他唑片)

【适应证】改善慢性动脉硬化性闭塞症引起的慢性溃疡、疼痛、发冷及间歇性跛行等症状。

【用法与用量】口服,一次 100 mg(二粒),一日 2 次。

【用药教育】①食物可能影响西洛他唑的吸收,请在餐前至少半小时或餐后 2 h 服药。②可能需要用药数周才能完全见效,请坚持用药。③脑梗死患者需在脑梗死症状稳定后开始用药。④葡萄柚汁可能会增加西洛他唑的不良反应,用药期间请避免食用葡萄柚及其制品。⑤西洛他唑可影响凝血功能,用药期间更容易出血,请您避免受伤,如使用软毛牙刷或电动剃须刀。⑥患有冠状动脉狭窄的患者,用药期间如果出现严重心动过速,可能诱发心绞痛。请立即就诊,可能需要减量或停药。⑦患有冠状动脉狭窄的患者,用药期间如果出现严重心动过速,可能诱发心绞痛。请立即就诊,可能需要减量或停药。

(张丽新)

第三节　抗贫血药

◆蛋白琥珀酸铁(蛋白琥珀酸铁口服溶液)

【适应证】用于治疗因铁摄入量不足或吸收障碍、急性或慢性失血、感染引起的隐性或显性缺铁性贫血。用于治疗妊娠期与哺乳期贫血。

【用法与用量】口服:成人,一日 40 ~ 80 mg(以铁计),分 2 次服。儿童,一日 4 mg(以铁计)/kg,分 2 次服。

【用药教育】①若患有会导致体内铁蓄积的疾病(如血色病、含铁血黄素沉着症),因铁蓄积引起的胰腺炎或肝硬化及对乳蛋白过敏,请勿使用蛋白琥珀酸铁。②为促进铁的吸收,提高疗效,请在餐前服用。除持续性出血、月经过多、妊娠的情况以外,其他情况服用蛋白琥珀酸铁的时间最好不要超过 6 个月。③用药后可能出现大便呈绿色或黑色,这是正常的,请放心用药。④蛋白琥珀酸铁与以下药物合用,需间隔一定的时间使用,如恩他卡朋、喹诺酮类药(如名字中含有"沙星"的药物、萘啶酸)、拟多巴胺药(如左旋多巴、卡比多巴)、抗酸药(如氢氧化铝、碳酸氢钠)需间隔至少 2 h。头孢地尼需间隔至少 3 h。考来烯胺需间隔至少 4 h。需在服用蛋白琥珀酸铁 2 h 前服用的药物有醋羟胺酸、青霉胺、双膦酸盐类药(如氯膦酸)。需在服用蛋白琥珀酸铁至少 2 h 前或 3 h 后服用的药物有甲基多巴、四环素类药(如四环素、金霉素)。⑤请在 30 ℃以下,密封保存。⑥用药后可能出现胃痛、恶心、呕吐、便秘、腹泻等不良反应,减量或停药后可以消失。但请警惕用药过量的表现,如出现上腹部疼痛、呕血、嗜睡、面色苍白、青黑斑、休克甚至昏迷等,如果出现以上情况,请立即就诊。

◆复方硫酸亚铁叶酸(复方硫酸亚铁叶酸片)

【适应证】用于缺铁性贫血。

【用法与用量】成人,口服,一次 200 mg(以硫酸亚铁计),一日 3 次,连用 5 ~6 周。儿童,口服,1 ~4 岁儿童,一次 50 mg(以硫酸亚铁计);5 ~15 岁儿童,一次 100 mg(以硫酸亚铁计);一日 3 次,连用 5 ~6 周。

【用药教育】若患有血色病,含铁血黄素沉着症,在用雷替曲塞,不能使用该药物。孕妇和哺乳期妇女可以使用,具体服用剂量,请咨询专科医生及药师。本药需要在餐后服用。服药期间请注意,不要与茶及含鞣酸的饮料同服。用药后可能会导致大便颜色变黑,属于正常现象。为避免铁过量请不要长期用药,并且在服用期间需要定期监测血红蛋白、网织红细胞计数和血清铁蛋白。用药后可能出现轻度胃肠道不良反应,比如恶心、呕吐、胃痛、腹泻、口腔铁锈味等。如有上面说的不良反应请就诊。

◆叶酸(叶酸片)

【适应证】用于多种原因(包括慢性溶血性贫血)引起的叶酸缺乏。用于叶酸缺乏引起的巨幼细胞贫血。用于妊娠期、哺乳期妇女预防给药(包括预防胎儿神经管畸形)。

【用法与用量】成人,常规剂量治疗叶酸缺乏及其引起的巨幼细胞贫血,口服,一次 5 ~10 mg,一日 15 ~30 mg,直至血常规恢复正常。妊娠期、哺乳期妇女预防给药,口服,一次 0.4 mg,一日 1 次。预防胎儿神经管畸形时,应从计划妊娠时开始给药,直至妊娠早期结束。儿童,治疗叶酸缺乏及其引起的巨幼细胞贫血,口服给药一次 5 mg,一日 3 次;或一日 5 ~15 mg,分 3 次服用。

【用药教育】叶酸用于治疗用途时,需明确诊断后才能用。如果正在使用雷替曲塞时不可以同时使用叶酸。叶酸可能影响茶碱类药物的吸收,降低茶碱类药物的平喘作用。长期服用可能有厌食、恶心、腹胀等胃肠道症状。大量服用时尿液可能会变成黄色。

（乌日汗）

第四节 促血小板增生药

◆来那度胺(来那度胺胶囊)

【适应证】与地塞米松合用,治疗曾接受过至少一种疗法的多发性骨髓瘤的成年患者。

【用法与用量】

(1)必须在有多发性骨髓瘤治疗经验的医生监督下开始并提供治疗用药。若患者的中性粒细胞计数(ANC)<1.0×10^9/L,和(或)血小板计数<50×10^9/L,则不得开始本品的治疗。

(2)本品的推荐起始剂量为 25 mg。在每个重复 28 d 周期里的第 1～21 天,每日口服本品 25 mg,直至疾病进展。地塞米松的推荐剂量为在每 28 d 治疗周期的第 1、8、15 和 22 天口服 40 mg。

(3)处方:医生应根据患者的肾功能谨慎选择本品的起始剂量和随后的剂量调整。①肾功能正常至轻度肾功能不全(肌酐清除率≥60 mL/min):来那度胺应口服 25 mg/d,每 28 d 周期第 1～21 天。②中度肾功能不全(肌酐清除率≥30 mL/min 但<60 mL/min):来那度胺应口服 10 mg/d,每 28 d 周期第 1～21 天。③重度肾功能不全(肌酐清除率<30 mL/min,不需要透析):来那度胺应口服 15 mg/d,每 28 d 周期,隔日(即第 1、3、5、7、9、11、13、15、17、19 和 21 天),治疗 3 周;④重度肾功能不全(肌酐清除率<30 mL/min,需要透析)终末期肾病(ESRD):来那度胺应口服 5 mg/d,每 28 d 周期第 1～21 天。透析治疗当日,应透析结束后口服。

(4)应根据患者的年龄选择地塞米松的起始剂量和调整随后的剂量:年龄≤75 岁,地塞米松口服应 40 mg/d,每 28 d 周期第 1、8、15 和 22 天;年龄>75 岁,地塞米松应口服 20 mg/d,每 28 d 周期第 1、8、15 和 22 天。

(5)在发生 3 级或 4 级中性粒细胞减少或血小板减少时,或发生经判定与来那度胺相关的其他 3 级或 4 级毒性时应对剂量进行调整。

(6)既往使用沙利度胺时曾发生过 4 级皮疹的患者应避免使用本品。如发生 2～3 级皮疹,应考虑暂停或停止用药。如发生血管性水肿、4 级皮疹、剥脱性或大疱性皮疹或可疑史-约综合征(SJS)、中毒性表皮坏死溶解症(TEN)以及伴有嗜酸性粒细胞增多和全身症状的药物反应(DRESS),必须停止用药,并且在这些反应缓解后不应该重新开始用药。

(7)对重度肾功能不全患者(肌酐清除率<30 mL/min)的推荐起始剂量为每28 d周期的第1~21天中隔日服用来那度胺15 mg。如果出现上述3级或4级毒性反应,则需要调整来那度胺的剂量。

(8)尚未在肝功能不全患者中对本品进行正式的研究,对这一人群暂无特殊的剂量建议。

【用药教育】

(1)重要提示:①孕妇禁用,高龄期妇女用药前排除妊娠(2次孕检结果)并在用药前4周、用药期间和停药后4周内采取2种有效避孕措施。用药后精液中含有来那度胺,男性患者用药期间及停药后4周内与具有高龄期妇女发生性行为时,请使用避孕套(包括接受输精管结扎术的男性)。②来那度胺可能会导致严重的中性粒细胞减少和血小板减少,还可能增加血栓风险。

(2)肾功能不全时需要调整剂量,请询问医生。

(3)来那度胺胶囊中含有乳糖成分。如果对乳糖不耐受或缺乏乳糖酶,最好不要使用。

(4)哺乳期妇女如果用药,请停止哺乳。如处于哺乳期,请告知医生以便做出更好的治疗选择。

(5)需在每天大致相同的时间服用。请完整吞服胶囊,不要打开、碾碎或咀嚼胶囊。如果不小心接触破损的胶囊或胶囊内的药物,请立即用肥皂和清水洗净。如果药物接触到眼睛,需立即用清水冲洗眼部。如果漏服,请在12 h内尽快补服。如果超过12 h,则不要补服。

(6)用药期间及停药后1个月内,请避免献血或捐精。

(7)来那度胺可能会引起疲乏、头晕、嗜睡、视物模糊等不良反应。用药期间请尽量避免驾驶或操作机器。

(8)用药后可能更容易出血或感染。请注意避免受伤(如使用软毛牙刷或电动剃须刀),经常洗手,远离感染人群。

(9)来那度胺可能会引起中性粒细胞减少、血小板减少、白内障,还可能影响甲状腺功能和肝功能。用药期间建议定期检查全血细胞计数、视力、甲状腺功能和肝功能。

(10)用药后常见的不良反应包括疲乏、便秘、腹泻、恶心、肌肉痉挛、贫血、皮疹、水肿、背痛、失眠等。来那度胺还可能导致血栓栓塞,如肺栓塞、静脉栓塞、心肌梗死、脑卒中(可表现为胸痛、胸闷、咳血、气短、多汗、视力异常、语言或平衡异常、意识模糊、面部一侧下垂、严重头痛以及小腿或手臂疼痛、发热或肿胀等)。如果出现以上症状,请立即就诊。

(11)请常温密封保存。

（乌日汗）

第五节　抗血液肿瘤药

◆维 A 酸(维 A 酸片)

【适应证】本药口服制剂用于治疗急性早幼粒细胞白血病(APL),并可作为维持治疗。

【用法与用量】成人,口服,一日 45 mg/m^2,分 2 ~4 次服用,最大日剂量为 120 mg。疗程 4 ~8 周。根据治疗反应调整用量。达完全缓解后,还应给予标准化治疗。

【用药教育】①如果已被确诊患有严重肝、肾功能损害,是不能使用维 A 酸的。请将所有已确诊的疾病及正在接受的治疗方案告诉医生。②维 A 酸可通过胎盘,可能导致胎儿畸形,孕妇禁用。如已经妊娠或者计划妊娠,请告知医生以便做出更好的治疗选择。哺乳期妇女如果用药,请停止哺乳。如处于哺乳期,请告知医生以便做出更好的治疗选择。维 A 酸具有致畸性,育龄期妇女用药前需要进行妊娠试验。育龄期妇女及其配偶在用药期间及停药后 1 年内,需采取严格的避孕措施。③用药后可能出现白细胞升高、出血、肝功能异常、高脂血症。用药期间需要定期检查全血细胞计数、凝血功能、肝功能、三酰甘油和胆固醇水平。④用药后可能出现唇炎、黏膜干燥、结膜炎、甲沟炎、脱发、头痛、头晕、骨质增厚、口干、脱屑、对光过敏、皮肤色素变化等不良反应。用药后还可能出现急性早幼粒细胞白血病综合征(可表现为白细胞增多、缺氧、多器官功能衰竭)。⑤请在避光、阴凉、干燥处,密封保存。

◆尼洛替尼(尼洛替尼胶囊)

【适应证】用于治疗新诊断的费城染色体阳性的慢性髓性白血病慢性成人患者。对既往治疗(包括伊马替尼)耐药或不耐受的费城染色体阳性的慢性髓性白血病(Ph+CML)慢性期或加速期成人患者。

【用法与用量】本品的初始治疗应该在对 CML 患者有治疗经验的医师指导下进行。①新诊断的 Ph+CML 慢性期,本品的推荐剂量为 300 mg/次,每日 2 次口服。②耐药或不耐受的 Ph+CML 慢性期或加速期推荐剂量为每日 2 次,每次 400 mg,间隔约 12 h,饭前至少 1 h 之前或饭后至少 2 h 之后服用。

只要患者持续受益，本品治疗应持续进行。

【用药教育】①重要提示：可能引起Q-T间期延长。用药期间建议定期监测心电图和电解质。②如果患有低钾血症、低镁血症、长Q-T间期综合征，是不能使用尼洛替尼的。③如果有肝功能不全，请告知医生，可能需要调整剂量。④尼洛替尼胶囊中含有乳糖成分。如果有半乳糖不耐受症、严重的乳糖酶缺乏或葡萄糖-半乳糖吸收障碍，最好不要使用尼洛替尼胶囊。⑤有儿童用药后出现生长迟缓的报道，用药期间请密切监测生长情况。⑥尼洛替尼可能对胎儿造成损害，孕妇最好不要用药。如果已经妊娠或者计划妊娠，请咨询医生或药师。用药后乳汁中可能含有尼洛替尼。哺乳期妇女用药期间及停药后2周内需停止哺乳。如处于哺乳期，请告知医生以便做出更好的治疗选择。⑦尼洛替尼与食物同服会增强药理作用，容易出现Q-T间期延长等不良反应。用药前2 h到用药后1 h内请避免进食。请用水送服完整的胶囊，不要咀嚼或吮吸。如果存在吞咽困难，可以把胶囊内的药粉与一茶匙的苹果酱混合后立即服用（15 min内）。苹果酱不能超过一茶匙，也不能食用苹果酱以外的食物。⑧用药期间食用葡萄柚可能增强药效，容易出现不良反应。请尽量避免食用葡萄柚及其制品。⑨育龄期妇女请在用药期间和停药后至少2周内，采取高效的避孕措施。男性患者用药期间也需采取有效避孕措施。⑩用药后更容易出血或受到感染。请小心避免受伤（如使用软毛牙刷和电动剃须刀），经常洗手，并远离感染人群。⑪用手接触过胶囊后请立即洗手。如果胶囊破损，请注意不要吸入或接触药粉。如果药粉不小心接触皮肤，立即用水和肥皂清洗；如果不小心接触眼睛，立即用清水冲洗。如果胶囊内药粉洒出，请戴手套并用可丢弃的湿毛巾擦干净，放在密封的容器里丢弃。⑫尼洛替尼可能引起血液功能异常、Q-T间期延长、电解质紊乱、血胆固醇升高、血糖升高、血清脂肪酶升高、肝功能异常，用药期间建议定期监测全血细胞计数（最初的2个月内每隔2周监测1次，之后每月监测1次）、血生化、心电图、电解质、血脂（用药后第3个月、6个月及慢性治疗期间至少每年评估1次血脂）、血糖、血清脂肪酶、肝功能。⑬乙肝病毒携带者使用尼洛替尼可能激活乙肝病毒，用药期间以及停药后数月内建议密切监测乙肝病毒感染的症状和体征。⑭用药后可能出现皮疹、瘙痒、皮肤干燥、红斑、头痛、食欲降低、消化不良、恶心、呕吐、便秘、腹泻、腹部疼痛、疲劳、脱发、肌肉疼痛、骨痛、肌肉痉挛、关节痛、水肿和虚弱等不良反应。⑮请在阴凉处保存。

◆达沙替尼（达沙替尼片）

【适应证】用于治疗对甲磺酸伊马替尼耐药或无法耐受的费城染色体阳性（Ph+）的慢性髓性白血病（CML）的慢性期、加速期和急变期（急粒变和急淋变）。

【用法与用量】慢性期 CML:100 mg 每天 1 次。加速期 CML,粒性或淋巴原始细胞 CML 期,或 Ph + ALL:140 mg 每天 1 次。不要弄碎或切片,应整片吞服。有或无进餐、早晨或傍晚均可用药。

【用药教育】①达沙替尼片剂中含有乳糖成分。如果对乳糖不耐受或缺乏乳糖酶,最好不要使用片剂。②18 岁以下的儿童和青少年用药的安全性暂不清楚,不推荐给这类人群用药。③65 岁和 65 岁以上的老人用药更容易出现疲劳、呼吸困难、咳嗽、下消化道出血、食欲减退、腹胀、眩晕和体重降低等不良反应。如需用药,请密切观察是否出现不适。④达沙昔尼可能导致胎儿畸形,还可能导致孕妇流产。如果已经妊娠或者计划妊娠,请先咨询医生或药师。同时注意不要触摸破裂的药片。⑤用药后乳汁中可能含有达沙替尼。哺乳期妇女在用药期间和用药结束后 2 周内最好停止哺乳,请提前告知医生正在哺乳。⑥食物不影响药物疗效,可与或不与食物同服,但需固定在同一时间服用。每天用药 2 次时,请在早晚用药。请完整吞服药片,不要压碎或掰开。如果不小心压碎或破裂,清理时请戴手套。用药期间食用葡萄柚可能增加达沙替尼的不良反应。请避免食用葡萄柚及其制品。⑦育龄期妇女在用药期间和停药后 30 d 内请采取有效的避孕措施。男性用药也需在用药期间采取避孕措施。达沙替尼可能影响男性和女性的生育能力,导致不能生育。如果有生育计划,请提前告知医生。⑧达沙替尼可能引起眩晕或视物模糊。用药期间请尽量避免驾驶或操作机器。⑨用药后更容易出血或受感染,请注意避免受伤(如使用软毛牙刷或电动剃须刀),经常洗手,并远离感染人群。⑩达沙替尼可能引起胸腔或心包积液。如果出现呼吸困难或呼吸困难加重、胸痛或干咳等症状,请立即就诊,可能需要进行胸部 X 射线或其他影像检查。⑪达沙替尼可能影响血液系统功能,用药期间建议定期监测全血细胞计数。根据病情不同,监测频率也不同,进展期患者用药的前 2 个月内每周监测 1 次,随后每月监测 1 次;慢性期患者用药的前 12 周每 2 周监测 1 次,随后每 3 个月监测 1 次。⑫为了解药物的影响,可能还需要定期监测电解质、肝功能、心电图、甲状腺功能,此外还需要定期进行骨髓活检。⑬达沙替尼可能激活乙肝病毒。如果是乙肝病毒携带者,在用药期间及停药后几个月内,请密切监测乙肝病毒感染的症状和体征。⑭药名中含“替丁”的药物(如尼扎替丁、雷尼替丁)、抗酸药(如碳酸钙、铝镁加)可能减少达沙替尼的吸收,降低其疗效。用药期间如需服用替丁类药物,请在服用达沙替尼 2 h 后再服用;如需服用抗酸药,请间隔至少 2 h。⑮用药后可能出现胸腔积液、水肿、腹泻、腹痛、头痛、皮疹、肌肉骨骼疼痛、肌肉炎症、恶心、呕吐、疲劳、呼吸困难、咳嗽、出血、感染、发热等不良反应。达沙替尼还可能引起严重皮肤不良反应,如史-约综合征、多形性红斑。如果出现,请及时就诊,可能需要停药。⑯请在 30 ℃以下保存。

◆西达本胺(西达本胺片)

【适应证】用于先前至少接受过一次全身化疗的复发性或难治性外周 T 细胞淋巴瘤(PTCL)2 联合芳香化酶抑制药用于激素受体阳性、人表皮生长因子受体-2 阴性、绝经后、经内分泌治疗复发或进展的局部晚期或转移性乳腺癌。

【用法与用量】①本品需在有经验的医生指导下使用。西达本胺片为口服用药,成人推荐每次服药 30 mg(6 片),每周服药 2 次,2 次服药间隔不应少于 3 d(如周一和周四、周二和周五、周三和周六等),早餐后 30 min 服用。若病情未进展或未出现不能耐受的不良反应,建议持续服药。监测和剂量调整在使用本品前,应进行血常规检查,相关指标满足以下条件方可开始用药:中性粒细胞计数≥1.5×10^9/L,血小板计数≥75×10^9/L,血红蛋白≥9.0 g/dL。②用药期间需定期检测血常规(通常每周一次)。在用药过程中医生应根据不良反应情况调整用药,包括暂停用药并对症处理、降低剂量或停止本品治疗。针对血液学及非血液学不良反应的剂量调整原则如下。血液学不良反应的处理和剂量调整 3 级或 4 级中性粒细胞减少(中性粒细胞计数<1.0×10^9/L)时,暂停本品用药。如果出现 3 级中性粒细胞减少伴体温高于 38.5 ℃或 4 级中性粒细胞减少,则应予以 G-CSF 等细胞因子治疗。应定期检测血常规(隔天一次或至少每周两次),待中性粒细胞计数恢复至≥1.5×10^9/L,并经连续两次检查确认,可继续本品治疗:如之前的不良反应为 3 级,恢复用药时可采用原剂量或剂量降低至 20 mg/次;如之前的不良反应为 4 级,恢复用药时剂量应降低至 20 mg/次。③3 级或 4 级血小板减少(血小板计数<50.0×10^9/L)时,暂停本品用药,给予白介素-11 或促血小板生成素(TPO)治疗;如血小板计数<25.0×10^9/L 或有出血倾向时,应考虑给予成分输血治疗。应定期检测血常规(隔天一次或至少每周两次),待血小板恢复至≥75.0×10^9/L,并经连续两次检查确认,可继续本品治疗:如之前的不良反应为 3 级,恢复用药时可采用原剂量或剂量降低至 20 mg/次;如之前的不良反应为 4 级,恢复用药时剂量应降低至 20 mg/次。3 级或 4 级贫血(血红蛋白降低至<8.0 g/dL):暂停本品用药,使用红细胞生成素(EPO)治疗;当血红蛋白<5.0 g/dL 时,应给予成分输血。应定期检测血常规(隔天一次或至少每周两次),待血红蛋白恢复至≥9.0 g/dL,并经连续两次检查确认,可继续本品治疗:如之前的不良反应为 3 级,恢复用药时可采用原剂量或剂量降低至 20 mg/次;如之前的不良反应为 4 级,恢复用药时剂量应降低至 20 mg/次。针对以上血液学不良反应进行处理和剂量降低后,如果再次出现 4 级血液学不良反应或 3 级中性粒细胞减少伴体温高于 38.5 ℃,应停止本

品治疗。非血液学不良反应的处理和剂量调整如果出现3级非血液学不良反应,应暂停用药并给予对症治疗。医生应根据具体不良反应情况,定期进行相关项目的检查和监测,待不良反应缓解至≤1级时可恢复西达本胺用药,但剂量应降低至20 mg/次。如降低剂量后再次发生≥3级不良反应,应停止西达本胺治疗。用药过程中如果出现4级非血液学不良反应,应停止本品治疗。特殊人群尚缺乏肝功能损伤和肾功能损伤人群的用药信息。

【用药教育】①如果已被确诊患有严重心功能不全,是不能使用西达本胺的。请将所有已确诊的疾病及正在接受的治疗方案告诉医生。②18岁以下儿童用药的安全性暂不清楚,不推荐给儿童使用。③孕妇禁用。如果已经妊娠或者计划妊娠,请告知医生以便做出更好的治疗选择。哺乳期妇女如果用药,请停止哺乳。如处于哺乳期,请告知医生以便做出更好的治疗选择。④请在餐后30 min服药。两次服药间隔不应少于3 d。⑤育龄期妇女在用药期间请采取避孕措施。同时因西达本胺可能对男性生殖能力产生影响,男性患者在用药期间及停药后3个月内,也需采取避孕措施。⑥西达本胺可能对您的血液、肝、肾、心脏功能产生影响。用药期间建议定期监测血常规(每周1次,必要时可能隔天1次或每周2次)、肝肾功能(每3周1次)、心电图(每3周1次)、电解质(每3周1次);同时建议每6周进行1次心脏超声检查,以监测是否出现心包积液。⑦用药后常见的不良反应包括乏力、发热、腹泻、恶心、呕吐、食欲降低、头晕、皮疹等。西达本胺还可能引起严重不良反应,如心源性猝死、白细胞增加、血小板减少、乳酸酸中毒、肠穿孔、坏疽、肺炎、淋巴结肿大等。⑧请在25 ℃以下、避光处,密封保存。

(乌日汗)

第七章　主要作用于泌尿系统疾病的药物

◆复方α-酮酸(复方α-酮酸片)

【适应证】配合低蛋白饮食,预防和治疗因慢性因肾功能不全而造成蛋白质代谢失调引起的损害。通常用于肾小球滤过率低于每分钟 25 mL 的患者。低蛋白饮食要求成人每日蛋白摄入量为 40 g 或 40 g 以下。

【用法与用量】口服:成人一次 4 ~ 8 片,一日 3 次,用餐期间整片吞服。对于肾小球滤过率低于每分钟 20 mL 的患者,本品配合一日不超过 40 g(成人)的低蛋白饮食,可长期服用。

【用药教育】高钙血症和氨基酸代谢紊乱者禁用。孕妇慎用。尚无哺乳期妇女使用的经验。为保证药物充分吸收,请在进餐时服用。服药时请完整吞服,不要掰开、咀嚼或碾碎。用药期间应注意坚持低蛋白饮食(≤40 g/d),一般一个鸡蛋约含蛋白质 6 g,一袋 200 mL 牛奶约含蛋白质 6 g,但要保证每天摄入足够的食物。用药可能引起高钙血症,建议定期监测血钙水平,轻度高钙血症表现为便秘、乏力及抑郁。血清钙含量突然升高时可能引起多尿、烦躁、口渴、脱水、厌食、恶心、肌无力及意识改变,如出现上述症状请就诊。如果同时服用氢氧化铝,还需监测血磷水平。

◆阿魏酸哌嗪(阿魏酸哌嗪胶囊)

【适应证】适用于各类伴有镜下血尿和高凝状态的肾小球疾病,如肾炎、慢性肾炎、肾病综合征早期尿毒症、冠心病、脑梗死、脉管炎等的辅助治疗。

【用法与用量】口服。一次 100 ~ 200 mg,一日 3 次。

【用药教育】如果正在使用阿苯达唑(包括复方阿苯达唑),是不能使用阿魏酸哌嗪的。阿魏酸哌嗪可通过胎盘。如果已经妊娠或计划妊娠,请咨询医生或药师。

◆司维拉姆(碳酸司维拉姆片)

【适应证】本品用于控制正在接受透析治疗的慢性肾脏病(CKD)成人患者的高磷血症。

【用法与用量】口服。

(1)本品的推荐起始剂量为每次 0.8 g 或 1.6 g,每日 3 次,随餐服药。具体剂量根据临床需要和患者血清磷水平确定。

(2)必须监测血清磷水平,并根据血清磷水平达标情况决定是否需要调整剂量。剂量调整的间隔为2～4周,每次剂量调整的幅度为0.8 g(每餐剂量增加一片),直至达到可接受的血清磷水平。此后则定期进行监测。

(3)用药方法:药片应完整吞服,并且在服用前不应压碎、咀嚼或者打成碎片。

【用药教育】①如果已被确诊患有低磷血症、肠梗阻,是不能使用司维拉姆的。②18岁以下儿童用药的安全性暂不清楚,国内不推荐给18岁以下儿童用药;但国外有儿童用法用量。请严格遵医嘱用药。③孕妇、哺乳期妇女用药请咨询医生或药师。④请随餐服用药物。服药时请完整吞服药片,不要咀嚼、压碎或掰开。⑤为了解药物的疗效和调整药物剂量,用药期间建议定期监测血清磷水平。没有补充维生素的患者,需定期监测脂溶性维生素(如维生素A、维生素D、维生素E和维生素K)的水平。必要时医生可能指导服用维生素补充剂。进行腹膜透析的患者除监测脂溶性维生素以外,还需监测叶酸水平。⑥司维拉姆可能引起肠梗阻,初期症状可能是便秘。如出现严重便秘,请就诊。⑦司维拉姆可减少甲状腺素类药(如左甲状腺素、复方甲状腺素)的吸收,降低其疗效。用药期间如需服用这类药,请间隔至少4 h。⑧司维拉姆可降低免疫抑制药(如吗替麦考酚酯、盐酸霉酚酸酯莫啡特、他克莫司)的疗效,增加发生移植排斥的风险。用药期间如需服用吗替麦考酚酯、盐酸霉酚酸酯莫啡特,请间隔至少2 h;如需服用他克莫司,请在服用司维拉姆1 h前或3 h后服用。⑨司维拉姆可减少环丙沙星的吸收,降低其疗效。用药期间如需服用环丙沙星,请在服用司维拉姆2 h前或6 h后服用。⑩用药后可能出现恶心、呕吐、腹痛、消化不良、腹胀、便秘、腹泻等不良反应。

◆碳酸镧(碳酸镧咀嚼片)

【适应证】高磷血症。本品为磷结合剂,用于血液透析或持续非卧床腹膜透析(CAPD)的慢性肾衰竭患者高磷血症的治疗。

【用法用量】本品为口服用药,须经咀嚼后咽下,请勿整片吞服。可以碾碎药片以方便咀嚼。①成人,包括老年人(65岁以上):本品应与食物同服或餐后立即服用,每次服用的剂量为每日剂量除以用餐次数。患者应遵从推荐的饮食以控制磷和液体摄入量。本品为咀嚼片,可以避免摄入过多的液体。使用本品时应监测血磷,每2～3周逐渐调整使用剂量,直至血磷达到可接受的水平,此后需定期监测血磷。本品的起效剂量为每日0.75 g,临床研究中少数患者的最大剂量可达每日3.75 g。多数患者每日服用1.5～3.0 g可将血磷控制在可接受的水平。②未成年人:尚无18岁以下患者服用本品的安全性和有效性资料。③肝功能损害患者:目前尚缺乏在肝功能损害患者中使用本品的药代动力学资料，根据本品的作用机制和无须肝脏代谢的特点，在肝功能损害的患者中使用本品无须调整剂量，但需要严密监测肝功能。

【用药教育】①如果存在肠梗阻（包括粪便嵌塞，可表现为严重便秘）、低磷血症，是不能使用碳酸镧的。②18岁以下儿童的安全性和有效性暂不清楚，不推荐给18岁以下儿童使用。③不建议孕妇使用碳酸镧。如果已经妊娠或者计划妊娠，请咨询医生或药师。哺乳期用药请咨询医生。④为了有利于药物减少饮食中磷的吸收，同时为了降低胃肠道不良反应，请在进餐时或餐后立即服用碳酸镧。碳酸镧咀嚼片需要充分咀嚼后才能服用，如果咀嚼不便，可以碾碎药片。千万不要完整吞服，以免发生严重胃肠道不良反应（如肠梗阻、粪便嵌塞）。⑤用药后可导致头晕、眩晕等症状。请尽量避免驾驶或操作机器或高空作业。碳酸镧具有不透光的特性，用药后可影响腹部X射线检查。如果需要接受这类检查，请提前告知医生在服用碳酸镧。⑥肾功能不全的患者用药后可能出现低钙血症，建议定期监测血钙水平，并适当补钙。⑦镧吸收后主要经肝脏代谢，用药期间请定期监测肝功能。此外，还需定期监测血清磷，尤其是剂量调整期间。⑧碳酸镧可降低沙星类药物（如环丙沙星）的吸收，如果用药期间需要服用这类药物，请在服用碳酸镧前至少2 h或后至少4 h服用沙星类药。⑨碳酸镧可减少左甲状腺素的吸收，如果用药期间需要服用左甲状腺素，请间隔至少2 h，同时还需密切监测促甲状腺激素水平。此外，如果用药期间需要服用四环素、多西环素，也需间隔2 h。⑩碳酸镧可提高胃内pH值，服药后2 h内请不要服用可与抗酸药发生相互作用的药物（如氯喹、羟氯喹）。⑪用药后可能出现头痛、腹痛、腹泻、恶心、呕吐、便秘、消化不良、腹胀、皮疹、荨麻疹、瘙痒等不良反应。用药后还可能引起低磷血症，严重时表现为肌肉无力、惊厥或昏迷。如果出现以上症状，请立即就诊。

◆聚磺苯乙烯（聚磺苯乙烯钠散）

【适应证】用于急、慢性肾功能不全的高钾血症。

【用法与用量】①口服：一次15～30 g（1～2瓶）（可用水100 mL调匀），一日1～2次，连用2～3 d。若有便秘可合并服用30 g甘露醇粉或山梨醇粉。②直肠给药：一次30 g（2瓶），用水或20%甘露醇100～200 mL混匀作高位保留灌肠，一日1～2次，连用3～7 d。③小儿：用法同成人，剂量按每千克体重一日1 g计。

【用药教育】①孕妇、哺乳期用药请先咨询医生或药师。②口服给药：请将药物（15～30 g）加入100 mL水中搅拌均匀后立即服用。请坐着服用药物。③直肠给药：请将60 g药物用水或20%甘露醇100～200 mL溶解后进行灌肠。如果出现便秘,可以服用甘露醇或山梨醇来缓解症状。④用药期间建议定期监测水、电解质平衡。如果血清钾浓度降到4~5 mmol/L,可能需要停药。⑤聚苯乙烯磺酸钠可能会降低甲状腺激素类药(如左甲状腺素钠、碘塞罗宁)的疗效。如果用药期间需使用这类药物,请间隔至少4 h。⑥用药后可能出现恶心、呕吐、胃痛、食欲缺乏、便秘、心律失常、肌无力、应激性精神紊乱等不良反应。

◆环孢素(环孢素软胶囊)

【适应证】①预防同种异体肾、肝、心、骨髓等器官或组织移植所发生的排斥反应,也适用于预防及治疗骨髓移植时发生的移植物抗宿主反应(GVHD)。②经其他免疫抑制剂治疗无效的狼疮肾炎、难治性肾病综合征等自身免疫病。

【用法与用量】下列剂量范围仅作为用药的参考。环孢素血浓度的常规监测是很重要的,该结果可用来决定本品的剂量,以达到预期的血药浓度。除了某些情况需静脉滴注外,对大部分病例,推荐口服治疗。

(1)成人:①器官移植,采用三联免疫抑制方案时,起始剂量一日6~11 mg/kg并根据血药浓度调整剂量,根据血药浓度每2周减量一日0.5~1 mg/kg,维持剂量一日2~6 mg/kg,分2次口服。在整个治疗过程,必须在有免疫抑制治疗经验医生的指导下进行。②用于骨髓移植。预防GVHD时移植前一天起先用环孢素注射液,一日2.5 mg/kg,分2次静脉滴注,待胃肠反应消失后(0.5~1个月),改服本品,起始剂量一日6 mg/kg,分2次口服,1个月后缓慢减量,总疗程半年左右。治疗GVHD时,单独或在原用糖皮质激素基础上加用本品,一日2~3 mg/kg,分2次口服,待病情稳定后缓慢减量,总疗程半年以上。③用于狼疮肾炎、难治性肾病综合征。初始剂量一日4~5 mg/kg,分2~3次口服,出现明显疗效后缓慢减量至一日2~3 mg/kg,疗程3~6个月以上。

(2)儿童:用量可按或稍大于成人剂量计算(按每日千克体重计算)。

【用药教育】①重要警示:环孢素可能增加出现感染、淋巴瘤或其他肿瘤的风险。环孢素可能引起高血压和肾毒性,用药期间请定期检查肾功能。②如果存在未得到控制的高血压、恶性肿瘤、肾功能异常、感染病毒,如有水痘、带状疱疹等情况,是不能使用环孢素的。③如果存在严重肝功能损害,请提前告知医生,剂量可能需要调整。④银屑病患者如果正在接受光化学疗法、中波紫外线、煤焦油、放射疗法、甲氨蝶呤等其他免疫抑制药,是不能同时服用环孢素的。合用可能导致免疫系统被过度抑制,增加发生恶性肿瘤的风险。⑤如果正在使用药物波生坦,是不能服用环孢素的。合用可能降低环孢素的疗效,增加波生坦的不良反应。⑥如果正在接受重组人5型腺病毒进行抗癌治疗，是不能服用环孢素的。因环孢素可抑制免疫，可能导致腺病毒大量繁殖，造成严重后果。⑦老年人用药更容易出现高血压，用药3～4个月后更易出现血清肌酐升高。如需用药，请密切观察是否出现不适，并监测肾功能。⑧孕妇使用环孢素可能出现早产的情况。如已经妊娠或者计划妊娠，请咨询医生或药师。⑨用药后乳汁中含有环孢素。哺乳期妇女如果用药，需停止哺乳。⑩请在每天清晨和晚上服用环孢素。食物不会影响环孢素的吸收，餐前餐后用药都可以，但需固定服药时间。⑪如果服用的是软胶囊，请在打开包装后立即吞服整粒药物。当打开包装时，可能会闻到一股特别的气味，这是正常现象，并非药物出现问题，请放心用药。⑫用药期间食用葡萄柚可能增加环孢素的不良反应，请避免食用葡萄柚及其制品。⑬环孢素可能增加皮肤癌的发生风险。请采取有效的防晒措施，如使用防晒霜、穿防晒衣物并戴太阳镜。⑭用药期间请保持口腔卫生。⑮环孢素会抑制免疫系统，更容易发生感染。请避免到人多的地方，避免接触感染患者。如果出现发热、寒战、流感样症状、非常严重的咽喉痛、耳痛或窦痛、咳嗽、痰增多或痰色变化、小便疼痛、口疮或伤口不愈合，请及时就诊。⑯环孢素可能升高血钾水平，用药期间请避免食用富含钾的食物（如紫菜、大豆、蘑菇）。⑰环孢素的不同制剂的药效存在差异，如需要更换环孢素的厂家或剂型，请就诊让医生做出调整。⑱环孢素可能引起肝肾功能损害、高血压、血脂升高，建议用药期间定期检查肝肾功能、血压、血脂。⑲奥利司他可能减少环孢素的吸收，降低其疗效。如需合用，请在服用奥利司他3 h后再服用环孢素。⑳用药后可能出现震颤、头痛、多毛、高血压、腹泻、厌食、恶心、呕吐、牙龈增生等不良反应。环孢素还可能引起严重不良反应，如感染、肿瘤（尤其是皮肤癌）、肾毒性。用药期间如果出现痣的颜色或大小改变，腋窝、腹股沟或颈部有肿块，任何新发的皮肤包块或原有皮肤包块发生改变，排尿量发生变化、排尿困难或排尿疼痛、血尿等情况，请立即就诊。

◆吗替麦考酚酯（吗替麦考酚酯软胶囊）

【适应证】用于预防同种肾移植患者的排斥反应及治疗难治性排斥反应，可与环孢素和糖皮质激素同时应用。

【用法与用量】

（1）成人：①预防排斥，应于移植72 h内开始服用。肾移植患者服用推荐剂量为一次1 g，一日2次。口服本品一日2 g比一日3 g安全性更好。②治疗难治性排斥，在临床试验中，治疗难治性排斥的首次和维持剂量推荐为一次1.5 g，一日2次。

（2）如果发生中性粒细胞减少（中性粒细胞计数$<1.3\times10^9/L$），应停止或减量。

（3）严重肾功能损害：对有严重慢性肾功能损害的患者（肾小球滤过率<每分钟 25 mL/1.73 m^2），应避免超过一次 1 g、一日 2 次的剂量（移植后即刻使用除外）。对这些患者应仔细观察。对移植后肾功能延期恢复的患者不需要做剂量调整或遵医嘱。

（4）老年人（≥65 岁）：肾移植患者推荐的常用剂量对老年人是合适的。但要根据老年患者的实际情况合理调整给药剂量。

【用药教育】①重要警示：用药后可能增加您出现感染、淋巴瘤和其他肿瘤的风险。孕妇用药可能增加流产和先天畸形的风险。育龄期妇女用药前需排除受孕，用药期间及停药后 6 周内需采取避孕措施。②对于育龄期妇女，用药前需要进行两次妊娠试验，第一次检查后 8～10 d 还需再检查一次，试验结果确定未妊娠后才能用药。③如果正在使用重组人 5 型腺病毒（一种抗肿瘤药），是不能使用吗替麦考酚酯的。合用可能导致腺病毒大量复制，引起严重后果。④老年人用药更容易出现感染、胃肠道出血和肺水肿等不良反应。如需用药，请多加注意。⑤吗替麦考酚酯可能增加流产、先天畸形（如外耳畸形、唇裂、腭裂）的风险，孕妇禁用。如果已经妊娠或者计划妊娠，请告知医生以便做出更好的治疗选择。⑥用药后乳汁中可能含有吗替麦考酚酯。哺乳期妇女如果用药，请停止哺乳。如处于哺乳期，请告知医生以便做出更好的治疗选择。⑦食物可降低血液中吗替麦考酚酯的最大浓度，请在空腹状态下服药。肾移植患者如果状态稳定，必要时也可以在进餐时服药。⑧吗替麦考酚酯有致癌性，请完整吞服片剂和胶囊，不要掰开、咀嚼或碾碎。如果皮肤或眼睛不小心接触药物粉末，请用清水冲洗，皮肤还需要用肥皂清洗。⑨如果使用的是分散片，可以含服或吞服，也可以将药片加入适量水中溶解后服用。⑩服用吗替麦考酚酯可能增加皮肤癌的风险，用药期间请穿着防晒衣，并涂抹高防护系数的防晒霜，以减少阳光或紫外线照射。⑪吗替麦考酚酯可抑制免疫系统，用药后更容易出血或感染。请避免受伤，如使用软毛牙刷或电动剃须刀；勤洗手，远离感染人群。⑫用药期间或停药后至少 6 周内，请不要献血。⑬育龄期妇女请从开始用药起至用药结束后 6 周内，采取高效的避孕措施（如同时采用 2 种避孕措施）。⑭男性患者在用药期间及停药后至少 90 d 内，请使用避孕套进行避孕。即使已接受输精管结扎，仍需要使用避孕套。用药期间及停药后至少 90 d 内请不要捐献精子。⑮吗替麦考酚酯对驾驶和操作机器的能力有一定影响。如果在治疗期间出现嗜睡、意识模糊、头晕、震颤或低血压等症状，请尽量避免驾驶或操作机器。⑯吗替麦考酚酯可能减弱减毒活疫苗的作用，用药期间请避免接种活疫苗。⑰用药后可能出现血细胞减少、贫血、败血症等不良反应，需要在治疗第 1 个月每周监测一次全血细胞计数，第 2、3 个月每月监测

2 次，随后 1 年内每月监测 1 次。此外，还需要定期监测肝肾功能和血压，以评估用药的影响。育龄期妇女用药期间还需要定期进行孕检。⑱吗替麦考酚酯可影响血糖水平，如果患有糖尿病，请密切监测血糖。⑲司维拉姆可减少吗替麦考酚酯的吸收，增加发生移植排斥的风险。请在使用吗替麦考酚酯 2 h 后再使用司维拉姆。⑳用药后最常见的不良反应包括腹泻、呕吐、贫血、恶心、腹痛、脓毒症、消化不良、便秘、头痛、高血压、咳嗽、呼吸困难、血尿、乏力、水肿、发热、肌肉骨骼疼痛等。吗替麦考酚酯还可引起严重不良反应，如感染（可表现为发热、寒战、流感样症状、严重咽喉痛、耳痛或窦痛、咳嗽、痰增多或痰色变化、小便疼痛、口疮或伤口不愈合等）、淋巴瘤或其他肿瘤（可表现为痣颜色或大小改变、皮肤包块或肿瘤、体重明显减轻、盗汗或腺体肿胀等）、严重胃肠道疾病（如出血或溃疡）。如果出现以上异常，请立即就诊。

◆他克莫司（他克莫司胶囊）

【适应证】用于预防肝、肾移植术后的排斥反应，治疗肝、肾移植术后应用其他免疫抑制药无法控制的排斥反应。

【用法与用量】口服：一日 2 次，于餐前 1 h 或餐后 2 ~ 3 h 以水服用。如必要可将胶囊内容物悬浮于水，经鼻饲管给药。建议剂量只有起始剂量，然后在治疗过程中应由临床判定并辅以本品血中浓度的监测以调整剂量。无论是成人还是儿童，本品血药浓度维持 20 ng/mL 以下均有效。临床实践中，术后早期的 2 h 药物谷浓度一般维持在 5 ~ 20 ng/mL。①成人：肝移植患者，初始剂量应为一日 0.1 ~ 0.2 mg/kg，分 2 次口服，术后 6 h 开始用药；肾移植患者，初始剂量应为一日 0.15 ~ 0.3 mg/kg，分 2 次口服，术后 24 h 内开始用药；发生了排斥反应，且对传统免疫抑制剂治疗无效的患者，应开始给予本品治疗，推荐的起始剂量同首次治疗方案。患者由环孢素转换成本品，本品的首次给药间隔时间不超过 24 h；如果环孢素的血药浓度过高，应进一步延缓给药时间。由于本品半衰期长，剂量调整后需几天后血药浓度才能有变化。②肝功能不全的患者：对术前及术后肝损害患者必须减量。③肾功能不全的患者：无须调整剂量。然而建议应仔细监测肾功能，包括血清肌酐值，计算肌酐清除率及监测尿量。血液透析不能减少本品的血中浓度。④老年患者：有限的研究认为与成人用量相同。⑤儿童：通常需要建议成人剂量的 1.5 ~ 2 倍，才能达到相同的治疗血浓度（肝功能、肾功能受损者情况除外）。用于肝、肾移植为一日 0.3 mg/kg，分 2 次给药。

【用药教育】①重要警示：用药后您更容易出现感染或恶性肿瘤（如淋巴瘤、皮肤癌），用药期间请定期复诊。②如果您存在重度肝功能损害，请提前告知医生。剂量可能需要调整。③如果正在服用胃肠促动药（如西沙必利),是不能服用他克莫司的。合用可能会因为Q-T间期延长引起心律失常(包括尖端扭转型室性心动过速)。④如果您正在服用重组人5型腺病毒,是不能使用他克莫司。合用后可对免疫抑制患者造成严重后果。⑤不推荐18岁以下儿童使用他克莫司缓释胶囊。⑥胶囊和缓释胶囊中可能含有乳糖成分。如果对乳糖不耐受或缺乏乳糖酶,最好不要使用含有乳糖的制剂。具体请查看说明书。⑦他克莫司可以通过胎盘,孕妇用药可能导致早产及新生儿高钾血症和肾功能不全。如果已经妊娠或者计划妊娠,请咨询医生或药师。⑧用药后乳汁中含有他克莫司。哺乳期妇女如果用药,最好停止哺乳。如处于哺乳期,请告知医生以便做出更好的治疗选择选择。⑨食物(尤其是脂肪含量多的食物)可以降低他克莫司的吸收,请在空腹状态下服药,即餐前1 h或餐后2~3 h服用。建议缓释胶囊在早餐前至少1 h或早餐后至少2 h服用。⑩他克莫司可能诱发皮肤癌,用药期间请做好防晒措施(如涂防晒霜、穿防晒衣),避免阳光或紫外线长时间照射。⑪用药期间饮酒可能增加对视力和神经系统的损害。请尽量避免饮酒或饮用含酒精的饮料。⑫葡萄柚或葡萄柚汁会升高他克莫司在血液中的浓度,引起严重不良反应(如神经毒性、Q-T间期延长)。用药期间请避免食用葡萄柚或饮用葡萄柚汁。⑬他克莫司可能引起视觉和神经紊乱。请尽量避免驾驶或操作机器。⑭他克莫司可影响生育能力,导致不孕、不育。有生育能力的妇女或男性,在用药期间,请采取有效的避孕措施。如果在用药期间妊娠,请立即就诊。⑮随意互换胶囊与缓释胶囊是不安全的,可能造成排斥反应。请不要擅自更换剂型。⑯可能更容易被感染,请经常洗手,远离患感染(如感冒)的人。⑰司维拉姆可减少他克莫司的吸收,增加移植排斥的风险。如需合用,请在使用司维拉姆1 h前或3 h后使用他克莫司。⑱用药期间请定期监测血压、心电图、视力、血糖、电解质、肝功能、肾功能、血液学参数(包括凝血参数)、血浆蛋白,以评估药物的疗效或影响。⑲随着病情的变化,药物的治疗浓度也需要改变,因此用药期间,尤其在调整剂量和治疗方案、与其他药物合用时,可能还需要定期监测药物的全血谷浓度,如接受肝移植的患者:开始服药后的第2天或第3天监测1次;移植术后的第1~2周,每周平均监测3次;第3~4周,每周2次;第5~6周,每周1次;第7~12周,每2周1次。维持治疗期需要定期监测。接受肾移植的患者:移植术后的第1~2周,每周监测1~2次;第3~4周,每周1次;第5~12周,每2周1次。维持治疗期需要定期监测。腹泻时药物的血药浓度会有明显变化,可能影响疗效或引起毒副作用。推荐腹泻期间密切监测他克莫司血药浓度。⑳他克莫司最常见的不良反应有颤抖、高血糖、肾功能不全、高钾血症(表现为肌无力、肌麻痹、心律失常等)、感染、血压升高、失眠、头痛、腹泻、恶心。他克莫司还可能导致恶性肿瘤，如淋巴瘤（可表现为淋巴结肿大、发热、盗汗、皮疹、乏力等）、皮肤癌（可表现为长新疣、皮肤酸痛或流血或不能愈合的红肿块、痣颜色或大小的改变）。如果出现以上症状，请立即就诊。

◆托特罗定（酒石酸托特罗定片）

【适应证】适用于治疗膀胱过度活动症，其症状可为尿急、尿频、急迫性尿失禁。

【用法与用量】口服。

（1）成人初始的推荐剂量为一次 2 mg，一日 2 次。根据患者的反应和耐受程度，剂量可下调到一次 1 mg，一日 2 次。

（2）对于肝功能明显低下和正在服用 CYP3A4 抑制剂者，推荐剂量为一次 1 mg，一日 2 次。

【用药教育】①如果已被确诊患有尿潴留、胃滞纳、未得到控制的闭角型青光眼、重症肌无力、严重的溃疡性结肠炎、中毒性巨结肠，是不能使用托特罗定的，请将所有已确诊的疾病及正在接受的治疗方案告诉医生。②如果存在肝、肾功能损害，请提前告知医生，剂量可能需要调整。③儿童用药的安全性和有效性暂不清楚，不推荐儿童使用托特罗定。④孕妇慎用。如果已经妊娠或者计划妊娠，请提前告知医生。⑤哺乳期妇女如果用药，请停止哺乳。如处于哺乳期，请告知医生以便做出更好的治疗选择。⑥食物不会影响托特罗定的药效，与不与食物同服都可以，但最好固定在每天相同时间服药。⑦如果服用的是片剂，需要减少剂量时可以将药片沿着中间刻痕分成两半服用。⑧托特罗定可能引起视物模糊、头晕、困倦，用药期间尽量避免驾驶和操作机器。⑨服用托特罗定后可能出现口干，可以采用吸吮糖果、咀嚼口香糖、含服冰块或使用唾液替代品来缓解口干带来的不适。如果口干持续 2 周以上，请就诊，持续口干会增加口腔疾病的风险。⑩抗酸药（如碳酸氢钠、复方氢氧化铝）可减少托特罗定的吸收，减弱其疗效。如用药期间需服用这类药物，请间隔至少 1 h。⑪用药后常见的不良反应包括口干、消化不良、便秘、腹痛、胀气、呕吐、头痛、眼睛干涩、皮肤干燥、嗜睡、神经质、感觉异常等。通常可耐受，停药后症状会消失。用药过量还可能出现排尿困难、幻觉、兴奋、抽搐、呼吸功能不全、心动过速、瞳孔散大、惊厥等不良反应。

◆特拉唑嗪（盐酸特拉唑嗪胶囊）

【适应证】用于：①轻度或中度高血压治疗。可与噻嗪类利尿药或其他抗高血压药物合用，也可单独使用。②治疗良性前列腺增生引起的症状，如尿频、尿急、尿线变细、排尿困难、夜尿增多及排尿不尽感。

【用法与用量】口服。

(1)高血压,初始剂量为睡前服用 1 mg,且不应超过,以尽量减少首剂低血压事件的发生。1 周后一日单剂量可加倍以达到预期效应。常用维持剂量为一日 2 ~ 10 mg。

(2)良性前列腺增生初始剂量为睡前服用 1 mg,且不可超过。1 周或 2 周后一日单剂量可加倍以达到预期效应。常用维持剂量为一次 5 ~ 10 mg,一日 1 次,最大剂量不超过 10 mg。

(3)老年人不必改变剂量。

(4)肾功能损伤患者不必改变剂量。

【用药教育】①如果曾经有排尿时突然晕倒的情况,可能不适合使用特拉唑嗪。②孕妇禁用。③哺乳期妇女如需用药,请停止哺乳。④第一次用药时请在睡前服用,且最好不要超过 1 mg,以免因出现低血压而晕倒。此后每天用药 1 次时可以在早晨用药。⑤如中途停药几天或更长时间,再次用药时请重新从初始治疗方案开始用药。⑥用药后可能出现眩晕、头痛、嗜睡等症状。首次用药或增加剂量后 12 h 内、中断给药后又重新开始使用时,请尽量避免驾驶及操作机器。⑦用药期间如果坐或躺后迅速起身,可能出现头晕或晕倒。请缓慢起身,爬楼梯时也请小心。如果出现低血压症状(如头晕、头痛、心悸),请先坐下或躺下。出现晕厥时,请将患者平卧,必要时给予支持性治疗。⑧用药后可能出现阴茎异常勃起,如勃起疼痛或勃起时间超过 4 h,请及时就诊,以避免出现永久性勃起障碍。⑨用药可能导致低血压,可能需要定期监测血压(包括站位、坐位或仰卧位血压)。⑩用药后可能出现无力、体位性低血压、头晕、嗜睡、鼻塞、鼻炎、阳痿、视物模糊、恶心、水肿、心悸等。

◆坦洛新(盐酸坦洛新缓释胶囊)

【适应证】用于前列腺增生症引起的排尿障碍。

【用法与用量】口服:成人每日一次,每次一粒(0.2 mg),饭后口服。或遵医嘱,根据年龄、症状的不同适当增减剂量。

【用药教育】①注意:前列腺癌可能引起类似症状,用药前需要排除前列腺癌,并在用药期间定期筛查。②儿童用药的安全性尚不明确,有国内资料建议儿童禁用本药缓释胶囊。请勿擅自给儿童用药。③本药为男科用药,不适用于女性。④食物能影响本药的吸收,请在餐后服药。⑤请完整吞服缓释制剂,不要打开或咀嚼,以免产生毒副作用。⑥用药后可能会出现眩晕,请在用药期间尽量避免驾驶或高空作业。⑦服用本药期间,如果坐或躺后迅速起身,可能出现头晕或晕倒。请坐、躺后缓慢起身,爬楼梯时也请小心。⑧用药期间食用葡萄柚可增加本药在血中的浓度,容易引起不良反应。

请避免食用葡萄柚及其制品。⑨长期用药对肝功能有影响,请定期检查肝功能。⑩用药后常见恶心、呕吐、食欲降低,还可能出现头晕、蹒跚感、体位性低血压、心动过速等不良反应。如果出现皮疹等过敏反应,请停药。本药还可能导致严重的不良反应,包括失神和意识丧失。请仔细观察患者用药后的反应,如果出现异常,请立即就诊。

◆非那雄胺(非那雄胺片)

【适应证】

(1)用于治疗和控制良性前列腺增生以及预防泌尿系统事件。①降低发生急性尿潴留的危险性;②降低需经尿道切除前列腺和前列腺切除术的危险性。

(2)本品可使肥大的前列腺缩小,改善尿流及改善前列腺增生有关的症状。前列腺肥大患者适用。

【用法与用量】口服。①成人一日 5 mg。②70 岁以上老年患者本品清除率有所降低,但不需调整剂量。③肾功能不全者,剂量不需要调整。

【用药教育】①注意:非那雄胺不能用于预防前列腺癌。此外,用药前还需要排除与适应证症状相似的疾病,如感染、前列腺癌、尿道狭窄、膀胱张力低、神经源性紊乱。②非那雄胺不适用于妇女和儿童。已经妊娠或计划妊娠的妇女请不要接触药物碎片或裂片。③某些厂家的非那雄胺片含有乳糖。如果对乳糖不耐受或缺乏乳糖酶,最好不要使用含乳糖的制剂。具体请查看说明书。④非那雄胺与或不与食物同服都可以。⑤男性雄激素性秃发患者用药 3 个月以上才可能见效,停药后 1 年内疗效可能会减退,请按照医生要求持续用药,不要擅自停药。⑥用药期间和停药后 1 个月内,请不要献血。⑦用药期间如果坐或躺后迅速起身,可能会出现头晕或晕倒,请缓慢起身,爬楼梯时也请小心。⑧为了解药物疗效和病情变化,需要定期进行一些前列腺癌相关检查,包括通过直肠指诊检查前列腺、前列腺特异抗原水平检查等。⑨用药后主要引起性功能障碍(如阳痿、性欲降低、射精障碍)、乳房不适(如乳腺增生、乳房触痛)和皮疹。

(梁永利)

第八章　激素及其有关药物

第一节　肾上腺皮质激素

◆甲泼尼龙(甲泼尼龙片)

【适应证】糖皮质激素只能作为对症治疗,只有在某些内分泌失调的情况下,才能作为替代药品。甲泼尼龙片可用于以下情况。

(1)内分泌失调疾病:①原发或继发性肾上腺皮质不全(氢化可的松和可的松为首选药物,如有需要,合成的糖皮质激素可与盐皮质激素合用,在婴儿期,盐皮质激素的供给尤为重要)。②先天性肾上腺增生。③非化脓性甲状腺炎。④癌症引起的高钙血症。

(2)非内分泌失调症:①用于系统性红斑狼疮、重症多发性皮肌炎、风湿病、风湿性关节炎、皮肌炎、自身免疫性出血、血管炎、肾病综合征、血小板减少性紫癜等自身免疫病。②用于严重支气管哮喘、血管神经性水肿、血清病、变应性鼻炎等过敏性疾病。③用于心、肝、肾、肺等器官移植的抗排斥反应。④治疗各种急性中毒性感染、病毒感染,如细菌性疾、中毒性肺炎、重症伤寒、结核性脑膜炎、胸膜炎。⑤急性白血病、淋巴瘤等血液疾病。⑥用于溃疡性结肠炎、损伤性关节炎等炎症性疾病。

【用法与用量】

(1)根据不同疾病的治疗需要,甲泼尼龙片的初始剂量可在每天4～48 mg调整。症状较轻者,通常给予较低剂量即可;某些患者则可能需要较高的初始剂量。临床上需要用较高剂量治疗的疾病包括多发性硬化(200 mg/d)、脑水肿(200～1 000 mg/d)和器官移植[可达7 mg/(kg·d)]。若经过一段时间的充分治疗后未见令人满意的临床效果,应停用甲泼尼龙片而改用其他合适的治疗方法。若经过长期治疗后需停药时,建议逐量递减,而不能突然撤药。当临床症状出现好转,应在适当的时段内逐量递减初始剂量,直至能维持已有的临床效果的最低剂量,此剂量即为最佳维持剂量。

(2)医师还应注意对药物剂量做持续的监测,当出现下列情况时可能需要调整剂量：①病情减轻或加重导致临床表现改变；②患者对药物反应的个体差异；③患者遇到与正在治疗的疾病无关的应激状况；④在最后一种情况下，可能需要根据患者的情况，在一段时间内加大甲泼尼龙片的剂量。这里必须强调的是，剂量需求不是一成不变的，必须根据治疗的疾病和患者的反应做个体化调整。

(3)隔日疗法(ADT)：隔日疗法是一种服用皮质类固醇的方法，即指在隔日早晨一次性给予2 d的皮质类固醇总量。采用这种治疗方法旨在为需要长期服药的患者提供皮质激素的治疗作用，同时减少某些不良反应，例如对垂体-肾上腺皮质轴的抑制、类库欣综合征、皮质激素撤药症状和对儿童生长的抑制。

【用药教育】①如果已被确诊存在全身性真菌感染，是不能使用甲泼尼龙的。请将所有已确诊的疾病及正在接受的治疗方案告诉医生。②某些厂家的甲泼尼龙片剂中含有乳糖和蔗糖成分。如果对乳糖或蔗糖不耐受，或吸收不良，是不能使用的。具体请查看说明书。③长期使用甲泼尼龙可能会抑制儿童的生长。儿童如需用药，请密切监测生长发育情况。④老年人长期使用甲泼尼龙，可能增加发生骨质疏松、水潴留的风险，还可能引起高血压。如需用药，请多加注意。⑤甲泼尼龙可通过胎盘。孕妇大剂量用药可能导致胎儿畸形，长期用药还可能导致婴儿出现白内障。如果已经妊娠或计划妊娠，请咨询医生或药师。用药后乳汁中含有甲泼尼龙，可能影响乳儿的生长发育。哺乳期妇女如需用药，请先咨询医生或药师。⑥请将甲泼尼龙与食物同时服用。如果每天只需服用一次，请在早上用药。长期用药后突然停药可能引起不适，主要表现为厌食、恶心、呕吐、嗜睡、头痛、发热、关节疼痛、脱屑、肌痛、体重减轻和低血压。如需停药，请在医生指导下逐渐减量。千万不要擅自停药。为了减少长期用药产生的不良反应，可能需要采用隔日疗法进行治疗。即在隔一天的早晨一次给予2 d的药量。⑦甲泼尼龙可能引起眩晕、视觉障碍和疲乏等不良反应。如果出现以上情况，尽量避免驾驶或操作机器。⑧甲泼尼龙可能抑制免疫功能，更容易发生感染。请经常洗手，远离感染的人群。⑨甲泼尼龙可导致体液或电解质紊乱，可能需要减少饮食中的含盐量，并适当补钾。建议采取低盐饮食，多吃香蕉、草莓、菠菜、山药等富含钾的水果和蔬菜。⑩甲泼尼龙可能会引起精神错乱，表现为欣快、失眠、情绪不稳定等。请家属密切观察患者是否出现心理改变，尤其是抑郁情绪或自杀的想法。如果出现请立即就诊。⑪甲泼尼龙可能引起血脂异常和高血压。原有心血管危险因素的患者如需用药，请定期监测心脏功能。⑫为了解药物的影响，可能需要定期检查电解质、骨密度、尿常规、餐后2 h血糖、血压和体重，并进行胸部X射线检查。患有胃肠道溃疡或明显消化不良的患者还需要进行上消化道 X 射线检查。用药超过 6 周,需监测眼压。⑬用药后可能出现感染、内分泌系统异常(如类库欣综合征)、代谢和营养障碍(如代谢性酸中毒、液体潴留、食欲增加)、精神异常(如情绪不稳定、自杀意念、失眠)、神经系统异常(如惊厥、健忘、头晕、头痛)、眼部异常(如视网膜病变、视物模糊)、心脏异常(如心律失常、心力衰竭)、血管异常(如高血压、低血压、血栓)、胃肠系统异常(如腹胀、腹痛、腹泻、恶心、呕吐)、皮肤异常(如多毛、瘀斑、皮疹、多汗)、肌肉骨骼异常(如生长迟缓、骨质疏松)、月经失调、愈合能力下降、水肿、疲乏等不良反应。

◆泼尼松(泼尼松片)

【适应证】主要用于治疗过敏性与自身免疫性炎症性疾病。适用于结缔组织病,系统性红斑狼疮,重症多肌炎,严重的支气管哮喘、皮肌炎、血管炎等过敏性疾病,急性白血病,恶性淋巴瘤。

【用法与用量】口服。①一般一次 5 ~ 10 mg,一日 10 ~ 60 mg。②对于系统性红斑狼疮、肾病综合征、溃疡性结肠炎、自身免疫性溶血性贫血等自身免疫病,可给每日 40 ~ 60 mg,病情稳定后逐渐减量。③对药物性皮炎、荨麻疹、支气管哮喘等过敏性疾病,可给泼尼松每日 20 ~ 40 mg,症状减轻后减量,每隔 1 ~ 2 d 减少 5 mg。④防止器官移植排异反应,一般在术前 1 ~ 2 d 开始每日口服 100 mg,术后 1 周改为每日 60 mg,以后逐渐减量。⑤治疗急性白血病、恶性肿瘤,每日口服 60 ~ 80 mg,症状缓解后减量。

【用药教育】①如果已被确诊患有真菌或病毒感染(如手癣、足癣、水痘、疱疹),可能不能使用泼尼松。请将所有已确诊的疾病及正在接受的治疗方案告诉医生。②儿童长期用药可能抑制生长和发育,还可能增加发生骨质疏松、股骨头缺血性坏死、青光眼、白内障的风险。请严格遵医嘱用药,并密切观察不良反应。③老年人用药更容易出现高血压和骨质疏松。如需用药,请多加注意。④孕妇使用泼尼松可能增加新生儿体重减少或死胎的发生率。如果已经妊娠或者计划妊娠,请咨询医生或药师。用药后乳汁中含有泼尼松,可能抑制乳儿生长和肾上腺功能。剂量低于 30 mg 时相对安全,用药 4 h 后可进行哺乳。大剂量用药时请停止哺乳。⑤长期或大剂量用药后,突然停药或减量过快,可能引起不适或病情加重。如果需要停药,请在医生指导下逐渐减量,千万不要擅自停药。⑥为避免泼尼松对胃肠道有刺激作用,请与食物或牛奶一起服用。如果一天服药 1 次,请在早晨服用。⑦ 泼尼松可能导致胎儿畸形。育龄期妇女在用药期间请采取有效的避孕措施(如安全套)。⑧泼尼松具有抑制免疫的作用。用药期间更容易感染,请经常洗手,远离感染人群。如果出现感染症状,如发热、寒战、严重咽喉痛、耳痛、咳嗽、小便疼痛、口疮或伤口不愈合,请立即就诊。⑨长期用药可能引起白内障、青光眼和骨质疏松。长期用药期间请定期检查眼压和骨密度。⑩用药后可能诱发感染。大剂量用药还可能引起糖尿病、消化道溃疡、库欣综合征(可表现为向心性肥胖、皮肤紫纹或瘀斑、皮肤油腻、骨质疏松、高血压、多毛、月经稀少或闭经、阳痿、痤疮等)。⑪请避光、密封保存。

(乌日汗)

第二节 胰岛素和其他影响血糖的药物

◆人胰岛素(人胰岛素注射液)

【适应证】①1 型糖尿病。②2 型糖尿病有严重感染、外伤、大手术等严重应激情况,以及合并心、脑血管、肾脏或视网膜病变等并发症。③糖尿病酮症酸中毒、高血糖非酮症性高渗性昏迷。④长病程 2 型糖尿病血浆胰岛素水平较低,经合理饮食、体力活动和口服降血糖药治疗控制不满意者,2 型糖尿病具有口服降血糖药禁忌时,如妊娠、哺乳等。⑤成年或老年糖尿病患者发病急、体重显著减轻伴明显消瘦。⑥妊娠糖尿病。⑦继发于严重胰腺疾病的糖尿病。⑧对严重营养不良、消瘦、顽固性妊娠呕吐、肝硬化初期可同时静脉滴注葡萄糖和小剂量胰岛素,以促进组织利用葡萄糖。

【用法与用量】短效胰岛素制剂,可以与中效或长效胰岛素制剂联合使用。

(1)剂量:剂量应根据患者的病情个体化。个体胰岛素需要量通常在每日每千克体重 0.3~1.0 U。

(2)剂量调整:①伴发其他疾病时(特别是感染和发热),通常患者的胰岛素需要量会增加;②肾功能或肝功能不全时,通常患者的胰岛素需要量会减少;③当患者的体力活动量或进食量发生改变时,其所用的胰岛素的剂量要做相应的调整;④当患者从一种胰岛素制剂换用其他胰岛素制剂时,剂量可能会需要调整。

(3)起效时间及维持时间:动物胰岛素皮下注射,0.5~1 h 起效,2~4 h 达峰,作用维持 6~8 h;人胰岛素皮下注射,0.5 h 内起效,1~3 h 达峰,作用持续时间大约 8 h。人胰岛素较动物胰岛素起效快,作用时间长。不同部位皮下注射的吸收差别很大。静脉注射后 10~30 min 起效,10~30 min 达峰,持续 0.5~1 h。在血液循环中半衰期为 5~10 min。

【用药教育】

(1)胰岛素注射前须知:注射本类药物后30 min内必须进食含有碳水化合物的食物。

(2)胰岛素注射方法:糖尿病患者之间切勿共同使用同一支胰岛素注射笔或其他注射装置,有可能会导致血源性病原体传播的风险。①注射部位的选择:常用的胰岛素注射部位有上臂外侧、腹部、大腿外侧、臂部。不同部位胰岛素吸收由快及慢,依次为腹部、上臂、大腿、臀部。根据使用的胰岛素种类选择相应的注射部位。当使用短效胰岛素或中效混合的胰岛素时,优先考虑的注射部位是腹部。对于中长效胰岛素、睡前注射的中效胰岛素,较合适的注射部位是臀部或大腿。②定期检查注射部位。每次注射前检查注射部位,判断并避开出现疼痛、皮肤凹陷、皮肤硬结、出血、瘀斑、感染等部位。③定期轮换注射部位。每天同一时间注射同一部位(如每天早晨注射腹部,就应该一直在腹部注射,不要随意更换到其他部位)。每周按左右轮换注射部位(如大腿注射可以一周打左边,一周打右边)。每次注射点应与上次注射点至少相距1 cm。避免在一个月内重复使用同一注射点。④胰岛素注射的方法:选择好注射部位,用酒精棉球消毒注射部位皮肤。注射时用手捏起皮肤以避免注射入肌肉内,另一手握住胰岛素注射器,将针头以45°~90°角快速刺入注射部位,推注药液,注射后针头需在皮下停留至少6 s,以确保药物被完全注射入体内。体瘦者和儿童以45°角进针注射,体胖者以90°角注射。注射后用干净棉球按压注射部位5~8 s。

(3)用药后可能出现的不良反应:用药后可能出现低血糖、注射部位反应(红肿、瘙痒、荨麻疹、脂肪萎缩、脂肪增生)、眼屈光失调等不良反应。低血糖是使用胰岛素时常见的不良反应,如果经常出现低血糖,可能需要减少胰岛素剂量。低血糖,可能表现为冷汗、皮肤苍白发凉、乏力、精神紧张或发抖、焦虑、异常疲倦或虚弱、意识模糊、注意力不集中、嗜睡、饥饿感、视觉异常、头痛、恶心和心悸等。

(4)使用胰岛素期间注意事项:①用药期间避免饮酒或含有酒精的饮料,否则可能会引起低血糖。②低血糖可能会降低患者的注意力和反应能力。在这些能力异常重要的情况下(如在驾驶汽车或操作机械的过程中),可能会存在风险。特别是反复出现低血糖者。③如出现低血糖,可服用葡萄糖、含糖饮料、糖果等食物,如症状严重无法进食时,可能需要静脉注射葡萄糖或皮下注射胰高血糖素。④在应激情况下(如发热、感染、受伤等),可能出现血糖控制困难。体力活动、运动或饮食的改变也可影响血糖,请就医调整用药。⑤胰岛素注射剂量不足或治疗中断时,会引起高血糖(特别是在1型糖尿病患者中易发生)。高血糖的首发症状通常在数小时到数天内逐渐出现。症状包括口渴、尿频、恶心、呕吐、嗜睡、皮肤干红、口干和食欲不振以及呼吸出现丙酮气味。请及时就医。⑥胰岛素产品之间可能会发生意外混淆。为避免和其他胰岛素之间的用药错误，每次注射前都要检查胰岛素标签。

(5)胰岛素剂量需要调整的情况：肝功能不正常，肾功能不正常，甲状腺功能亢进或减退，恶心呕吐，高热、肢端肥大症、糖尿病酮症酸中毒、严重感染或外伤、重大手术等。

(6)用药期间监护：①用药时配合饮食、运动，监测血糖，根据血糖调整给药剂量。②用药期间建议定期检查血糖、尿常规、肝肾功能、视力、眼底视网膜血管、血压及心电图等，已了解病情及糖尿病并发症情况。

(7)特殊人群：老年人、孕妇、哺乳期妇女可以使用该种类胰岛素。

(8)胰岛素保存：开封前请在 2 ~ 10 ℃、避光保存。不要冷冻药物。开封后请在室温保存，可保存 4 ~ 6 周，具体参照说明书。

◆精蛋白人胰岛素注射液(精蛋白人胰岛素注射液)

【适应证】属中效胰岛素，一般与短效胰岛素配合使用，以提供胰岛素的日基础用量。

【用法与用量】中效胰岛素最常用于皮下胰岛素强化治疗方案中睡前给予，以控制空腹血糖。一日 1 次早餐前给药，或者一日 2 次给药。皮下注射后平均 1.5 h 起效，4 ~ 12 h 达峰，作用维持 18 ~ 24 h。

【用药教育】

(1)本类药物皮下注射，不能直接注入静脉或肌肉内。

(2)本药为混悬液，使用前需先混匀，如果无法使药液呈白色均匀的混悬液，则不能使用。首次使用时，从冰箱中拿出药物后，先将药物放置至室温，再进行混匀。不同的药物形式混匀的方式不同：①如果使用西林瓶装的药物，将药瓶放在双手掌心轻轻滚搓，直至药液呈白色均匀混悬液；②如果使用笔芯式药物，在笔芯装入注射笔之前，将笔芯上下缓慢摇动至少 20 次，每次注射前至少重复此动作 10 次。如果笔芯中剩余药物剂量少于 12 个单位，不能继续使用，因为无法保证充分混匀。

(3)胰岛素注射方法、用药后可能出现的不良反应、使用胰岛素期间注意事项、胰岛素剂量需要调整的情况、用药期间监护见普通胰岛素【用药教育】(2) ~ (6)。

(4)特殊人群：老年人、孕妇、哺乳期妇女可以使用该种类胰岛素。

(5)胰岛素保存：开封前请在 2 ~ 8 ℃、避光保存。不要冷冻药物。开封后请在室温保存，可保存 4 ~ 6 周，具体参照药品说明书。

◆精蛋白人胰岛素混合注射液(30R/40R/50R)

【适应证】用于治疗糖尿病。

【用法与用量】本类药物为双时相胰岛素制剂，包含短效胰岛素和中效胰岛素。在需要快速起效并使效应延长时，通常给予预混胰岛素一天1次或一天2次。①剂量应根据患者的病情个体化。个体胰岛素需要量通常在每日每千克体重0.3～1.0 U。②剂量调整：伴发其他疾病时(特别是感染和发热)，通常患者的胰岛素需要量会增加。伴发肾脏、肝脏疾病或者影响肾上腺、垂体或甲状腺功能的疾病时，可能需要改变胰岛素剂量。当患者的体力活动量或进食量发生改变时，其所用的胰岛素的剂量要做相应的调整。当患者从一种胰岛素制剂换用其他胰岛素制剂时，剂量可能会需要调整。③用法：皮下注射。

【用药教育】①本类药物皮下注射，不能直接注入静脉或肌肉内。注射后30 min内必须进食含有碳水化合物的食物。②本药为混悬液，使用前先混匀，具体操作参照中效胰岛素【用药教育】(2)。③胰岛素注射方法、用药后可能出现的不良反应、使用胰岛素期间注意事项、胰岛素剂量需要调整的情况、用药期间监护见普通胰岛素【用药教育】(2)～(6)。④特殊人群：老年人、孕妇、哺乳期妇女可以使用该种类胰岛素。⑤胰岛素保存：开封前请在2～8 ℃、避光保存。不要冷冻药物。开封后请在室温保存，可保存4～6周，具体参照药品说明书。

◆门冬胰岛素(门冬胰岛素注射液)

【适应证】用于治疗糖尿病。

【用法与用量】

(1)用量：速效胰岛素类似物，用量因人而异。

(2)用法：①本品经皮下注射，部位可选择腹壁、大腿、上臂的三角肌或臀部。②连续皮下胰岛素输注(CSII)：经胰岛素泵给药。连续皮下胰岛素输注治疗应选择腹壁作为注射部位，并轮换输注点。③静脉给药：浓度为0.05～1.0 U/mL，输注液为0.9%氯化钠、5%葡萄糖或含40 mmol/L氯化钾的10%葡萄糖。上述输注液置于聚丙烯输液袋中，在室温下24 h内是稳定的。

(3)起效时间及维持时间：皮下注射后10～20 min起效，最大作用时间为注射后1～3 h，降糖作用持续3～5 h。

【用药教育】①注射前先检查药液是否为无色透明溶液，如果不是，请不要继续使用。②起效快，在临近进餐前注射，必要时可在餐后立即用药。注射后15 min内必须进食含有碳水化合物的食物。③胰岛素注射方法、用药后可能出现的不良反应、使用胰岛素期间注意事项、胰岛素剂量需要调整的情况、用药期间监护见普通胰岛素【用药教育】(2)~(6)。④特殊人群:老年人、孕妇、哺乳期妇女可以使用该种类胰岛素。⑤胰岛素保存:开封前请在2~8 ℃、避光保存。不要冷冻药物。开封后请在不超过30 ℃下保存,可保存4周。

◆赖脯胰岛素(赖脯胰岛素注射液)

【适应证】用于治疗糖尿病。

【用法与用量】

(1)用量:速效胰岛素类似物,用量因人而异。

(2)用法:①本品经皮下注射,部位可选择腹壁、大腿、上臂的三角肌或臀部。②连续皮下胰岛素输注(CSII),可经胰岛素泵给药,连续皮下胰岛素输注治疗应选择腹壁作为注射部位,并轮换输注点。③静脉给药:赖脯胰岛素在0.9%氯化钠或5%葡萄糖中0.1~1.0 U/mL的浓度下输液,输液系统在室温下可保持稳定48 h。

(3)起效时间及维持时间:皮下注射后15~20 min起效,30~60 min达峰,降糖作用持续4~5 h。

【用药教育】参照门冬胰岛素【用药教育】。

◆甘精胰岛素(甘精胰岛素注射液)

【适应证】用于治疗糖尿病。

【用法与用量】①甘精胰岛素的使用剂量应个体化。②可与短效胰岛素、速效胰岛素类似物和(或)口服药物联合使用。③从其他胰岛素治疗改为甘精胰岛素治疗时,可能需改变甘精胰岛素的剂量。④原来每天注射两次NPH胰岛素的患者,改为每天注射一次甘精胰岛素时,在变更治疗的第一周,其每天甘精胰岛素的用量应比NPH胰岛素减少20%~30%。⑤起效时间及维持时间:皮下注射起效时间为1.5 h,较中效胰岛素慢,有效作用时间达22 h左右,几乎没有峰值出现,作用平稳。

【用药教育】①本类药物为长效胰岛素类似物,不能直接注入静脉或肌肉内。每天用药1次,在固定的时间皮下注射药物,通常在睡前或早餐前注射。②注射前先检查药液是否是无色透明溶液,如果外观呈云雾状、颜色改变或有可见颗粒,请不要继续使用。③如果药物是冷藏的,使用前取出并放置到室温,再使用。正在使用的注射装置请勿贮藏在冰箱内。④胰岛素注射方法、用药后可能出现的不良反应、使用胰岛素期间注意事项、胰岛素剂量需要调整的情况、用药期间监护见普通胰岛素【用药教育】(2)~(6)。⑤特殊人群:老年人、孕妇、哺乳期妇女均可使用,使用前请咨询医生。6岁以下儿童用药的安全和有效性暂不清楚。⑥胰岛素保存：开封前请在 2 ~ 8 ℃避光保存。不要冷冻药物。开封后请在室温（不超过 25 ℃）保存，可保存 4 ~6 周，具体参照说明书。

◆地特胰岛素（地特胰岛素注射液）

【适应证】用于治疗糖尿病。

【用法与用量】①用量：本品是可溶性的基础胰岛素类似物，其作用持续时间长达 24 h。每日给药 1 次，起始剂量为 10 U 或 0.1 ~0.2 U/kg。剂量应根据患者的空腹血糖水平，个体化进行调整。②用法：本品仅用于皮下注射。

【用药教育】①长效胰岛素类似物，不能直接注入静脉或肌肉内。每天用药 1 次，在固定的时间皮下注射药物，通常在睡前或早餐前注射。②注射前先检查药液是否是无色澄明溶液，如果外观呈云雾状、颜色改变或有可见颗粒，请不要继续使用。③如果药物是冷藏的，使用前取出并放置到室温，再使用。正在使用的注射装置请勿贮藏在冰箱内。④胰岛素注射方法、用药后可能出现的不良反应、使用胰岛素期间注意事项、胰岛素剂量需要调整的情况、用药期间监护见普通胰岛素【用药教育】（2）~（6）。⑤特殊人群：老年人、孕妇、哺乳期妇女可以使用该种类胰岛素，使用前请咨询医生。6 岁以下儿童用药的安全和有效性暂不清楚。⑥胰岛素保存：开封前请在 2 ~8 ℃、避光保存。不要冷冻药物。开封后请在低于 30 ℃环境下保存，有效期为 6 周。

◆德谷胰岛素（德谷胰岛素注射液）

【适应证】用于治疗成人 2 型糖尿病。

【用法与用量】

（1）用量：本品是一种基础胰岛素，可以在每天任何时间皮下注射给药，每日一次，最好在每天相同时间给药。根据空腹血糖进行剂量调整来优化血糖控制。

（2）给药时间的灵活：如果遇到不可能在每天相同时间给药的情况，可灵活变动胰岛素给药时间，但是应确保相邻两次注射之间至少间隔 8 h。建议忘记给药的患者在发现时立即给药，此后继续常规的每日一次给药方案。

（3）起始剂量：①未使用过胰岛素的患者，推荐的每日起始剂量为 10 U，随后进行个体化的剂量调整；②既往使用胰岛素的患者，对于使用基础胰岛素、基础-餐时胰岛素、预混胰岛素或自混胰岛素治疗的 2 型糖尿病患者，将之前的基础胰岛素部分以相等剂量转换为本品，再进行个体化的剂量调整。

(4)改用本品期间及后续数周内建议密切监测血糖。可能需要调整联合使用的速效或短效胰岛素药品或其他伴随的抗糖尿病治疗药物的剂量和给药时间。

【用药教育】①该药皮下注射，不能直接注入静脉或肌肉内。②注射前先检查药液是否是无色透明溶液，如果异常，不得继续使用。③胰岛素注射方法、用药后可能出现的不良反应、使用胰岛素期间注意事项、胰岛素剂量需要调整的情况、用药期间监护见普通胰岛素【用药教育】(2)～(6)。④特殊人群：孕妇和哺乳期尚无临床用药经验，用药需权衡利弊。中国18岁以下儿童的安全性和有效性尚未确立，国外有1岁以上儿童的用法用量，用药需权衡利弊。⑤胰岛素保存：开封前请在2～8 ℃避光保存。不要冷冻药物。开封后请在不高于30 ℃的条件下保存，有效期为8周。

◆预混胰岛素类似物（精蛋白锌重组赖脯胰岛素混合注射液25R/精蛋白锌重组赖脯胰岛素混合注射液50R/门冬胰岛素30注射液/门冬胰岛素50注射液）

【适应证】适用于需要胰岛素治疗的糖尿病患者。

【用法与用量】①使用剂量须根据患者病情而定。②本类药物可在餐前即时注射。必要时，也可在饭后立即注射。③皮下注射后起效迅速，因此注射时间和用餐时间可以间隔很短。

【用药教育】

(1)该类药物仅能皮下注射，不能直接注入静脉或肌肉内。其起效快，在即将进餐前注射。必要时，也可在餐后立即注射。注射后15 min内必须进食含有碳水化合物的食物。

(2)该类药物为混悬液，使用前先混匀，具体操作参照中效胰岛素【用药教育】(2)。

(3)胰岛素注射方法、用药后可能出现的不良反应、使用胰岛素期间注意事项、胰岛素剂量需要调整的情况、用药期间监护见普通胰岛素【用药教育】(2)～(6)。

(4)特殊人群：老年人、孕妇、哺乳期妇女可以使用该种类胰岛素。儿童用药：①精蛋白锌重组赖脯胰岛素混合注射液25R和精蛋白锌重组赖脯胰岛素混合注射液50R，在12岁以下儿童的安全性和有效性尚未确定，请咨询医生或药师；②门冬胰岛素30注射液和门冬胰岛素50注射液，可用于10岁以上的儿童和青少年，10岁以下儿童的临床数据有限，请咨询医生或药师。

(5)胰岛素保存：开封前请在2～8 ℃避光保存。不要冷冻药物。开封后请在不高于30 ℃的条件下保存，28 d内用完。

◆二甲双胍(盐酸二甲双胍片/盐酸二甲双胍胶囊/盐酸二甲双胍肠溶片/盐酸二甲双胍肠溶胶囊/盐酸二甲双胍缓释胶囊/盐酸二甲双胍缓释片)

【适应证】①首选用于单纯饮食疗法及运动疗法治疗无效的2型糖尿病,特别是肥胖的2型糖尿病。②对于1型或2型糖尿病,本品与胰岛素合用可增加胰岛素的降血糖作用,减少胰岛素用量,防止低血糖发生。③本品也可与磺脲类口服降血糖药合用,具协同作用。

【用法与用量】本品应从小剂量开始使用,根据患者状况,逐渐增加剂量。①盐酸二甲双胍胶囊、盐酸二甲双胍片、盐酸二甲双胍肠溶片、盐酸二甲双胍肠溶胶囊,通常起始剂量为0.25 g或0.5 g,每日2次,如病情控制不满意,可加至每日3次,每日最大剂量不超过1.8 g,也有说明书要求不超过2 g或2 550 mg,具体参考说明书。②盐酸二甲双胍缓释片、盐酸二甲双胍缓释胶囊,应整片吞服,通常起始剂量为0.5 g,1次/d随晚餐服用,每周剂量增加0.5 g,最大剂量至2 g,1次/d随晚餐服用。如果用至2 g,1次/d血糖仍没有控制满意,可以考虑改用1 g,2次/d随餐服用。

【用药教育】

(1)1型糖尿病患者不能单独使用二甲双胍,需与胰岛素合用。

(2)不同剂型,服用注意事项:①为减少药物对胃肠道的刺激,普通和缓释制剂请在进餐时或餐后立即服用;②肠溶制剂在餐前服用,其起效较慢,对胃肠道的刺激相对较轻,可以在餐前服用;③当服用缓释制剂时,且一天只需服用1次时,建议在晚餐时服用;④缓释和肠溶制剂,完整吞服,避免产生毒副作用,不要掰开、碾碎或咀嚼。

(3)为更好地控制血糖,控制饮食,坚持适度体育锻炼。

(4)开始用药时最常见的不良反应包括恶心、呕吐、腹泻、腹痛、食欲缺乏等,继续用药可自行缓解。其还可能引起严重不良反应,如乳酸酸中毒,可表现为肌肉痉挛、呼吸困难、腹痛、衰弱和体温降低,进而昏迷。如果出现以上症状,请立即就诊。

(5)当存在肾功能损害,请提前告知医生,可能不能用药或需调整剂量。

(6)如果存在以下情况,可能不能使用二甲双胍,请将所有已确诊的疾病及正在接受的治疗方案告诉医生:①可能影响肾功能的急性情况,如脱水、休克、严重感染;②可能引起组织缺氧的疾病(尤其是急性疾病或慢性疾病的恶化),如失代偿性心力衰竭、呼吸衰竭、近期发作的心肌梗死和休克;③严重外伤、低血压、缺氧;④需要进行重大手术;⑤急性代谢性酸中毒,包括糖尿病酮症酸中毒、乳酸酸中毒;⑥有乳酸酸中毒史;⑦糖尿病昏迷前期;⑧糖尿病合并严重慢性并发症(如糖尿病肾病、糖尿病眼底病变);⑨肝功能不全、急性酒精中毒、酗酒；⑩维生素 B_{12}、叶酸缺乏且未纠正。

(7) 避免突然或长期过量饮酒，可能导致乳酸酸中毒。

(8) 用药期间如果出现脱水，可能会增加发生乳酸酸中毒的风险。天气炎热或运动时可能导出汗过多，建议多引水，以免发生脱水。

(9) 二甲双胍可能会导致无排卵的绝经前妇女出现排卵，进而导致意外妊娠。根据需要采取避孕措施。

(10) 树脂类胆汁酸螯合药（如考来烯胺、猪去氧胆酸）可能减少二甲双胍的吸收，降低疗效。如需合用，间隔至少 2 h 使用并监测血糖水平。

(11) 血糖监测：开始用药和调整剂量期间请检查空腹血糖，以确定治疗效果和最小有效剂量。此后，每 3 个月检查一次糖化血红蛋白。进行血糖自我监测，按照以下方法监测：在剂量调整期间每天检测 1 ~ 2 次。达到稳定剂量和目标血糖后，可能只需要一周检测几次，通常可在清晨或餐前测。如果正在生病、需要长时间开车或坐车、饮食和运动习惯发生了改变，需要更频繁地监测血糖。

(12) 建议定期监测肾功能。

(13) 二甲双胍可能影响维生素 B_{12} 的吸收，维生素 B_{12} 和钙摄入或吸收不足的人更容易出现维生素 B_{12} 水平降低，建议在用药期间每隔 2 ~ 3 年检查一次血清维生素 B_{12}。

(14) 特殊人群：不推荐给 10 岁以下的儿童使用二甲双胍。二甲双胍可通过胎盘，不推荐孕妇使用。用药后乳汁中含有二甲双胍，不推荐哺乳期妇女使用。

◆格列美脲（格列美脲片/格列美脲口腔崩解片/格列美脲分散片/格列美脲滴丸）

【适应证】适用于饮食疗法、运动疗法及减轻体重均不能充分控制血糖的 2 型糖尿病。格列美脲片不适用于 1 型糖尿病、糖尿病酮症酸中毒或糖尿病前驱昏迷或昏迷的治疗。

【用法与用量】①用量：应根据目标血糖水平调整药物的剂量。如果发生漏服，不得服用更大剂量的药物来纠正。②起始剂量和剂量调整：起始剂量为每日 1 mg。通过定期监测血糖进行剂量调整，剂量应逐渐增加。③糖尿病控制良好的患者的剂量范围：糖尿病控制良好的患者，通常每日剂量为 1 ~ 4 mg 格列美脲。每日剂量大于 6 mg 仅对少数患者更有效。

【用药教育】

(1) 服用方法：①分散片，请放入适量水中搅拌均匀后服用。②口腔崩解片，请将药片放在舌面，不需要用水送服，药片可以自行溶解，然后随唾液吞服。③其他剂型，用适量的水送服，不要碾碎或咀嚼。

(2)服用时间：一天给药 1 次时，建议每天早餐前服用。如果不吃早餐，则在第一次正餐前服药，注意用药后立即进食。不按时进食、摄入碳水化合物不足或长时间大量运动，都可能引起低血糖。为避免因低血糖而导致意外，请随身携带一些糖果或葡萄糖。

(3)用药期间注意事项：①为了达到理想的疗效，用药期间请严格控制饮食并进行适当的锻炼。如果不按时进食、进食过少(包括食物热量过低)或长时间大量的运动，可能增加低血糖的发生风险。如果出现低血糖症状，建议立即食用糖果、饼干或饮用含糖饮料以缓解症状。如果未见症状缓解，请立即就诊。②用药期间饮酒可能增加发生低血糖的风险，甚至引起昏迷。避免饮酒或者含有酒精的饮料。③用药后可能引起低血糖。如果出现，请尽量避免开车及做其他危险工作。

(4)格列美脲可能导致容易被晒伤，请做好防晒措施。

(5)用药监测：①定期监测血糖、尿常规、糖化血红蛋白、肝肾功能、血常规等，以评估用药对疾病的影响。②根据医生建议进行血糖自我监测：在剂量调整期间一日监测 1 ~2 次。达到稳定剂量和目标血糖后，可能只需要一周监测几次，通常可在清晨或餐前测。如果处于生病期间、需要长途驾车之前和期间、饮食和运动模式改变时，需要更频繁地监测血糖。

(6)药物相互作用：①药用炭可减少格列美脲的吸收，降低其疗效。如需合用，请间隔 1 ~2 h 服用。②考来维仑可降低格列美脲的血药浓度。如需合用，请间隔至少 4 h 服用。

(7)药物不良反应：用药后可能出现低血糖、胃肠道反应(如腹痛、恶心、呕吐、腹泻、腹胀)、暂时性视力障碍等不良反应。

(8)特殊人群：①不推荐儿童使用，其对体重有不良影响，且可能引起低血糖；②孕妇禁用，可能会对胎儿造成伤害；③哺乳期妇女如需用药，请停止哺乳，因为用药后乳汁中可能含有格列美脲；④葡萄糖-6-磷酸脱氢酶(G6PD)缺乏的患者使用磺脲类药物治疗可能导致溶血性贫血，由于格列美脲属于磺脲类药物，因此有 G6PD 缺乏的患者应当注意，且应当考虑非磺脲类药物替代；⑤已被确诊存在严重肝功能损害或正在接受透析治疗，是不能使用格列美脲的。

◆格列本脲(格列本脲片/格列本脲胶囊)

【适应证】适用于单用饮食控制疗效不满意的轻、中度 2 型糖尿病，患者胰岛 β 细胞有一定的分泌胰岛素功能，并且无严重的并发症。

【用法与用量】①格列本脲片：口服，开始 2.5 mg，早餐前一次，或早餐及午餐前各一次；轻症者 1.25 mg，一日 3 次，三餐前服，7 d 后递增至每日 2.5 mg。一般用量为每日 5 ~10 mg，每日不超过 15 mg。②格列本脲胶囊：

口服，开始时，早餐前一次，或早餐及午餐前各服一次，每次 1.75 mg。必要时，可在医生的观察下每日服 5.25～7 mg，最大用量每日为 10.5 mg。

【用药教育】

（1）服用方法：餐前服药。一日 1 次时在早餐前服用，一日 2 次时在早餐和午餐前服用，一日 3 次时在三餐前服用。

（2）用药期间注意事项：同格列美脲。

（3）用药监测：同格列美脲。

（4）药物相互作用：①考来维仑可能降低格列本脲的疗效，如需合用，请间隔至少 4 h。②抗酸药可加快格列本脲的吸收和起效时间，从而引发低血糖。如需合用，间隔至少 2 h。③药用炭可能降低格列本脲的疗效，如需合用，间隔至少 1 h。④服用波生坦的同时，不能同时服用格列本脲。合用可导致两药药效降低，并可能造成肝酶升高，两药禁止联用。

（5）药物不良反应：用药后可能出现腹泻、恶心、呕吐、头痛、胃痛或不适等不良反应。格列本脲还可能导致严重的不良反应，如肝功能损害（表现为乏力、嗜睡、厌食、恶心、呕吐、右上腹疼痛、瘙痒、黄疸等）、骨髓抑制、粒细胞减少（表现为咽痛、发热、感染）、血小板减少症（表现为出血、紫癜）等。如果出现以上症状，请尽快就诊。

（6）特殊人群：①格列本脲可通过胎盘，可能导致胎儿畸形。如果已经妊娠或者计划妊娠，请咨询医生或药师。②用药后乳汁中含有格列本脲，可能导致乳儿发生低血糖，哺乳期妇女最好不要服用该药。

◆格列吡嗪（格列吡嗪片/格列吡嗪分散片/格列吡嗪胶囊/格列吡嗪缓释胶囊/格列吡嗪缓释片/格列吡嗪控释片）

【适应证】经饮食控制及体育锻炼 2～3 个月疗效不满意的轻、中度 2 型糖尿病，但此类患者的胰岛 β 细胞需有一定的分泌功能且无急性并发症，不合并妊娠、无严重的慢性并发症。

【用法用量】口服：治疗剂量因人而异，根据血糖监测调整剂量。①控释片：常用起始剂量为一日 5 mg，与早餐同服；使用本品 3 个月后测定糖化血红蛋白，若血糖未能满意控制可加大剂量；多数患者一日服 10 mg，部分患者需 15 mg，最大日剂量 20 mg。②普通剂型：一般推荐剂量为一日 2.5～20 mg，早餐前 30 min 服用；初始剂量一日 2.5～5 mg，逐渐调整至合适剂量；日剂量超过 15 mg 时，应分成 2～3 次，餐前服用。③老年人、体弱或营养不良者、肝肾功能损害者的起始和维持剂量均应采取保守原则，以避免低血糖的发生。

【用药教育】

（1）服药方法：①服用分散片时，可以用水溶解后服用，也可以含在口中吮服、咀嚼或用水送服。②服用口腔崩解片时，可以将药片放在舌面，无须用水或需少量水，也无须咀嚼，等药片溶解后随唾液吞咽即可。③服用控释片时，与早餐或当天第一顿正餐同服。④除控释片外，建议其他制剂在餐前30 min服药。如果每天只需用药1次，请在早餐前用药。⑤请完整吞服缓控释剂，为避免引起毒副作用，不可以嚼碎或掰开服用。⑥控释剂有一层不被吸收的外壳。药物被吸收后外壳会随粪便排出，因此粪便中可能观察到药片形状的物质，属于正常现象。

（2）用药期间注意事项：同格列美脲。

（3）用药监测：同格列美脲。

（4）药物相互作用：①药用炭可减少格列吡嗪的吸收，降低其疗效，如需合用，请间隔1～2 h服用；②树脂类胆汁酸螯合药（如考来烯胺）可减少格列吡嗪的吸收，降低其疗效，如需合用，请间隔至少2 h服用；③抗酸药（如达喜）会加快格列吡嗪的吸收，引发低血糖，如需合用，请间隔至少2 h服用。

（5）药物不良反应：可能出现头晕、腹泻、神经质、震颤、胃肠胀气等不良反应。用药后还可能出现严重不良反应，如低血糖（早期可能表现为头痛、兴奋、失眠、震颤和大量出汗等）、溶血性贫血。

（6）特殊人群：①格列吡嗪能通过胎盘，孕妇用药可能导致新生儿出现呼吸窘迫和低血糖。孕妇如需用药，请先咨询医生或药师。如果用药，预产期前至少1个月需要停药，并密切监测新生儿是否出现低血糖或呼吸窘迫。②哺乳妇女用药可能导致乳儿出现低血糖。哺乳期妇女如果用药，需停止哺乳。③儿童用药的安全性和有效性暂不清楚，不推荐给儿童使用。

◆格列喹酮（格列喹酮片/格列喹酮分散片/格列喹酮胶囊）

【适应证】2型糖尿病。

【用法用量】口服：应在餐前30 min服用。一般日剂量为15～120 mg，酌情调整，通常日剂量为30 mg以内者可于早餐前一次服用；更大剂量应分3次，分别于三餐前服用；日剂量不得超过180 mg。

【用药教育】

（1）服用方法：①服用分散片时，用温水将药片分散后再服用；②在餐前30 min用药。如果每天只需用药1次，请在早餐前服用。

（2）用药期间注意事项：同格列美脲。

（3）用药监测：同格列美脲。

（4）药物相互作用：药用炭可减少格列喹酮的吸收。用药期间如需服用药用炭，请间隔1～2 h。

（5）药物不良反应：用药后可能出现皮肤过敏反应、胃肠道反应、轻度低血糖反应及血液系统方面的不良反应。

(6)特殊人群:①孕妇禁用;②哺乳期妇女如果用药,需停止哺乳。

◆格列齐特(格列齐特片/格列齐特分散片/格列齐特胶囊/格列齐特缓释片/格列齐特缓释胶囊)

【适应证】单用饮食疗法、运动疗法和减轻体重不足以控制血糖水平的成人2型糖尿病患者。

【用法用量】口服。

(1)缓释片:①建议首次剂量为一日30 mg,于早餐时服用,如血糖水平控制不佳,剂量可逐次增至一日60 mg、90 mg、120 mg,一次增量间隔至少4周(如治疗2周后血糖仍无下降时除外),最大日剂量为120 mg;②65岁以上患者开始治疗时一日1次,一次30 mg;③高危患者,如病情严重或代偿功能较差的腺垂体功能减退症、甲状腺功能减退症、肾上腺功能减退症、长期和(或)大剂量肾上腺皮质激素治疗后撤停、严重冠心病、颈动脉严重受损、弥漫性血管病变等,建议以一日30 mg的最小剂量开始治疗。

(2)普通片:开始时一日2次,初始日剂量为40~80 mg,连服2~3周,然后根据血糖水平调整用量;一般一日剂量为80~240 mg,最大日剂量为240 mg。

【用药教育】

(1)服用方法:①服用分散片时,可以直接吞服,也可以用适量水搅拌均匀后服用;②进餐时服药可降低胃肠道不良反应,建议在进餐时服药,服用缓释剂时,建议在早餐时服药;③请完整吞服缓释剂,不要碾碎或咀嚼,以免产生毒副作用;④部分厂家,规格为60 mg的缓释片可分成两半使用。

(2)用药期间注意事项:同格列美脲。

(3)用药监测:同格列美脲。

(4)药物相互作用:①抗酸药(如碳酸氢钠、氢氧化铝镁)可加快格列齐特的吸收,可能引起低血糖。如需合用,请至少间隔2 h服用。②药用炭会减少格列齐特的吸收,降低其疗效。如需合用,请间隔1~2 h服用。

(5)药物不良反应:最常见的不良反应是低血糖,可表现为头痛、头晕、强烈的饥饿感、恶心、呕吐、疲倦、注意力不集中、反应减慢、视觉和语言障碍等。用药后还可能出现胃肠道不良反应,如腹痛、消化不良、腹泻、便秘等。进餐时服药可避免或缓解这种情况。

(6)特殊人群:①孕妇最好避免使用。如果已经妊娠或者计划妊娠,请咨询医生或药师。②用药后乳汁中含有格列齐特。哺乳妇女如需用药,请停止哺乳。

◆瑞格列奈(瑞格列奈片/瑞格列奈分散片)

【适应证】用于饮食控制、减轻体重及运动锻炼不能有效控制其高血糖的成人2型糖尿病患者。可与二甲双胍合用。治疗应从饮食控制和运动锻炼降低餐时血糖的辅助治疗开始。

【用法与用量】瑞格列奈片应在餐前15 min内服用,剂量因人而异以达到最佳血糖控制。推荐起始剂量为0.5 mg,以后如需要可每周或每2周作调整。接受其他口服降血糖药治疗的患者转用瑞格列奈片治疗的推荐起始剂量为1 mg。维持剂量:最大的推荐单次剂量为4 mg,随餐服用。但最大日剂量不应超过16 mg。当单独服用二甲双胍不足以控制血糖时,本品可与二甲双胍合用。

【用药教育】

(1)服用方法:服用分散片时,可以直接用水送服,也可以用水溶解后服用。

(2)服用时间:通常在餐前15 min服药,也可在餐前30 min内服用。如果不准备进食,请不要服用瑞格列奈,以免造成低血糖。但如果增加了用餐(正餐),请相应增加一次服药。

(3)用药期间注意事项:同格列美脲。

(4)用药监测:同格列美脲。

(5)药物不良反应:用药后可能出现腹痛、腹泻、低血糖等不良反应。

(6)如果存在肝功能受损,请提前告知医生。可能不能用药或需调整用药时间间隔。

(7)特殊人群:①18岁以下儿童用药的安全性和有效性暂不清楚,不推荐给这类人群用药。②孕妇用药可能对胎儿产生损害,孕妇禁用。如果已经妊娠或者计划妊娠,请告知医生以便做出更好的治疗选择。③用药后乳汁中可能含有瑞格列奈,可能导致乳儿出现低血糖。哺乳期妇女如需用药,请停止哺乳。

◆那格列奈(那格列奈片/那格列奈分散片/那格列奈胶囊)

【适应证】同瑞格列奈。

【用法用量】①常用剂量为餐前120 mg,可单独应用,也可与二甲双胍联合应用,剂量应根据定期的HbA1c检测结果调整(最大推荐剂量为180 mg,每日3次)。②肝损害患者的剂量:对轻度至中度肝损害患者药物剂量不需调整。尚未对严重肝损害患者进行研究,因此严重肝损害患者不可使用那格列奈。③肾损害患者的剂量:轻中度肾损害患者无须调整剂量。尽管透析患者的C_{max}降低49%,在中度至严重肾功能不全(肌酐清除率15~50 mL/min)的糖尿病患者和需透析的患者中,那格列奈的生物利用度和半衰期与健康受试者相当。但是出于用药安全考虑,若出现低C_{max}的情况应调整剂量。

【用药教育】

(1)服用方法:①在餐前1~15 min内服药。以促进胰岛素分泌,较好发挥降糖作用;②餐前30 min以上服用可能会诱发低血糖,餐后服药可能因吸收慢而降低疗效,不准备进食时,请不要服用那格列奈;③服用分散片时,请用水将药物充分溶解后服用。

(2)用药期间注意事项:同格列美脲。

(3)用药监测:同格列美脲。

(4)药物不良反应:用药后可能出现低血糖症状(如出汗、发抖、头晕、食欲增加、心悸、恶心、疲劳和无力等)。剧烈运动、腹泻、呕吐、进食减少时,发生低血糖的风险增加。低血糖症状一般轻微且容易处理,可进食少量糖类缓解。

(5)特殊人群:①儿童用药的安全性和有效性暂不清楚,不推荐给儿童用药;②那格列奈可能对胎儿产生影响,孕妇禁用;③用药后乳汁中可能含有那格列奈,可能导致乳儿发生低血糖,哺乳期妇女如需用药,请停止哺乳。

◆阿卡波糖(阿卡波糖片/阿卡波糖胶囊/阿卡波糖咀嚼片)

【适应证】配合饮食控制,用于治疗2型糖尿病,降低糖耐量低减者的餐后血糖。

【用法与用量】用餐前即刻整片吞服或与前几口食物一起咀嚼服用,剂量因人而异。一般推荐剂量为:起始剂量为一次50 mg,一日3次,以后逐渐增加至一次0.1 g,一日3次。个别情况下,可增加至一次0.2 g,一日3次。

【用药教育】

(1)服用方法:①服用片剂时,可以在整片吞服药片后立即用餐,或在进餐时伴着前几口食物咀嚼服用;②服用胶囊时,请整粒吞服,不需要咀嚼,服药后立即用餐;③服用咀嚼片时,请将药片与食物一起咀嚼服用。

(2)用药期间注意事项:①用药期间请遵医嘱严格注意饮食;②用药期间如果低血糖症状(如出汗、脸色苍白、心悸、焦虑、饥饿等),请食用葡萄糖(如葡萄糖液或葡萄糖粉)来纠正低血糖;③如果血糖一直偏低,请尽量避免驾驶或操作机器,以免发生意外。

(3)用药监测:①用药后可能出现肝酶升高,因此,在用药的前6~12个月内需要监测肝酶,建议每3个月监测1次;②用药期间需定期监测血糖,刚开始用药和剂量调整期间为了确定最佳剂量,需要测定餐后1 h血糖,约每3个月测定1次糖化血红蛋白,此外,还可能需要定期检测血肌酐。

(4)药物不良反应:①用药后可能出现胀气、腹痛、腹泻等不良反应,用药期间食用蔗糖(如白糖、红糖)或含有蔗糖的食物(如甘蔗、甜菜)常引起腹部不适,甚至引起腹泻,此外,如果不严格控制饮食,胃肠道不良反应可能加重。②空腹情况下，过量服用阿卡波糖，通常不会产生胃肠道反应。但过量的药物与含有碳水化合物的食物或饮料一起服用时，则可能产生严重的胀气和腹泻。因此，过量服药后 6 h 内请避免进食含碳水化合物的食物或饮料。

(5)药物相互作用：胆汁酸螯合药（如考来烯胺）可能降低阿卡波糖的疗效。如需合用，请间隔至少 2 h 使用。

(6)特殊人群：①孕妇用药可能出现体重增加迟缓、胚胎丢失轻微增加；②用药后乳汁中可能含有阿卡波糖，哺乳期妇女最好不要使用；③儿童用药的安全性和有效性暂不清楚，18 岁以下儿童最好不要使用。

◆伏格列波糖（伏格列波糖片/伏格列波糖胶囊/伏格列波糖咀嚼片/伏格列波糖分散片）

【适应证】改善糖尿病餐后高血糖。

【用法用量】通常成人 1 次 0.2 mg，1 日 3 次，餐前口服。疗效不明显时，经充分观察可以将每次用量增至 0.3 mg。

【用药教育】

(1)服用方法：①所有剂型的药物，均应在餐前口服，服药后请立刻进餐；②服用咀嚼片时，请咀嚼后咽下；③服用分散片时，可以直接吞服，也可以加入适量水中搅拌均匀后服用。

(2)用药期间注意事项：同阿卡波糖。

(3)用药监测：用药期间请密切监测血糖水平，以便了解病情控制情况。

(4)药物不良反应：可能出现腹泻、肠排气、腹胀等不良反应。还可能导致严重的不良反应，如低血糖（表现为心悸、焦虑、出汗、饥饿、感觉异常）、肠梗阻（表现为恶心、呕吐、痉挛性腹痛、顽固性便秘）、肝病（包括急性重型肝炎、严重肝功能障碍、黄疸）、便秘。如果出现了以上不良反应，请尽快就诊。

(5)特殊人群：①如果已经妊娠或者计划妊娠，请咨询医生或药师；②哺乳期妇女如果用药，请停止哺乳。

◆米格列醇（米格列醇片）

【适应证】配合饮食控制和运动，用于改善 2 型糖尿病患者血糖控制。

【用法与用量】剂量须参照其疗效与患者耐受量具体而定，但不可超过最大推荐量（100 mg/次，每日 3 次）。

(1)治疗开始阶段及剂量增加时，以餐后 1 h 血糖作为米格列醇疗效指标来确定患者的最小有效量。米格列醇每次于正餐开始时使用，小剂量开始，逐渐加量。①初始剂量：推荐的初始剂量为 25 mg/次，每日 3 次。4～8 周后，剂量应增至 50 mg/次，每日 3 次。②维持剂量：推荐的维持剂量为

50 mg/次,每日 3 次,根据血糖情况调整剂量。③最大剂量:推荐最大剂量 100 mg/次,每日 3 次。

(2)可与磺酰脲类药物合用,但会提高低血糖发生的风险性。

【用药教育】

(1)服用方法:请在每次正餐开始时服用米格列醇。

(2)用药期间注意事项:同阿卡波糖。

(3)用药监测:用药期间建议定期监测糖化血红蛋白、血糖和尿糖。可以按照以下方法监测血糖:在剂量调整期间一天检测 1 ~2 次。达到稳定剂量和目标血糖后,您可能只需要一周检测几次。通常在清晨或餐前测定。如果正在生病、需要长时间开车或坐车、饮食和运动习惯发生了改变,可能需要更频繁地监测血糖。

(4)药物相互作用:药用炭会降低米格列醇的疗效。如需合用,请间隔 1 ~2 h。

(5)药物不良反应:最常见的不良反应是胃肠道反应,如腹痛、腹泻、胃胀气。

(6)特殊人群:①如果已经妊娠或者计划妊娠,请咨询医生或药师;②用药后乳汁中含有少量米格列醇,不推荐哺乳期妇女使用;③儿童用药的安全性和有效性暂不清楚。

◆西格列汀(磷酸西格列汀片)

【适应证】①单药治疗:本品配合饮食控制和运动,用于改善 2 型糖尿病患者的血糖控制。②可与二甲双胍联用,在饮食和运动基础上改善 2 型糖尿病患者的血糖控制。③可与磺脲类药物联用,配合饮食控制和运动,用于改善经一种磺脲类药物单药治疗或经一种磺脲类药物联合二甲双胍治疗后血糖控制不佳的 2 型糖尿病患者的血糖控制。④与胰岛素联用:本品配合饮食控制和运动疗法,用于改善经胰岛素单药治疗或胰岛素联合二甲双胍治疗后血糖控制不佳的 2 型糖尿病患者的血糖控制。

【用法与用量】

(1)推荐剂量为 100 mg,每日一次。

(2)当本品与一种磺脲类药物或胰岛素联合用药时,需考虑降低剂量磺脲类药物或胰岛素的剂量,以降低低血糖风险。

(3)肾功能不全的患者:①轻度肾功能不全时,不需要调整剂量;②中度肾功能不全的患者时,剂量调整为 50 mg,每日一次;③严重肾功能不全或需要血液透析或腹膜透析的终末期肾病(ESRD)患者,剂量调整为 25 mg,每日一次,服用本品不需要考虑透析的时间。

【用药教育】

(1)服用方法:食物对西格列汀的吸收没有影响,与或不与食物同服都可以。

(2)用药期间注意事项:坚持控制饮食和适当运动。

(3)用药监测:①进行血糖自我监测,或者按照以下方法监测,在剂量调整期间一日监测1~2次。达到稳定剂量和目标血糖后,可能只需要一周监测几次,通常可在清晨或餐前测。如果处于生病期间、需要长途驾车之前和期间、饮食和运动模式改变时,需要更频繁地监测血糖。②定期进行肾功能检查。

(4)药物不良反应:用药后可能出现低血糖、鼻咽炎、上呼吸道感染、头痛、腹痛、恶心、腹泻等不良反应。如果出现持续、剧烈的腹痛,可能是出现胰腺炎,立即就诊。

(5)特殊人群:①18岁以下儿童用药的安全性和有效性尚不明确;②不推荐孕妇使用;③用药后乳汁中可能含有西格列汀,哺乳期妇女最好不要使用。

◆阿格列汀(苯甲酸阿格列汀片)

【适应证】本品适用于治疗2型糖尿病。①单药治疗或与盐酸二甲双胍联合使用。②重要的使用限制:本品不用于1型糖尿病或糖尿病酮症酸中毒的患者。

【用法与用量】

(1)推荐剂量:为25 mg每日一次。

(2)肾功能受损患者:①轻度肾功能受损患者[肌酐清除率(CrCl)≥60 mL/min]使用本品时不需调整剂量;②中度肾功能受损患者(30≤CrCl<60 mL/min)使用苯甲酸阿格列汀片的剂量为12.5 mg每日一次;③重度肾功能受损(15≤CrCl<30 mL/min)或终末期肾衰竭(ESRD)(CrCl<15 mL/min或需要血液透析)患者使用剂量为6.25 mg,每日一次。使用本品时可不考虑透析时间。因需要根据肾功能调药品剂量,推荐在开始治疗前评估肾功能,并定期复查。

【用药教育】

(1)服用方法:食物对药效无影响。

(2)用药期间注意事项:控制饮食,并进行适量运动。

(3)用药期间如果出现以下症状请及时处理:①如果出现肝损伤症状(如疲劳、食欲缺乏、右上腹不适、尿色加深、皮肤或眼睛黄染),及时就诊,进行肝功能检查。②如果出现水疱或糜烂,可能是出现了大疱性类天疱疹,请立即停药就诊。③如果出现头晕、头痛、昏昏欲睡、虚弱、颤抖、心动过速、意识错乱、饥饿或出汗等症状,可能出现了低血糖,可以服用葡萄糖、含糖饮料、牛奶、糖果等食物,15～20 min 内症状可缓解。

(4)用药监测:同西格列汀。

(5)药物不良反应:用药后可能出现鼻咽炎、头痛、上呼吸道感染、胰腺炎、过敏反应、肾功能损害等不良反应。

(6)特殊人群:①服用阿格列汀期间,如果已经妊娠或者计划妊娠,请咨询医生或药师;②用药后乳汁中可能含有阿格列汀,哺乳期妇女最好不要使用;③儿童用药无临床数据。

◆利格列汀(利格列汀片)

【适应证】本品适用于治疗 2 型糖尿病。

【用法用量】口服,成人,推荐剂量为 5 mg,每日 1 次。

【用药教育】

(1)服用方法:食物对药效无明显影响,可在一天中任意一个时间服用。

(2)用药期间注意事项:控制饮食,适量运动。

(3)用药监测:同西格列汀。

(4)不良反应:①如果出现头晕、头痛、昏昏欲睡、虚弱、颤抖、心动过速、意识错乱、饥饿或出汗等症状,可能是出现了低血糖,可以服用葡萄糖、含糖饮料、牛奶、糖果等食物,15～20 min 内症状可缓解;②用药后主要引起鼻咽炎、腹泻、咳嗽等不良反应;③用药期间请注意是否出现急性胰腺炎症状,如持续剧烈腹痛(有时蔓延至背部,伴或不伴呕吐)。如果出现以上症状,及时就诊。

(5)特殊人群:同西格列汀。

◆沙格列汀(沙格列汀片)

【适应证】用于治疗 2 型糖尿病。①可单药治疗,在饮食和运动基础上改善血糖控制。②当单独使用盐酸二甲双胍血糖控制不佳时,可与盐酸二甲双胍联合使用,在饮食和运动基础上改善血糖控制。③联合胰岛素治疗。

【用法与用量】①口服,推荐剂量 5 mg,每日 1 次。②肾功能不全患者:eGFR 在≥45 mL/(min · 1.73 m^2)的患者无须调整剂量。eGFR<45 mL/(min · 1.73 m^2)的患者应将剂量调整为 2.5 mg,每日 1 次。应该在血液透析后服用沙格列汀。尚无在腹膜透析患者中应用沙格列汀的研究。重度肾功能不全的患者用药经验非常有限,因此本品用于此类患者时应谨慎。③肝功能受损患者:无须进行剂量调整。

【用药教育】①服用方法:服药时间不受食物影响,可与或不与食物同服。为避免毒副作用,完整吞服药片,不要咀嚼、掰破或碾碎。②用药期间注意事项:坚持控制饮食和适当运动。用药期间食用葡萄柚可增加沙格列汀的血药浓度,避免食用葡萄柚。③用药监测:同西格列汀。④药物不良反应:用药后可能出现上呼吸道感染(如打喷嚏、鼻塞、流涕)、尿路感染(如排尿困难、尿频、尿急)、头痛等不良反应。⑤特殊人群:沙格列汀可通过胎盘,用药后乳汁中可能含有沙格列汀。哺乳期妇女不建议服用。

◆维格列汀(维格列汀片)

【适应证】本品适用于治疗2型糖尿病。①可单药治疗。②可与二甲双胍联合使用。③可与胰岛素(合用或不合用二甲双胍)联合使用。④可与磺脲类药物联合使用。

【用法与用量】①当维格列汀单药治疗或与二甲双胍合用时,或与胰岛素联合使用时(合用或不合用二甲双胍),维格列汀的每日推荐给药剂量为100 mg,早晚各给药一次,每次50 mg。②当维格列汀与磺脲类药物合用时,维格列汀的推荐剂量为50 mg每日一次,建议早晨给药。并可考虑使用较低剂量的磺脲类药物,以降低低血糖的发病风险。③不推荐使用100 mg以上的剂量。④本品可以餐时服用,也可以非餐时服用。

【用药教育】

(1)服用方法:①一日给药2次时,在每天早晚服药;②一日给药1次时,在早晨给药;③与或不与食物同服都可以。

(2)用药期间注意事项:坚持控制饮食和适当运动。

(3)用药监测:①监测血糖;②在用药的第1年每3个月检查1次肝功能,以后定期检查。

(4)药物不良反应:①单用维格列汀常见眩晕,尽量避免驾驶或操作机械。②有用药后出现肝功能障碍(包括肝炎)的报道。

(5)特殊人群:①高剂量的维格列汀有生殖毒性,孕妇禁用;②用药后乳汁中可能含有维格列汀,哺乳期妇女如需用药,请停止哺乳;③儿童用药的安全性暂不清楚,不推荐给18岁以下的儿童使用。

◆利拉鲁肽(利拉鲁肽注射液)

【适应证】①成人2型糖尿病患者控制血糖。②适用于单用二甲双胍或磺脲类药物最大可耐受剂量治疗后血糖仍控制不佳的患者,与二甲双胍或磺脲类药物联合应用。

【用法与用量】

(1)用量:①起始剂量为每天0.6 mg。至少1周后,剂量应增加至1.2 mg。推荐每日剂量不超过1.8 mg。②可与二甲双胍联合治疗,而无须改变二甲双胍的剂量。③可与磺脲类药物联合治疗。当与磺脲类药物联用时,应当考虑减少磺脲类药物的剂量以降低低血糖的风险。④肾功能损害:轻度、中度或重度肾功能损害的患者不需要进行剂量调整。目前不推荐用于终末期肾病患者。⑤肝功能损害:轻度或中度肝功能受损患者不需要调整剂量,不推荐重度肝功能受损患者。

(2)用法:皮下注射,每日一次。

【用药教育】

(1)用药方法:①可在每天任意时间给药,无须考虑进餐时间,建议固定在同一时间给药;②皮下注射给药,不能经静脉或肌内给药;③注射部位可选择大腿、上臂或腹壁,轮换注射点,不能每次在同一处注射;④若漏用一剂,在记起时立即补用,并在第 2 天使用正常剂量,若漏用超过 3 d,请就诊,需要重新调整剂量。

(2)药物不良反应:①最常见的不良反应是恶心和腹泻,还可能出现鼻咽炎、支气管炎、低血糖、厌食、食欲下降、头痛、头晕、心跳加快、呕吐、消化不良、上腹痛、便秘、胃炎、肠胃胀气、腹胀、胃食管反流、腹部不适、牙痛、皮疹、疲劳、注射部位反应等;②用药期间如果出现胰腺炎的症状(如持续性严重腹痛,有时蔓延至背部且伴或不伴呕吐),请就诊。

(3)特殊人群:①孕妇禁用,动物实验表明利拉鲁肽有生殖毒性。②哺乳期妇女如果用药,请停止哺乳。动物实验发现,哺乳期用药后幼仔出现生长缓慢。③国内资料指出,18 岁以下儿童和青少年用药的安全性和有效性暂不清楚。但国外有 10 岁以上儿童的用法用量。请权衡利弊。

(4)药品保存:开封前在 2～8 ℃、避光保存。不要冷冻药物。开封后请在室温(<30 ℃)或 2～8 ℃、避光保存。开封后药物的有效期是 1 个月。

◆艾塞那肽(艾塞那肽注射液/注射用艾塞那肽微球)

【适应证】用于改善 2 型糖尿病患者的血糖控制,适用于单用二甲双胍、磺酰脲类,以及二甲双胍合用磺酰脲类,血糖仍控制不佳的患者。

【用法与用量】①艾塞那肽注射液,起始剂量为每次 5 μg,每日 2 次,在早餐和晚餐前 60 min 内(给药间隔大约 6 h 或更长)皮下注射。不应在餐后注射本品。在治疗 1 个月后剂量可增加至每次 10 μg,每日 2 次。②注射用艾塞那肽微球:2 mg,每周(7 d)皮下注射一次,可在一天中的任何时间注射,空腹或进食后均可。注射用艾塞那肽微球由患者自行给药,需要混合药物和填充注射器。一旦将药物混合后,必须立即注射。用药应在腹部、大腿或上臂区域皮下注射。

【用药教育】

(1)用药方法:皮下注射给药,不能静脉注射或肌内注射。注射部位可选择大腿、上臂或腹部。可在身体的相同区域注射,但必须选择不同的注射部位，以免发生脂肪萎缩或增生。

（2）如果使用的是注射液（以注射笔的形式），请注意以下几点：①在早餐和晚餐前60 min内（或在每天2顿主餐前）皮下注射，给药间隔约6 h或更长；②药液是无色澄明液体，如果出现颗粒、混浊或变色，不得使用；③可用干净、潮湿的布擦拭注射笔的表面，如果笔芯顶部外侧出现白色颗粒，可以用酒精纱布或酒精棉签擦去。

（3）如果使用的是注射用微球（粉针剂），请注意以下几点：①通常每周皮下注射1次，可在一天中的任何时间注射，空腹或进食后都可以；②如漏用，且距离下次给药至少还有3 d，应尽快补用，之后可恢复常规用药计划；如果距离下次给药只有1～2 d，无须补用，在下次用药时间使用正常剂量即可；③如果需要改变每周的用药日，只要与上次注射时间间隔至少3 d即可。

（4）用药期间注意事项：①使用注射用微球期间，采取避孕措施，直至停药后3个月；②在应激情况下（如发热、感染、受伤或手术），可能出现血糖控制困难。

（5）不良反应：同利拉鲁肽。

（6）特殊人群：①孕妇用药的资料有限，需由医生权衡利弊后决定；②用药后乳汁中可能含有艾塞那肽，哺乳期妇女如果用药，请停止哺乳；③儿童用药的安全性和有效性暂不清楚，不推荐用于儿童。

（7）药品保存：开封前在2～8 ℃、避光保存。不要冷冻药物。开封后可在不超过25 ℃条件下保存。粉针剂最多可保存4周；注射笔最多使用30 d。

（8）如果使用的是注射用微球（粉针剂），请按以下步骤溶解和注射药物：①洗手，取出注射器（注射器中有澄清不含颗粒的液体）和装有药物粉末的药瓶。将药瓶在坚硬的表面敲击几下，使粉末松动，然后打开药瓶绿色盖子。②拿起药瓶适配器包装，揭掉纸盖，不要碰到里面的适配器。一手捏住药瓶适配器包装，另一只手捏住药瓶。将药瓶的顶端牢牢按入适配器中。然后拿出备用。③拿起注射器，用另一只手牢牢握住白盖上的2个灰色方块，折断白盖。④将药瓶适配器拧到注射器上。⑤用拇指向下按注射器活塞，然后用力摇晃，直到液体和粉末混合充分（呈云雾状）。⑥握住药瓶朝下，使注射器朝上。保持拇指继续向上推住注射器活塞。用另一只手轻轻敲击玻璃瓶，使药滴沿药瓶壁流下。然后拉动注射器活塞，抽取药液，活塞需超过黑色的剂量虚线。然后取下适配器。⑦安装针头，然后缓慢推动注射器活塞，使活塞顶端与黑色的剂量虚线齐平。⑧用肥皂和水或酒精棉球清洗注射部位，取下针头帽，皮下注射药物。

粉针剂溶解和注射操作流程见图8-1。

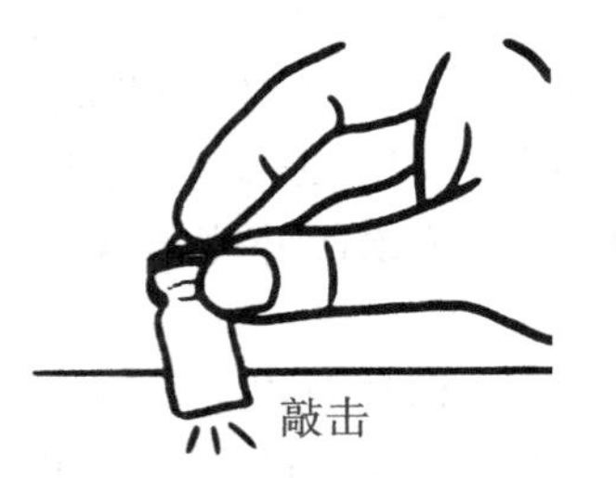

将药瓶在坚硬的表面敲击几下，使粉末松动，揭掉绿盖

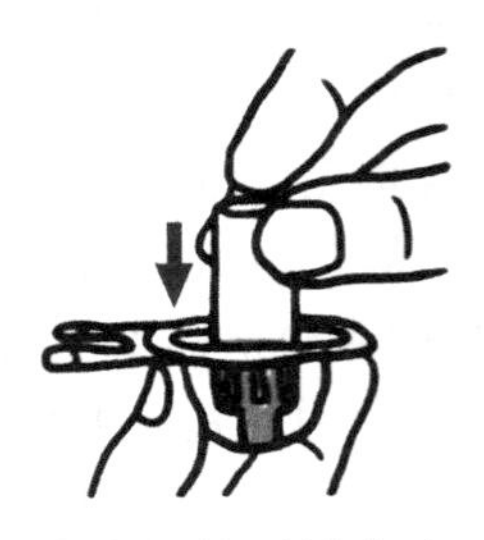

将药瓶的顶端牢牢按入适配器中。取出备用

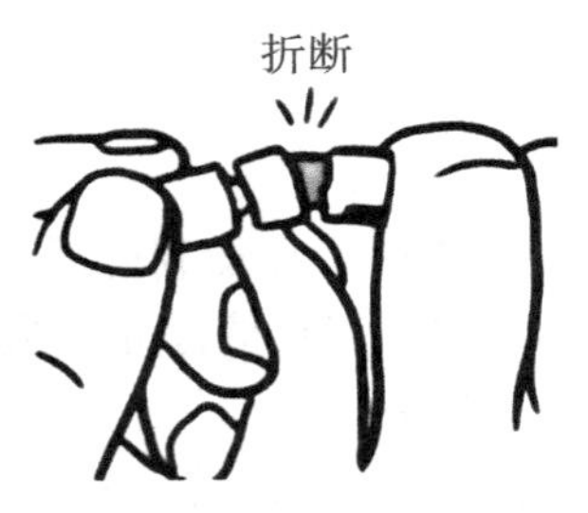

拿起注射器，用另一只手牢牢握住白盖上的 **2** 个灰色方块，折断白盖

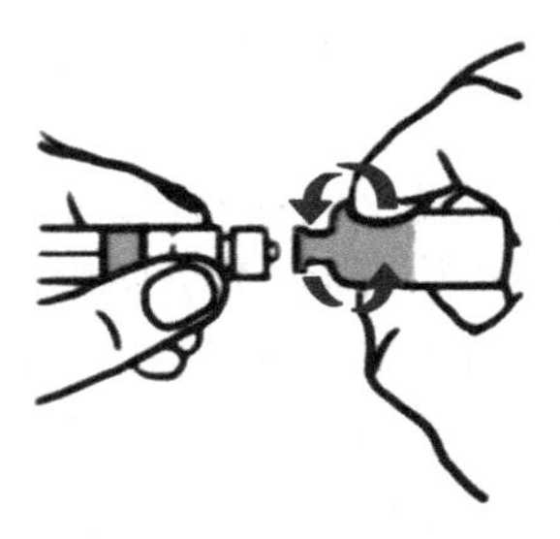

将药瓶适配器拧到注射器上

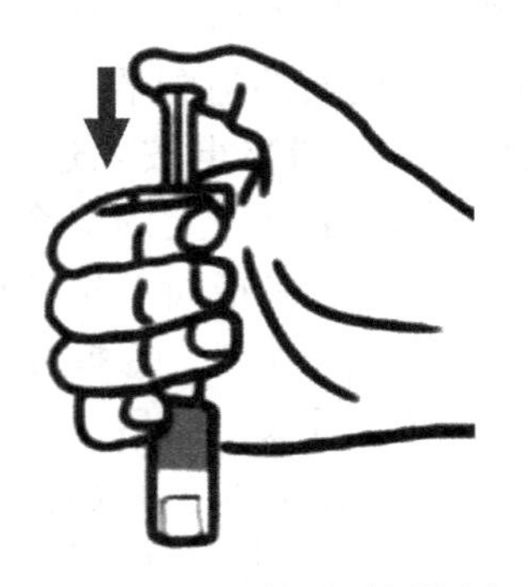

用拇指向下按注射器活塞，将注射器中液体压入药瓶

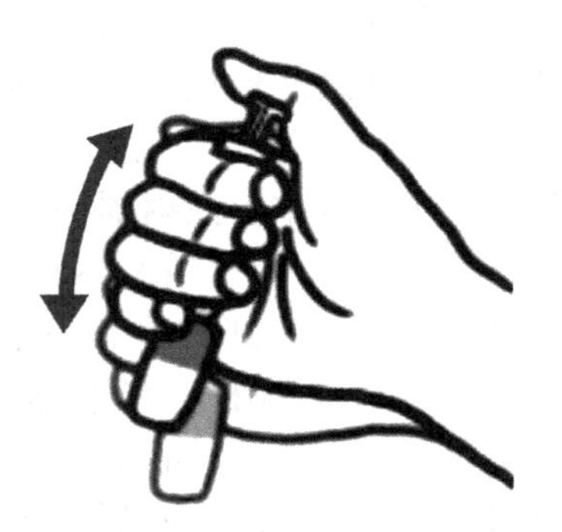

用力摇晃，直到液体和粉末混合充分

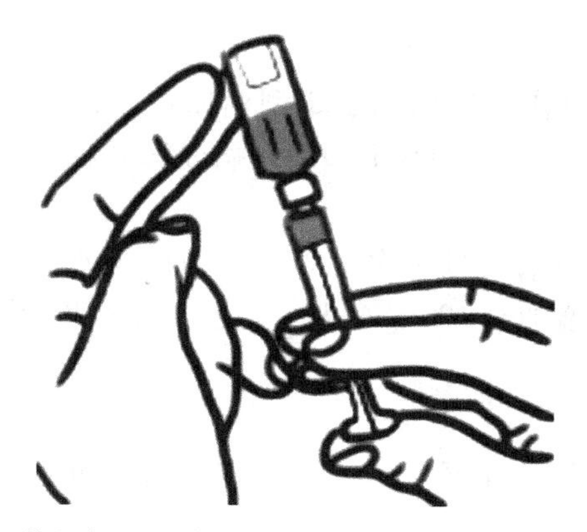

药瓶朝下，注射器朝上。用另一只手轻轻敲击玻璃瓶，使药滴沿药瓶壁流下

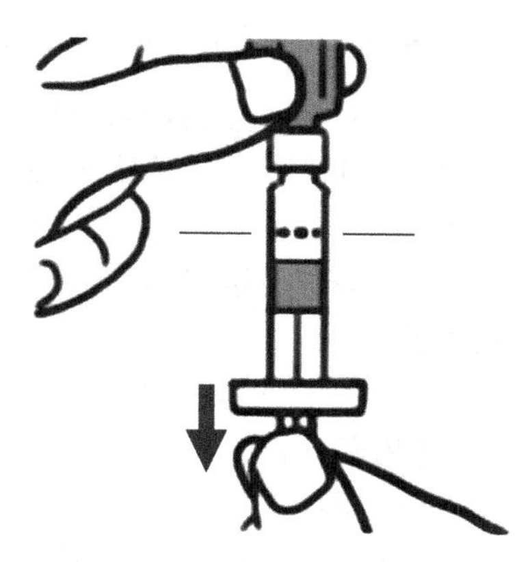

拉动注射器活塞，抽取药液，活塞需超过黑色的剂量虚线

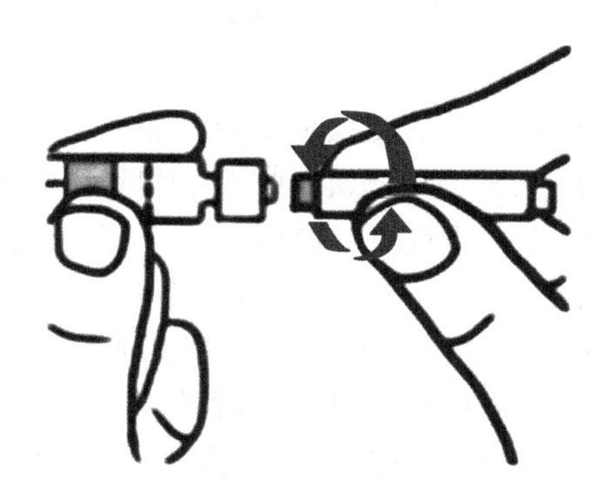

取下适配器，安装好针头

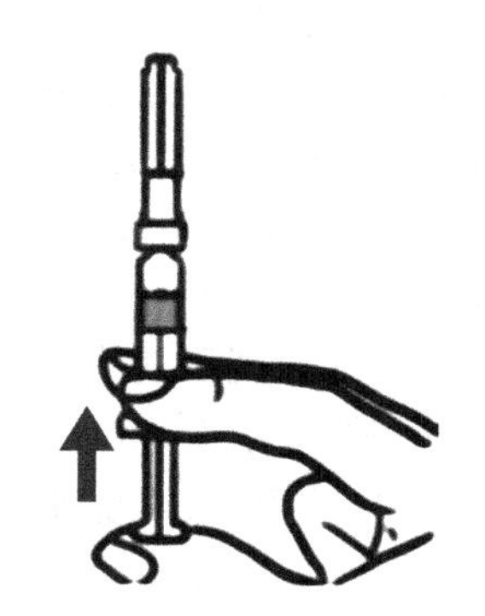

缓慢推动注射器活塞，使活塞顶端与黑色的剂量虚线齐平

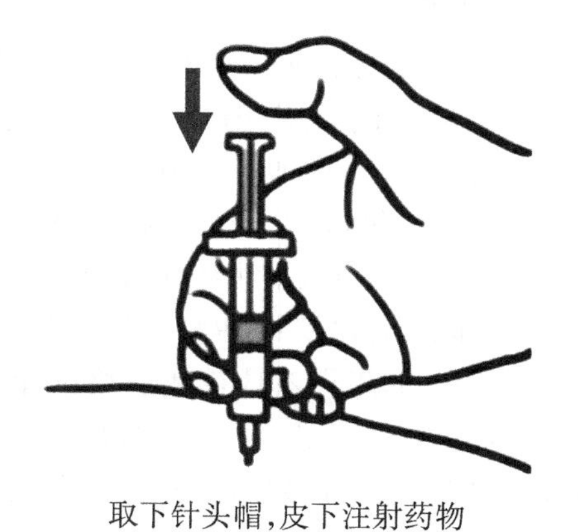

取下针头帽，皮下注射药物

图 8-1　粉针剂溶解和注射操作流程

◆达格列净(达格列净片)

【适应证】在饮食和运动基础上,可作为单药用于2型糖尿病成人患者的血糖控制。重要的使用限制:本品不适用于治疗1型糖尿病或糖尿病酮症酸中毒。

【用法与用量】推荐起始剂量为5 mg,每日一次。对于需加强血糖控制且耐受5 mg每日一次的患者,剂量可增加至10 mg每日一次。对于轻度、中度或重度肝功能受损患者无须调整剂量。

【用药教育】

(1)服用方法:治疗糖尿病时请在清晨服药。食物不影响达格列净的疗效,与或不与食物同服都可以。

(2)用药期间注意事项:坐或躺后迅速起身,可能出现头晕或晕倒。故坐、躺后缓慢起身,上下楼梯时小心。

(3)用药监测:监测血糖、血压、肾功能、低密度脂蛋白胆固醇。

(4)不良反应:可能出现恶心、流感、鼻咽炎、肢体疼痛、背痛、便秘、排尿不适、排尿增加、尿路感染、生殖器真菌感染等不良反应。还可能引起严重不良反应,如血容量不足、酮症酸中毒(可表现为恶心、呕吐、呼吸困难、口渴、排尿增加、胃痛)、尿脓毒症、肾盂肾炎、会阴坏死性筋膜炎(可表现为生殖器或会阴部出现疼痛或压痛、红斑或肿胀,伴有发热或不适)等。

(5)特殊人群:①65岁及以上的老年人用药后更容易出现低血压,如需用药,请多加注意;②可能影响胎儿的肾脏发育和成熟,不推荐妊娠3个月以上的妇女使用;③用药后乳汁中可能含有达格列净,不推荐哺乳期妇女使用;④18岁以下儿童用药的安全性和有效性暂不清楚。

◆恩格列净(恩格列净片)

【适应证】适用于治疗2型糖尿病。可单药治疗,也可于与二甲双胍或二甲双胍联合磺酰脲类合用,用于血糖仍控制不佳的患者。恩格列净不建议用于治疗1型糖尿病患者或糖尿病酮症酸中毒。

【用法用量】①推荐剂量:早晨10 mg,每日一次,空腹或进食后给药。②在血容量不足的患者中,建议开始使用本品前对血容量不足进行纠正。③肾损害患者:开始使用本品前建议评估肾功能,之后应定期评估。eGFR低于45 mL/(min · 1.73 m^2)的患者不应使用恩格列净。eGFR高于或等于45 mL/(min · 1.73 m^2)的患者不需要调整剂量。如果eGFR持续低于45 mL/(min · 1.73 m^2),应停用恩格列净。④肝损害患者:肝损害患者不需要调整剂量。重度肝损害患者的恩格列净暴露增加。重度肝损害患者的治疗经验有限,因此,不建议该部分人群使用。

【用药教育】

(1)服用方法:清晨服药,食物不影响恩格列净的疗效,可与或不与食物同服。

(2)用药期间注意事项:①坐或躺后迅速起身,可能出现头晕或晕倒。请缓慢起身,爬楼梯时小心。②天气炎热或运动导致出汗过多,请多喝水,以防脱水引起的低血压。

(3)用药监测:监测血糖、肾功能。

(4)不良反应:同达格列净。老年人用药更容易出现不良反应(如低血压、尿路感染)。如需用药,请多加注意。

(5)特殊人群:①可能影响肾脏发育和成熟,不推荐妊娠3个月以上的孕妇使用;②用药后乳汁中可能含有恩格列净,不推荐哺乳妇女用药;③18岁以下儿童用药的安全性和有效性暂不清楚。

◆吡格列酮(吡格列酮片/吡格列酮胶囊/吡格列酮分散片)

【适应证】用于治疗2型糖尿病。

【用法与用量】口服。

(1)单药治疗:初始剂量可为一次15 mg或30 mg,一日1次,反应不佳时可加量直至45 mg,一日1次。

(2)与磺酰脲类合用:本品可为15 mg或30 mg,一日1次,当开始本品治疗时,磺酰脲类药物剂量可维持不变;当患者发生低血糖时,应减少磺酰脲用量。

(3)与二甲双胍合用:本品可为15 mg或30 mg,一日1次,开始本品治疗时,二甲双胍剂量可维持不变。

(4)与胰岛素合用:本品为15 mg或30 mg,一日1次,开始本品治疗时,胰岛素用量可维持不变,出现低血糖时可降低胰岛素量。最大推荐量不应超过一日45 mg,一日1次;联合用药勿超过30 mg,一日1次。

【用药教育】

(1)服用方法:①食物不影响药效,可与或不与食物同服,固定在每天早晨同一时间服药,如漏服,次日不可加倍;②服用分散片时,可将药片放入适量水中搅拌后服用,也可含于口中吮服或直接吞服;③服用口腔崩解片,可将药片放在舌面,不需用水或只需少量水,也无须咀嚼,待药片崩解后随唾液吞服即可。

(2)用药期间注意事项:饮吡格列酮可能导致口服避孕药失效,应根据需要采取避孕措施。

(3)用药监测:①吡格列酮可能增加发生膀胱癌的风险,用药期间密切观察是否出现尿中带血或尿液颜色发红、尿急、尿痛等症状;②可能影响肝功能,需要定期监测肝功能,建议在用药第一年每2个月监测1次,之后定期监测,如果出现预示肝功能异常的症状,如不明原因的恶心、呕吐、腹痛、疲劳、食欲缺乏、尿色加深、黄疸等症状,请及时就诊;③吡格列酮可能引起或加重黄斑水肿、视力下降等眼部问题,用药期间建议定期进行眼科检查;④监测血糖和糖化血红蛋白,定期检查心电图及尿液检查。

(4)不良反应:用药后可能出现水肿、上呼吸道感染、头痛、鼻窦炎、肌肉痛、咽炎等不良反应。

(5)特殊人群:①孕妇首选胰岛素来控制血糖,如果已经妊娠或计划妊娠,请咨询医生或药师;②用药后乳汁中可能含有吡格列酮,哺乳期妇女如果用药,请停止哺乳;③儿童用药的安全性和有效性暂不清楚,不推荐给儿童使用。

(张　丽)

第三节　甲状腺激素类药物和抗甲状腺药物

◆ 甲巯咪唑(甲巯咪唑片/甲巯咪唑肠溶片/甲巯咪唑薄膜衣片)

【适应证】①甲状腺功能亢进症的药物治疗,尤其适用于不伴有或伴有轻度甲状腺增大(甲状腺肿)的患者及年轻患者。②用于各种类型的甲状腺功能亢进症的手术前准备。③甲状腺功能亢进症患者拟采用放射性碘治疗时的准备用药,以预防治疗后甲状腺危象的发生。④放射性碘治疗后间歇期的治疗。⑤在个别的情况下,因患者一般状况或个人原因不能采用常规的治疗措施,或因患者拒绝接受常规的治疗措施时,由于对甲巯咪唑片剂(在尽可能低的剂量)耐受性良好,可用于甲状腺功能亢进症的长期治疗。⑥对于必须使用碘照射(如使用含碘造影剂检查)的有甲状腺功能亢进病史的患者和功能自主性甲状腺瘤患者作为预防性用药。

【用法与用量】通常服用本品可在餐后用适量液体(如半杯水)整片送服。

(1)甲状腺功能亢进症的药物治疗(保守治疗):治疗初期,根据疾病的严重程度,甲巯咪唑的服用剂量为每天20～40 mg(以甲巯咪唑计)(初始治疗),每天1次或每天2次(每天总剂量相同)。如果在治疗后的第2～6周病情得到改善,医生可以按照需要逐步调整剂量。之后1～2年内的服药剂量为每天2.5～10 mg(以甲巯咪唑计);该剂量推荐每天1次在早餐后服用,如需要可与甲状腺激素同服。病情严重的患者,尤其是摄入碘引起甲状腺功能亢进症的患者,剂量可以适当增加。在甲状腺功能亢进症的保守治疗中,甲巯咪唑片剂通常疗程为6个月至2年(平均1年)。从统计学看,延长疗程可使缓解率增加。

(2)用于各种类型的甲状腺功能亢进症的术前准备:如上文所述,采用相同的治疗原则。在手术前的最后10 d,外科医生可能加用碘剂以使甲状腺组织固定。当甲状腺功能亢进症患者进行外科手术的准备,使用本品治疗可在择期手术前3~4周开始(个别病例可能需更早),在手术前一天停药。

(3)放射性碘治疗前的用药:如上文所述,由医生决定本品的使用剂量和疗程。

(4)在放射性碘治疗后,用于间歇期治疗:由医生决定本品的使用剂量和疗程。

(5)长期的抗甲状腺治疗,用于疾病不能缓解,而常规的治疗措施不能被采用或被患者拒绝时:给予尽可能低剂量的甲巯咪唑,通常每天使用本品2.5~10 mg(以甲巯咪唑计),同时合用或不合用少量的甲状腺激素。

(6)对于必须使用含碘制剂进行诊断(如造影剂)的患者,为预防发生甲状腺功能亢进症时的用药:使用含碘制剂前,按医嘱使用本品每天10~20 mg(以甲巯咪唑计),和每天1 g高氯酸盐,周期8~10 d(如经肾排泄的造影剂)。有功能自主性腺瘤或有潜在甲状腺功能亢进症的患者,如必须使用碘制剂时,需按照碘制剂在体内停留的时间决定本品的使用疗程。

(7)另外,对于甲状腺显著肿大并且气管狭窄的患者,只能使用本品进行短期治疗,由于其长期治疗甲状腺会进一步肿大,从而导致呼吸道更加狭窄。治疗过程中应全程监测,并且最好同时合用甲状腺素。

【用药教育】①如果存在以下情况,是不能使用甲巯咪唑的,请将所有已确诊的疾病及正在接受的治疗方案告诉医生,曾经因使用甲巯咪唑、卡比马唑或丙硫氧嘧啶出现过粒细胞缺乏或严重骨髓抑制。曾经因使用甲巯咪唑或卡比马唑出现过急性胰腺炎。这类患者用药可能导致急性胰腺炎复发,且发作时间缩短。非甲亢导致的胆汁淤积。中重度血细胞计数紊乱(中性粒细胞减少)。②如果存在肝、肾功能不全,请提前告知医生。的剂量可能需要调整。③某些厂家的甲巯咪唑片剂和肠溶片中含有乳糖。如果对乳糖不耐受或缺乏乳糖酶,最好不要使用含乳糖的制剂。具体请查看说明书。④ 甲巯咪唑能通过胎盘,可能导致胎儿畸形。如果已经妊娠或者计划妊娠,请咨询医生或药师。如果用药,需采取最低有效剂量,且避免与甲状腺激素联用,还需密切监测孕妇、胎儿或新生儿。⑤用药后乳汁中含有甲巯咪唑,可能导致乳儿出现甲状腺功能减退。有厂家指出,哺乳妇女用药期间可以哺乳，但剂量不能超过 10 mg，且不能与甲状腺激素联用，并定期监测新生儿的甲状腺功能。⑥请在餐后用半杯水整片送服药物。如果每天只需服药一次，可选在早餐后服用。⑦有可能妊娠的妇女，请在用药期间采取有效的避孕措施。⑧用药可能引起血细胞减少。在治疗开始后的 3 个月内，请每周做次血常规检查。维持治疗期间请每月做一次血常规检查。如果出现口腔炎、咽炎、发热等症状，请立即就诊。⑨用药还可能引起肝损害，多发生在治疗开始后的 3 个月内，这期间最好每月做一次肝功能检查。如果出现厌食、恶心、上腹部疼痛、尿黄、皮肤或巩膜黄染等症状，请立即就诊。⑩用药期间还可能需要定期监测甲状腺功能，以调整药物剂量。用药可能引起低凝血酶原血症和出血，还可能需要监测凝血酶原时间。⑪用药后可能出现过敏性皮肤反应，表现为瘙痒、皮疹等，多数可自行缓解。还可能出现关节痛（可能在治疗数月后出现）、味觉减退、恶心、呕吐、上腹部不适、头晕、头痛等不良反应。⑫请在阴凉处（<25 ℃），密封保存。

◆丙硫氧嘧啶（丙硫氧嘧啶片/丙硫氧嘧啶肠溶片/丙硫氧嘧啶肠溶胶囊）

【适应证】①甲亢的内科治疗：适用于病情轻，甲状腺轻、中度肿大的甲亢患者；年龄<20 岁、妊娠甲亢、年老体弱或合并严重心、肝、肾疾病不能耐受手术者，不适宜手术或放射性碘治疗者、手术后复发而不适于放射性碘治疗者均宜采用药物治疗，也可作为放射性碘治疗时的辅助治疗。②甲状腺危象的治疗：作为辅助治疗以阻断甲状腺素的合成。③术前准备：为了减少麻醉和术后合并症，防止术后发生甲状腺危象。

【用法与用量】口服：用药剂量应个体化，根据病情、治疗反应及甲状腺功能检查结果随时调整。一日剂量分次口服，间隔时间尽可能平均。①用于甲状腺功能亢进，成人开始剂量一般为一次 100 mg，一日 3 次，一日最大量为 600 mg。通常发挥作用多在 4 周以后。当症状消失，血中甲状腺激素水平接近正常后逐渐减量。每 2 ~ 4 周减药一次，减量至一日 50 ~ 100 mg，减至最低有效剂量一日 50 ~ 100 mg 时维持治疗，总疗程一般为 1.5 ~ 2 年。治疗过程中出现甲状腺功能减退或甲状腺明显增大时可酌情加用左甲状腺素或甲状腺片。②儿童开始剂量为一日按体重 4 mg/kg，分次口服，维持量酌减。③用于甲状腺危象，一日 400 ~ 800 mg，分 3 ~ 4 次服用，疗程不超过 1 周，作为综合治疗措施之一。④甲亢术前准备，一次 100 mg，一日 3 ~ 4 次，使甲状腺功能恢复到正常或接近正常，然后加服 2 周碘剂再进行手术。

【用药教育】①重要提示：丙硫氧嘧啶可能引起重度肝损伤、急性肝衰竭、粒细胞缺乏症。甲状腺肿大和气管收缩的患者最好尽可能接受短期治疗。因为长期服用丙硫氧嘧啶可能导致甲状腺增长,并对气管收缩产生一定的风险。②如果存在白细胞严重缺乏,是不能使用丙硫氧嘧啶的。请将所有已确诊的疾病及正在接受的治疗方案告诉医生。③如果存在肾功能损害,请提前告知医生。剂量可能需要调整。④如果存在肝功能损害,请提前告知医生。可能不能用药或剂量需要调整。⑤不推荐儿童使用丙硫氧啶,除非无法耐受甲巯咪唑,且不适合手术或放射性碘治疗。⑥妊娠3个月内的妇女可以使用。因丙硫氧嘧啶对母体有肝毒性,妊娠超过3个月的孕妇可换成甲巯咪唑治疗。如果已经妊娠或者计划妊娠,请咨询医生或药师。用药后乳汁中含有少量丙硫氧啶。有资料建议哺乳期妇女用药后间隔3~4 h再哺乳,并监测乳儿生长和发育情况。哺乳期妇女如需用药,请先咨询医生或药师。⑦为避免毒副作用,请完整吞服肠溶剂,不要掰开、咀嚼、碾碎后服用。⑧用药期间请避免食用含碘量高的食物(如海带、紫菜、鲜海鱼、贝类),以免加重病情或延长用药时间。⑨用药后可能出现头晕、嗜睡等症状。如果出现这些症状,请尽快避免驾驶、操作机器或从事其他危险活动。⑩用药后可能出现头痛、眩晕、关节痛、唾液腺和淋巴结肿大、胃肠道反应、皮疹、发热等不良反应。丙硫氧嘧啶还可能引起重度肝损伤或急性肝衰竭(可表现为厌食、瘙痒、黄疸、浅色粪便、暗色尿、右上腹疼痛等)、粒细胞缺乏症(可表现为发热、寒战、疲倦、严重不适、扁桃体痛、口腔黏膜发炎)、血管炎(可表现为新发皮疹、血尿、尿量减少、呼吸困难、咯血),如果出现以上情况请及时就诊。⑪请避光、密封保存。

◆左甲状腺素(左甲状腺素片)

【适应证】①治疗非毒性的甲状腺肿(甲状腺功能正常)。②甲状腺肿切除术后,预防甲状腺肿复发。③甲状腺功能减退的替代治疗。④抗甲状腺药物治疗甲状腺功能亢进症的辅助治疗。⑤甲状腺癌术后的抑制治疗。⑥甲状腺抑制试验。

【用法与用量】

(1)本项中所推荐的剂量为一般原则,患者个体日剂量应根据实验室检查以及临床检查的结果确定。

(2)由于许多患者的 T_4 和 FT_4 水平会升高,因此血清中促甲状腺激素的基础浓度是确定治疗方法的可靠依据。

(3)一般甲状腺激素治疗应该从低剂量开始,每2~4周逐渐加量,直至达到完全替代剂量。

(4)对于有先天性甲状腺功能减退症的新生儿和婴儿,迅速开始替代治疗是非常重要的;在刚开始治疗的前3个月,每天的推荐剂量为每千克体重10~15 μg,此后剂量应根据个体临床效果和甲状腺激素以及TSH水平进行调整。

(5)对老年患者、冠心病患者和重度或长期甲状腺功能减退的患者,开始使用甲状腺激素治疗的阶段应特别注意,应该选择较低的初始剂量(例如12.5 μg/d)并在较长的时间间隔内缓慢增加服用剂量(例如每2周加量12.5 μg/d),同时需密切监测甲状腺素水平。另外值得注意的是,如果给予患者的最终维持剂量低于达到完全替代治疗的最佳剂量,则不能完全纠正其TSH水平。

(6)经验表明,对于体重较轻的患者以及有大结节性甲状腺肿的患者,低剂量给药就有效。

(7)左甲状腺素钠片的每日剂量:①甲状腺肿(甲状腺功能正常者),75~200 μg/d;②预防甲状腺切除术后甲状腺肿复发,75~200 μg/d;③成人甲状腺功能减退,初始剂量为25~50 μg/d,维持剂量为100~200 μg/d(初始剂量后每2~4周增加25~50 μg,直至维持剂量);④儿童甲状腺功能减退,初始剂量为12.5~50 μ/d,维持剂量为100~150 $\mu g/m^2$(体表面积);⑤抗甲状腺功能亢进的辅助治疗,50~100 μg/d;⑥甲状腺癌切除术后,150~300 μg/d;⑦甲状腺抑制试验,200 μg/d。

(8)在甲状腺癌的抑制治疗(推荐的每日剂量为150~300 μg)中,为了精确调整患者的服药剂量,本品50 μg可以和其他高剂量片一同应用。

(9)左甲状腺素钠片应于早餐前30 min,空腹将一日剂量一次性用适当液体(例如半杯水)送服。

(10)婴幼儿应在每日首餐前至少30 min服用本品的全剂量。可以用适量的水将片剂捣碎制成混悬液。但谨记该步骤需服药前临时进行。得到的药物混悬液可再用适当的液体送服。

(11)通常情况下,甲状腺功能减退的患者,甲状腺部分或全部切除术后的患者,以及甲状腺肿去除后为预防甲状腺肿复发的患者应终生服药。合用本品治疗甲状腺功能亢进时,本品的给药周期应与抗甲状腺药物的相同。

(12)对于良性的甲状腺肿,6个月到2年的疗程是必需的。为了避免甲状腺肿的复发,推荐在甲状腺肿缩小后使用低剂量的碘(100~200 μg)进行预防。如果这些药物治疗不足以缓解甲状腺肿,应该考虑使用手术和放射性碘治疗。

【用药教育】①重要警示:请不要使用左甲状腺素治疗肥胖或减轻体重。甲状腺功能正常时,左甲状腺素并不能有效减轻体重,还可能引起严重的毒副作用,尤其是同时使用抑制食欲的药物时。②如果存在以下情况,是不能使用左甲状腺素的,请将所有已确诊的疾病及正在接受的治疗方案告诉医生:急性心肌梗死、急性心肌、急性全心炎、非甲状腺功能减退性心力衰竭、快速性心律失常;未经治疗的肾上腺功能不全、垂体功能不全、甲状腺毒症。

③某些厂家的左甲状腺素片剂中含有乳糖成分。如果您对乳糖不耐受或缺乏乳糖酶，请不要使用含有乳糖的制剂。具体请查看说明书。④孕妇可以用药，但过量使用可能对胎儿或胎儿出生后发育不利。具体用药剂量请咨询医生或药师。用药后乳汁中含有微量的左甲状腺素。哺乳期妇女如需用药，请先咨询医生或药师。⑤请在早晨空腹（早餐前至少 30 min）用药，可以用适量液体（如半杯水）送服。给婴幼儿用药时，可先将药片捣碎，用适量水制成混悬液后喂服。⑥如果需要停药，医生可能安排先降低剂量。千万不要擅自停药。⑦可能需要用药几周才能看到疗效，请遵医嘱坚持用药。通常情况下，甲状腺功能减退、甲状腺部分或全部切除术后、甲状腺肿切除后预防复发的患者需终生服药；良性的甲状腺肿需治疗 6 个月至 2 年。⑧葡萄柚汁可能延迟左甲状腺素的吸收，降低其疗效。用药期间请您避免食用葡萄柚或饮用葡萄柚汁。豆制品、富含膳食纤维的食物（如糙米、全麦面包、豆类）和胡桃，可能会减少左甲状腺素的吸收，用药期间请尽量避免食用以上食物。⑨用药期间请定期监测甲状腺激素水平。⑩硫糖铝可降低左甲状腺素的疗效，如需合用，请至少间隔 2 h。奥利司他、司维拉姆、聚磺苯乙烯、胆汁酸结合药（如考来烯胺）可降低左甲状腺素的疗效。如需合用，请至少间隔 4 h。钙盐（如碳酸钙、枸橼酸钙）会减弱左甲状腺素的药理作用。如需合用，请间隔至少 4 h。⑪用药过量或者剂量增加过快可能引起甲状腺功能亢进症状，如心律失常（包括心跳过速、心悸）、心绞痛、头痛、肌肉无力或痉挛、潮红、发热、呕吐、月经紊乱、假脑瘤（头部受压感及眼胀）、震颤、坐立不安、失眠、多汗、体重下降、腹泻等。出现以上症状请就诊，可能需要减少剂量或停药。

（乌日汗）

第九章　抗肿瘤药物

◆卡培他滨(卡培他滨片)

【适应证】结肠癌辅助化疗,结肠直肠癌,乳腺癌。

【用法和用量】口服:一次 1.25 g/m^2,一日 2 次。治疗 2 周后停 1 周,3 周为 1 个疗程。餐后 30 min 内用水吞服。根据毒性反应和肝肾功能情况作剂量调整。

【用药教育】

(1)用药前注意事项:如果已被确诊体内二氢嘧啶脱氢酶(一种与药物降解有关的酶)活性完全缺乏是不能使用卡培他滨的。用药后容易出现危及生命或致死的毒性;如果正在使用索立夫定及其类似物(如溴夫定)、吉美嘧啶或含有吉美嘧啶的药物(如替吉奥),是不能使用卡培他滨的。因为联合用药后可能导致严重的不良反应;如果需要合用香豆素类抗凝药(如华法林、苯丙香豆素),可能出现凝血异常,甚至出血。所以建议密切监测凝血酶原时间(PT)和国际标准化比值(INR);卡培他滨可能影响男性和女性患者的生育力。如果有生育需求,请提前告知医生。

(2)用药期间注意事项:因为卡培他滨与食物混合后能充分发挥它的药效,所以要于早餐后和晚餐后半小时内用水整片送服,不要擅自掰开或碾碎服用,以免接触药物碎片或粉末引起眼刺激、眼肿、皮疹、胃刺激等不良反应,同时要保证两次服药间隔大于 8 h;当出现漏服药物情况,请在记起时尽快用药,但如果接近下次用药时间,请直接服用下一剂量即可,切记不可服用双倍剂量,否则可能会增加不良反应的发生;在使用卡培他滨治疗期间,可能会有口疮或者溃疡出现。请多喝水,适当补充维生素 B_2,注意保持口腔卫生,这些都可以帮助减少口疮或溃疡的发生;卡培他滨可引起手足综合征,为了预防此不良反应的发生,应避免穿较紧的鞋子,避免手和足部的摩擦、挤压;避免激烈的运动和体力劳动;避免使用刺激性洗涤用品,保持手足皮肤湿润;使用卡培他滨后,可能会影响免疫功能,在此期间要注意个人卫生,远离感染人群,避免感染。如果出现感染症状,如发热、寒战、流感样症状、严重咽喉痛、耳痛或窦痛、咳嗽、痰增多或痰色变化、小便疼痛、口疮或伤口不愈合等情况,及时就诊;在用药后要注意避免受伤,使用软毛牙刷刷牙,防止出血;使用卡培他滨也可导致胃肠道反应,如恶心、呕吐、腹泻等。

在服药期间要清淡饮食、多喝水、禁油腻及刺激性食物，如症状加重及时就诊；卡培他滨可能引起严重皮肤不良反应，如史-约综合征和中毒性表皮坏死松解症，可表现为皮肤发红、肿胀、起疱或脱皮，眼睛发红或发炎，嘴巴、喉咙、鼻子或眼睛疼痛等。如果出现以上症状需要停药，并立即就诊；用药期间接种活疫苗（如甲肝减毒活疫苗、流感减毒活疫苗、轮状病毒活疫苗）可能增加疫苗引起感染的风险。用药期间需推迟接种活疫苗；在用药期间可能出现头晕、疲乏、恶心等症状，请尽量避免驾驶或操作机器；治疗期间需要定期监测肾功能、肝功能及血常规等。

（3）特殊人群用药注意事项：18 岁以下儿童用药的安全性和有效性暂不明确；老年人使用卡培他滨较年轻人更容易出现不良反应，所以用药期间及用药后密切监测不良反应发生；如果存在肾功能损害，需要提前告知医生，会根据肾功能损害程度评估能不能用药或需要调整剂量；卡培他滨可能引起胎儿畸形或死亡，孕妇禁用。所以育龄期妇女用药前需要进行妊娠检查，待排除妊娠后才能用药，同时在用药期间和用药结束后至少 6 个月内采取避孕措施；有女性性伴侣的男性患者请在用药期间和用药结束后 3 个月内采取避孕措施；用药后乳汁中可能含有药物，导致乳儿出现严重不良反应，所以哺乳期妇女请停止哺乳，用药结束至少 2 周后才能重新开始哺乳。

◆替吉奥（替吉奥胶囊）

【适应证】不能切除的局部晚期或转移性胃癌。

【用法与用量】口服。

（1）根据体表面积决定首次剂量（以替加氟计）：体表面积小于 1.25 m^2 者 40 mg/次，体表面积大于或者等于 1.25 m^2 且小于 1.5 m^2 者 50 mg/次，体表面积大于 1.5 m^2 者 60 mg/次，每日 2 次、早晚餐后口服，连续给药 28 d，休息 14 d，为一个治疗周期。给药直至患者病情恶化或无法耐受为止。

（2）可根据患者情况增减给药量：每次给药量按 40 mg、50 mg、60 mg、75 mg 4 个剂量等级顺序递增或递减。若未见本药所导致的实验室检查（血常规、肝肾功能）异常和胃肠道症状等安全性问题，且医师判断有必要增量时，则可按照上述顺序增加一个剂量等级，上限为 75 mg/次。如需减量，则按照剂量等级递减，下限为 40 mg/次。连续口服 21 d、休息 14 d，给药第 8 天静脉滴注顺铂 60 mg/m^2，为一个治疗周期。给药直至患者病情恶化或无法耐受为止。

【用药教育】

（1）用药前注意事项：如果存在以下情况，不能使用替吉奥，重度骨髓抑制、重度肾功能异常、重度肝功能异常；正在使用氟尿嘧啶及其衍生物（如替加氟、氟胞嘧啶、卡莫氟），合用可能导致氟尿嘧啶的血药浓度明显升高，引起严重的不良反应；正在使用抗病毒药物索利夫定及其类似物（如溴夫定），与替吉奥合用会导致严重造血功能障碍，可能危及生命；替吉奥可能导致新生儿畸形，如果已经妊娠或者计划妊娠，请告知医生以便做出更好的治疗选择；用药后乳汁中可能含有药物，哺乳期妇女需停止哺乳。

（2）用药期间注意事项：替吉奥需要每日服药2次，在早晚餐后服用；当出现漏服药物情况，请在记起时尽快用药，但如果接近下次用药时间，请直接服用下一剂量即可，切记不可服用双倍剂量；替吉奥可引起骨髓抑制，进而可能增加感染和出血的风险。用药期间请注意避免感染或受伤，要经常洗手、远离感染人群等；使用替吉奥也可导致胃肠道反应，在服药期间要清淡饮食、多喝水、禁油腻及刺激性食物，如症状加重及时就诊；在使用替吉奥治疗期间，可能会有口腔炎出现，请多喝水，适当补充维生素 B_2，用软毛的牙刷刷牙，注意保持口腔卫生，这些都可以帮助减少口腔炎的发生；替吉奥可能会引发或加重间质性肺炎，因此在服用替吉奥胶囊前，要进行肺部CT检查以明确是否患有间质性肺炎。同时给药期间应密切观察呼吸、咳嗽和有无发热等症状，必要时进行胸部X射线检查，如发现异常则立即停药，并立即就诊；替吉奥停药后，如需要服用其他的氟尿嘧啶类抗肿瘤药或氟胞嘧啶抗真菌药，必须停用替吉奥至少7 d后再用；男性和女性患者在用药期间及停药后6个月内都应该采取避孕措施；建议用药期间至少每2周检查1次血常规和肝肾功能；替吉奥可能导致乙型肝炎病毒复活，进而引起肝炎，故建议用药期间定期检查肝炎病毒标记物；如果存在糖耐量异常、有心脏病病史及消化道溃疡或出血等，使用替吉奥后可能会加重上述症状或疾病的发生，用药期间需要密切监护。

◆他莫昔芬（枸橼酸他莫昔芬片）

【适应证】用于复发或转移乳腺癌及早期乳腺癌术后的辅助治疗。

【用法与用量】每次10 mg（1片）口服，每天2次，也可每次20 mg（2片），每天2次。

【用药教育】

（1）用药前注意事项：①如果已被确诊患有眼底病变，是不能使用他莫昔芬的。②某些厂家的他莫昔芬片剂中含有乳糖成分。如果对乳糖不耐受或缺乏乳糖酶，最好不要使用含乳糖的制剂。具体请查看说明书。③儿童用药的安全性和有效性暂不清楚，不推荐给儿童用药。④他莫昔芬可以通过胎盘，可能对胎儿有影响，孕妇禁用。如果已经妊娠或者计划妊娠，请告知医生以便做出更好的治疗选择。⑤哺乳妇女在用药期间和停药后3个月内需停止哺乳。如您处于哺乳期，请告知医生以便做出更好的治疗选择。⑥存在肝功能异常、白细胞或血小板减少患者慎用。⑦运动员慎用。

（2）用药期间注意事项：①食物不影响药物疗效，服药时进食或空腹均可，此药常规每次 2 片（20 mg），可以每日 2 次；也可以每日 2 次，每隔 12 h 服用 1 片（如餐后服，建议餐后 30 min，但间隔时间尽量达 12 h）；通常用 150～200 mL 温开水送服片剂。服药时请完整吞服，不得掰开或碾碎服用。②有可能妊娠的妇女在用药期间及停药后 2 个月内，请采取避孕措施。因雌激素可影响他莫昔芬的药效，所以服药期间不能使用口服避孕药避孕，建议使用安全套等非激素方法。③他莫昔芬可能引起疲劳。如果出现这种情况，请尽量避免驾驶或操作机器。④有乳腺癌骨转移的患者用药后几周内出现高钙血症的报道。如果有骨转移，用药期间请定期监测血钙浓度。⑤如果绝经前女性，服药期间可能会出现月经失调或闭经情况。⑥由于他莫昔芬可能增加子宫内膜癌的风险，用药期间可能需要定期进行妇科检查（用药期间及停药后每年检查 1 次），如果出现异常的妇科症状，尤其是非月经期阴道出血，月经不竭、阴道分泌物增多、盆腔压迫感等症状，请及时就诊。⑦用药期间需要定期检查肝功能和血常规。⑧如果与西咪替丁、雷尼替丁等改变胃液 pH 值的药物联合应用时，可对胃部有刺激性作用。⑨与华法林或芳香豆类抗凝药联合应用时，抗凝作用可能显著增高，请注意监测。

◆托瑞米芬（枸橼酸托瑞米芬片）

【适应证】绝经后妇女雌激素受体阳性或不详的转移性乳腺癌。

【用法与用量】口服：推荐剂量为每日 1 次，每次 1 片（60 mg）。肾衰竭者，不需调整剂量。肝功能损害患者，应谨慎服用托瑞米芬。

【用药教育】

（1）用药前注意事项：如果存在以下情况，不能使用托瑞米芬：Q-T 间期延长、电解质紊乱，特别是顽固性低钾血症、心率过慢、伴左室射血分数降低的心力衰竭、既往有心律失常症状、有血栓性疾病史、妊娠及哺乳期；子宫内膜增生症或严重肝衰竭患者禁止长期服用；如果您正在服用促胃肠动力药（如西沙必利、多潘立酮）、IA 类抗心律失常药（如奎尼丁、双氢奎尼丁）、Ⅲ类抗心律失常药（如胺碘酮、多非利特）、抗精神病药（如硫利达嗪、匹莫齐特）、H_1 抗组胺药（如阿司咪唑、特非那定）、喹诺酮类药（药名中含“沙星”的药物），是不能服用托瑞米芬的。合用可能会因为 Q-T 间期延长引起心律失常（包括尖端扭转型室性心动过速）；某些厂家的片剂可能含有乳糖成分。如果您对乳糖不耐受或缺乏乳糖酶，最好不要使用含有乳糖的制剂。具体请查看说明书。

（2）用药期间注意事项：①食物对托瑞米芬的吸收没有影响，所以进食或空腹服用该药均可，同时要固定服药时间，一般建议清晨至早餐前或餐后 30 min 服药，通常用 150～200 mL 温开水送服片剂。②用药期间请避免食用葡萄柚或饮用葡萄柚汁，会升高托瑞米芬的血药浓度。③托瑞米芬有部分类似雌激素的作用，可能引起子宫内膜增厚。需要定期进行妇科检查，至少每年检查1次；用药期间需要定期监测血常规、肝功能等。④有乳腺癌骨转移的患者用药后几周内出现高钙血症的报道。如果有骨转移，用药期间如请定期监测血钙浓度。⑤用药后常见潮热、多汗、子宫出血、白带、疲劳、恶心、皮疹、瘙痒、头晕、抑郁等不良反应，通常比较轻微，请不必担心，如果症状加重，请及时就诊。⑥谨慎与苯妥英钠、苯巴比妥和卡马西平、红霉素和三乙酰夹竹桃霉素等药物联合使用，这些药物可影响托瑞米芬的代谢，必须联合时，请咨询医师或药师。⑦避免与华法林类抗凝药物联用，以免引起出血时间延长。

◆阿那曲唑(阿那曲唑片)

【适应证】①适用于绝经后妇女激素受体阳性的晚期乳腺癌。对雌激素受体阴性并对他莫昔芬呈阳性临床反应的患者，可考虑使用本品。②绝经后妇女激素受体阳性的早期乳腺癌的辅助治疗。③曾接受2～3年他莫昔芬辅助治疗的绝经后妇女激素受体阳性的早期乳腺癌的辅助治疗。

【用法与用量】口服：一次1 mg，一日1次，对早期乳腺癌推荐疗程为5年。

【用药教育】

(1)用药前注意事项：如果存在以下情况，是不能使用阿那曲唑的，请您将所有已确诊的疾病及正在接受的治疗方案告诉医生，如绝经前的妇女；严重肾功能损害(肌酐清除率<20 mL/min)；中至重度肝功能损害；某些厂家的阿那曲唑片剂中含有乳糖。如果您对乳糖不耐受或缺乏乳糖酶，最好不要服用含乳糖的制剂。具体请查看说明书；本药不适用于儿童、孕妇和哺乳期妇女。

(2)用药期间注意事项：食物不影响药物的吸收，进食或空腹服用均可，同时要固定服药时间，一般建议清晨至早餐前或餐后30 min服药；服药时，通常用150～200 mL温开水送服；阿那曲唑可能引起乏力、嗜睡。用药期间如果以上症状持续出现，请尽量避免驾驶或操作机器；用药后可能导致骨密度降低，如果存在骨质疏松或有骨质疏松风险，用药期间请定期监测骨密度，使用双膦酸盐防止或治疗骨质疏松症尚无充足证据；用药期间可能还需要定期检查总胆固醇水平、低密度脂蛋白(LDL)水平；用药后可能出现潮热、乏力、关节痛、头痛等不良反应，通常为轻到中度，大多数由激素缺乏所致，用药期间请注意监测，症状加重请及时就诊。

◆来曲唑(来曲唑片)

【适应证】①绝经后激素受体阳性的早期乳腺癌患者的辅助治疗。②接受他莫昔芬辅助治疗5年的、绝经后激素受体阳性的早期乳腺癌患者的辅助治疗。③治疗绝经后(自然绝经或人工诱导绝经)雌激素、孕激素受体阳性或受体状况不明的晚期乳腺癌患者。

【用法与用量】口服:一次2.5 mg,一日1次。①作为辅助治疗时,应服用5年或直到病情复发(以先发生为准)。②已经接受他莫昔芬辅助治疗5年的患者,应连续服用本品直到病情复发。③对于转移性疾病患者,治疗持续到肿瘤出现进展为止。

【用药教育】

(1)用药前注意事项:绝经前妇女是不能使用来曲唑的。如果对绝经状态不明确,可能需要检测促黄体激素、促卵泡激素和雌激素水平,确认绝经后才能用药;如果对本品及其辅料过敏,是不能服用来曲唑的;本药不适用于儿童、妊娠期及哺乳期妇女;不能与其他含雌激素的药物同时使用;严重肝、肾功能不全的患者慎用来曲唑;运动员慎用来曲唑。

(2)用药期间注意事项:食物不影响来曲唑的吸收,可以清晨至早餐前服用或餐后30 min服用,但每日固定服药时间即可;服药时,通常用150~200 mL温开水送服;用药后可能出现疲乏、头晕和嗜睡等症状。用药期间请尽量避免驾驶或操作机器;有妊娠可能的妇女(包括刚绝经不久的妇女),用药期间及停药后至少3周内请采取避孕措施。来曲唑可能导致骨质疏松、骨折;用药期间建议定期检查骨密度;用药期间可能还需要定期监测血清胆固醇;用药后可能出现潮热、关节痛、恶心和疲劳的症状,如果出现上述的症状,请及时就诊。

◆依西美坦(依西美坦片)

【适应证】①用于经他莫昔芬辅助治疗2~3年后,绝经后雌激素受体阳性的妇女的早期浸润性乳腺癌的辅助治疗,直至完成总共5年的辅助内分泌治疗。②用于经他莫昔芬治疗后病情进展的绝经后晚期乳腺癌。

【用法与用量】一次一片(25 mg),一日一次,宜餐后口服。轻度肝肾功能不全者不需要调节给药剂量。

【用药教育】

(1)用药前注意事项:绝经前妇女禁用依西美坦。为确定是否为绝经后状态,可进行一系列检查,如检查黄体生成素、卵泡刺激素和雌二醇水平;某些厂家的依西美坦片剂中含有蔗糖,如果对蔗糖不耐受或缺乏蔗糖酶,最好不要使用,具体请查看说明书;本药不适用于儿童、妊娠期及哺乳期妇女;中、重度肝、肾功能损害的患者应慎用依西美坦;运动员慎用依西美坦。

(2)用药期间注意事项:此药常规每日1片(25 mg),如同服利福平、苯妥英钠时,推荐每日1次,每次2片(50 mg);食物可增加依西美坦的药效，请固定每天相同时间服药，建议餐后 30 min 口服；服药时，通常用 150 ~ 200 mL 温开水送服；超量服用可使非致命性不良反应增加，请遵说明书剂量服药；用药后可能出现困倦、嗜睡、乏力、头晕等症状。用药期间请尽量避免驾驶和操作机器；依西美坦可降低骨密度，建议患有骨质疏松或有骨质疏松风险（如年龄较大、绝经时间较长、孕产次数较多、体重偏轻）的女性，用药期间定期监测骨密度；患有乳腺癌的患者容易缺乏维生素 D，用药期间可能需要适当补充维生素 D；用药后可能出现抑郁、失眠、头痛、头晕、潮热、腹痛、恶心、出汗增多、关节和肌肉骨骼疼痛、疲劳等症状，如果您出现上述的症状，请及时就诊。

◆氟他胺（氟他胺片）

【适应证】①适用于以前未经治疗，或对激素控制疗法无效或失效的晚期前列腺癌患者，它可被单独使用（睾丸切除或不切除）或与促黄体生成素释放激素（LHRH）激动药合用。②作为治疗局限性 B2-C2（T2b-T4）型前列腺癌症的一部分，本品也可缩小肿瘤体积和加强对肿瘤的控制及延长无病生存期。

【用法与用量】①单一用药或与 LHRH 激动剂联合用药的推荐剂量为一日 3 次，间隔 8 h，一次 250 mg，口服。与 LHRH 激动剂联合用药时，两者可同时开始使用，或者在开始使用 LHRH 激动剂前 24 h 使用本品。②治疗局限性前列腺癌症的推荐剂量为一日 3 次，间隔 8 h，一次 250 mg，口服。如果还使用 LHRH 激动剂，本品应与 LHRH 激动剂同时用药或提前 24 h 用药。本品必须在放疗前 8 周开始使用，且在放疗期间持续使用。

【用药教育】

（1）用药前注意事项：氟他胺主要用于治疗男性前列腺癌，不适用于女性。

（2）用药期间注意事项：食物不影响药物的吸收，进食或空腹服用均可，但如果因用药引起胃部不适，请与食物同服；在没有医生指导的情况下，千万不要擅自停药或改变服药剂量；用药期间请采取避孕措施；用药后如果出现腹泻，请避免饮用含有咖啡因的饮料（如茶、可乐）以及牛奶等奶制品，可以多喝水，多吃水果、谷物和蔬菜；氟他胺可能引起肝功能损伤，在用药最初 4 个月，请每个月检查 1 次肝功能，之后定期检查。如果出现肝功能异常的症状，如瘙痒、尿液变深、恶心、呕吐、持久性厌食、黄疸、右上腹触痛或有不能解释的类似流感的症状，也请检查肝功能；长期用药可能减少精子数量，请定期进行精子计数；用药后可能出现男性乳房发育、乳房触痛、溢乳，不用担心，停药后即可消失；用药后少见恶心、呕吐、食欲增强、失眠和疲劳等不良反应，如果出现上述的症状，请及时就诊；请在避光、干燥处密封保存药品。

◆比卡鲁胺(比卡鲁胺片)

【适应证】①50 mg 每日:与 LHRH 类似物或外科睾丸切除术联合应用于晚期前列腺癌的治疗。②150 mg 每日:用于治疗局部晚期、无远处转移的前列腺癌患者,这些患者不适宜或不愿接受外科去势术或其他内科治疗。

【用法与用量】①与促黄体生成素释放激素(LHRH)类似物或外科睾丸切除术联合应用于晚期前列腺癌的治疗:成人男性包括老年人,一片(50 mg),一天一次,用本品治疗应在开始用 LHRH 类似物治疗之前 3 d 开始,或与外科睾丸切除术治疗同时开始。②用于治疗局部晚期、无远处转移的前列腺癌患者,这些患者不适宜或不愿接受外科去势术或其他内科治疗:成人男性包括老年人,口服,一天一次,一次 3 片(150 mg),本品应持续服用至少 2 年或至疾病进展为止。

【用药教育】

(1)用药前注意事项:比卡鲁胺口服剂型中可能含有乳糖成分。如果对乳糖不耐受或缺乏乳糖酶,最好不要使用含有乳糖的制剂。具体请查看说明书;比卡鲁胺主要用于治疗男性前列腺癌,妇女和儿童禁用;有中、重度肝损伤的患者慎用比卡鲁胺;禁止与特非那定、阿司咪唑或西沙比利联合使用。

(2)用药期间注意事项:食物不影响比卡鲁胺的吸收,进食或空腹服用均可。但为保证药效,最好固定在每天同一时间服药;用药后可能出现光敏反应,用药期间请做好防晒措施(如涂防晒霜、穿防晒衣、佩戴太阳镜)。如果光敏反应持续时间较长或较严重,请及时就诊;用药后可能出现嗜睡症状。如果出现,请尽量避免驾车和操作机械;用药后精液中含有药物,可能通过性行为进入女性体内,进而对胎儿造成损害。另外,比卡鲁胺还可能影响精子形态。请在用药期间及停药后 130 d 内采取有效避孕措施;用药后可能出现肝损伤,治疗最初 4 个月以及之后,建议定期检查肝功能。如果出现提示肝功能不全的症状,如恶心、呕吐、腹痛、乏力、厌食、流感样症状、黑尿、皮肤或眼睛黄染、右上腹触痛,请立即就诊;用药期间需要定期检查血常规、心电图、超声心动图、血清睾酮、黄体生成素、前列腺特异性抗原(PSA)等;用药后最常见的不良反应包括贫血、头晕、皮肤潮红、腹痛、便秘、恶心、血尿、乏力、水肿、男性乳房发育、乳房触痛、皮疹等,如果出现上述症状,请及时就诊;与华法林或其他香豆素类抗凝药联合使用,可能增加抗凝作用,建议密切监测凝血酶原时间及 INR;请在阴凉处,密封保存药品。

◆吉非替尼(吉非替尼片)

【适应证】本品单药适用于具有表皮生长因子受体(EGFR)基因敏感突

变的局部晚期或转移性非小细胞肺癌(NSCLC)患者的治疗。

【用法与用量】口服,一次 0.25 g,一日 1 次,空腹或与食物同服直至出现疾病进展或不能耐受的毒性。

【用药教育】

(1)用药前注意事项:不推荐 18 岁以下儿童使用;孕妇服用吉非替尼可能对胎儿产生损害。如果已经妊娠或者计划妊娠,请咨询医生或药师;用药后乳汁中可能含有吉非替尼。哺乳期妇女如果用药,请停止哺乳。如处于哺乳期,请告知医生以便做出更好的治疗选择;间质性肺炎患者与间质性肺炎高危患者应禁用。

(2)用药期间注意事项:①食物不影响吉非替尼的疗效,以温水送服,进食或空腹服用均可,每日服药时间应尽可能相同。②如果存在吞咽困难或需要经鼻饲管给药,可以直接将整片药物放入半杯饮用水中(非碳酸饮料),搅拌至完全分散后(约 15 min)立即饮下药液或经鼻饲管给药,随后再以半杯水冲洗杯子并饮下洗液。如果漏服本品 1 次,应在患者记起后尽快服用。如果距离下次服药时间不足 12 h,则患者不应再服用漏服的药物。患者不可为了弥补漏服的剂量而服用加倍的剂量(一次服用 2 倍的剂量);吉非替尼对肝功能有影响,可能引起肝酶升高或肝炎。用药期间建议定期监测肝功能。如肝酶轻、中度升高者慎用,肝酶升高加重应考虑停药并及时就医。③服药后最常见的不良反应是腹泻和皮肤反应(包括皮疹、痤疮、皮肤干燥和瘙痒),常见于服药的第一个月内,通常是可逆的,请不要担心,对症处理后可自行消失,如症状严重,请及时就诊;用药后可能出现严重皮肤反应(如手足皮肤反应),尽可能少晒太阳,外出建议穿长袖长裤,同时减少对皮肤的压迫和摩擦,尤其要避免对手掌和足底的压迫,如出现手足红斑,脱屑、皲裂,可使用含尿素软膏或乳液抹在脚上,或涂上较厚一层,保持整晚穿棉袜,如出现皮肤破溃可应用氯霉素或莫匹罗星软膏治疗;用药后如您出现腹泻时,即口服洛派丁胺(易蒙停),首次 2 粒,每隔 2 h 1 粒,直至腹泻停止后 12 h,48 h 没有好转及时就诊;CYP3A4 抑制剂如伊曲康唑、酮康唑、泊沙康唑、伏立康唑、红霉素、克拉霉素、波普瑞韦、替拉瑞韦,或奈法唑酮等,可能抑制本药的代谢,使其血药浓度升高,尽量谨慎联合使用;药名中含替丁药物(如雷尼替丁、西咪替丁)可减少吉非替尼的吸收,降低其疗效。如需合用,请间隔至少 6 h 服用。④抗酸药(如碳酸氢钠、镁加铝)可减少吉非替尼的吸收,降低其疗效。如需合用,请间隔至少 2 h 服用;在服用吉非替尼期间联合使用华法林,应定期监测其凝血酶原时间或 INR 的改变。⑤用药后可能出现虚弱症状,如果出现这种症状,请尽量避免驾驶或操作机器。⑥吉非替尼可能对胎儿产生损害,育龄期妇女在用药期间及停药后至少 2 周内请采取避孕措施。⑦用药期间如果出现以下情况，请及时就诊：间质性肺病（可表现为呼吸困难、咳嗽和发热等）；严重眼部症状（如突然出现或加重的眼部炎症、流泪、对光敏感视物模糊、眼睛疼痛或发红）；重度或持续的腹泻、恶心、呕吐或厌食等症状（可能引起脱水）；严重皮肤反应（可表现为皮肤感觉异常、红斑、脱屑、水疱、出血、皲裂、水肿或角化过度）。⑧服药期间，尽量多补充含优质蛋白质丰富的食物如鱼、肉、蛋，纤维素高的饮食，少食油腻、辛辣、刺激性的食物。

◆厄洛替尼（盐酸厄洛替尼片）

【适应证】单药适用于表皮因子受体（EGFR）基因具有敏感突变的局部晚期或转移性非小细胞肺癌（NSCLC）患者的治疗，包括一线治疗、维持治疗，或既往接受过至少一次化疗进展后的二线及以上治疗。

【用法与用量】①常规剂量：口服，一次 150 mg，一日 1 次，进食前 1 h 或进食后 2 h 服用，持续用药直到疾病进展或出现不能耐受的毒性反应。②剂量调整：严重腹泻洛哌丁胺无效或出现脱水的患者需要剂量减量和暂时停止治疗。严重皮肤反应的患者也需要剂量减量和暂时停止治疗，如果必须减量，厄洛替尼应该每次减少 50 mg。治疗前使用 CYP3A4 诱导剂利福平可减少厄洛替尼 AUC 的2/3 ~4/5。应考虑使用无 CYP3A4 诱导活性的其他可替代药物。如果没有可替代药物，厄洛替尼的剂量可考虑高于 150 mg。与利福平合用时厄洛替尼最大研究剂量为 450 mg。如果增加厄洛替尼的剂量，则当停止利福平或其他诱导剂时应迅速将厄洛替尼再减少到初始剂量。其他 CYP3A4 诱导剂如果可能也应避免使用。

【用药教育】

（1）用药前注意事项：不推荐 18 岁以下儿童使用；厄洛替尼片剂中可能含有乳糖成分。如果对乳糖不耐受或缺乏乳糖酶，最好不要使用含有乳糖的制剂，具体请查看说明书；厄洛替尼可能对胎儿造成损害，甚至导致流产。如果已经妊娠或计划妊娠，请咨询医生或药师；哺乳期妇女如需用药，用药期间和用药结束后 2 周内请停止哺乳。如处于哺乳期，请告知医生以便做出更好的治疗选择。

（2）用药期间注意事项：①食物可能增加厄洛替尼的毒副作用，请在餐前 1 h 或餐后 2 h 以温开水送服，每日服药时间尽可能相同；如果漏服本品 1 次，应在记起后尽快服用。如果距离下次服药时间不足 12 h，则不应再服用漏服的药物。②育龄期妇女用药期间及停药后至少 1 个月内请采取有效的避孕措施（如安全套）。如果在用药期间妊娠，请及时就诊。③抽烟可降低厄洛替尼的疗效，用药期间请避免抽烟。④最常见的不良反应是皮肤反应（包括皮疹、痤疮、皮肤干燥和瘙痒），中位发生时间为 8 d，同时用药后更容易被晒伤，请做好防晒措施（如涂防晒霜、穿防晒衣、戴太阳镜），避免接触阳光、紫外线，四肢皮肤使用含凡士林的护肤品，外出建议穿长袖长裤，如出现皮疹或痤疮，可使用氯霉素或莫匹罗星软膏治疗。⑤服药后出现腹泻的情况也很常见，中位发生时间为12 d，一般情况较轻，注意补液，在最初出现腹泻时即口服洛派丁胺（易蒙停），首次2粒，每隔2 h 1粒，直至腹泻停止后12 h，48 h没有好转及时就诊。⑥用药期间食用葡萄柚可能增加药物毒副作用，请避免食用葡萄柚及其制品。⑦厄洛替尼可能增加活疫苗引起感染的风险，用药期间请不要接种活疫苗（如伤寒疫苗、卡介苗活菌），停止用药至少3个月后才能接种。⑧H_2受体拮抗药（如雷尼替丁、西咪替丁）可降低厄洛替尼的疗效。如需合用，请在服用H_2受体拮抗药2 h前或10 h后再服用厄洛替尼；在服用厄洛替尼期间联合使用华法林，应定期监测其凝血酶原时间或INR的改变。⑨本药有肺毒性，一旦出现新的急性发作或进行性不能解释的肺部症状，如咳嗽、呼吸困难等，应及时就医。⑩定期监测有脱水风险者的肾功能和电解质；应定期检查肝功能，肝转氨酶轻、中度升高者慎用，肝转氨酶升高加重应考虑停药并及时就医；注意口腔卫生，用清水及软毛牙刷刷牙，避免吃一些坚硬的食物。⑪服药期间，尽量多补充含优质蛋白质丰富的食物如鱼、肉、蛋，多食纤维素高的饮食，少食油腻、辛辣、刺激性的食物。

◆索拉非尼（甲苯磺酸索拉非尼片）

【适应证】①治疗不能手术的晚期肾细胞癌。②治疗无法手术或远处转移的原发肝细胞癌。③治疗局部复发或转移的进展性的放射性碘难治性分化型甲状腺癌。

【用法与用量】口服，一次0.4 g，一日2次，空腹或伴低脂、中脂饮食服用，治疗持续至患者不能临床受益或出现不可耐受的毒性反应。出现不良反应时，剂量可减为0.4 g，一日1次，必要时停药。

【用药教育】

（1）用药前注意事项：①育龄期妇女用药前需进行妊娠试验，排除妊娠后才能用药。如果已妊娠最好不要用药；索拉非尼可能通过胎盘，孕妇用药可能导致胎儿损害，如严重畸形、发育障碍。孕妇最好避免使用索拉非尼。如果已经妊娠或者计划妊娠，请先咨询医生或药师。②用药后乳汁中可能含有索拉非尼。哺乳妇女在用药期间及用药结束后2周内，需停止哺乳。如处于哺乳期，请告知医生以便做出更好的治疗选择。

（2）用药期间注意事项：①脂肪含量高的食物可降低索拉非尼的药效。请在空腹或进食脂肪含量较低的食物时服用。用药时可用温开水送服；如果漏服本品1次，应在患者记起后尽快服用。如果距离下次服药时间不足

12 h,则患者不应再服用漏服的药物,也不要在下次服药时加倍服用,按原剂量继续服药即可。②手足综合征是服用索拉非尼最常见的不良反应,且多于开始服用索拉非尼后的6周内出现,服药期间穿软底鞋或网球鞋,穿棉袜或者软垫以防止足部受压,不宜长时间站立,避免激烈的运动,减少手足接触热水的次数(包括洗碗碟和热水澡),保持皮肤清洁、湿润,防晒,坐着或躺着时将手和脚放在较高的位置,这样可有效推迟或减轻皮肤毒性的发生,如出现严重手足综合征应及时就医。③服药期间如出现皮疹,可应用润肤霜保护病变皮肤,但是注意病变局部不要应用激素类药品,也不要使用导致皮肤干燥的物,避免吃刺激性食物,穿宽松合体的衣服以减少摩擦病灶。④用药后更容易出血或感染。用药期间请经常洗手,避免受伤并远离易感染人群,如出现便中带血、咯血请及时就诊。⑤索拉非尼可引起血压升高,多数为轻、中度,多发生在用药的早期阶段。应常规监测血压,若血压升高,应及时就医进行抗高血压治疗并告知临床医生。⑥患有或有Q-T间期延长风险的患者(如先天性Q-T延长综合征、低钾血症、低钙血症、低镁血症、正在使用抗心律失常药物),用药期间建议定期监测心电图(Q-T间期)和电解质(镁、钾、钙)。⑦用于治疗甲状腺癌时,需密切监测血钙水平、促甲状腺素水平;有肾功能损害风险的患者,建议定期监测肾功能、尿蛋白。⑧育龄期妇女在用药期间及停药后至少6个月内都需要采取有效的避孕措施。男性患者(有女性性伴侣)在用药期间及停药后3个月内也需要采取有效避孕措施。⑨与香豆素类抗凝药合用需监测凝血指标,如凝血酶原时间及INR。⑩治疗期间应清淡饮食,避免甜食和油腻食物,多进偏酸饮食、果汁、麦片粥及面包;多补充含优质蛋白质丰富的食物如鱼、肉、蛋,多食纤维素高的食物如蔬果,少食辛辣、刺激性的食物。

◆舒尼替尼(苹果酸舒尼替尼胶囊)

【适应证】①伊马替尼治疗失败或不能耐受的胃肠道间质瘤(GIST)。②不能手术的晚期肾细胞癌(RCC)。③不可切除的,转移性高分化进展期胰腺神经内分泌瘤成年患者。

【用法与用量】①治疗胃肠间质瘤和晚期肾细胞癌的推荐剂量:口服,一次50 mg,一日1次,服药4周,停药2周(4/2给药方案)。②治疗胰腺神经内分泌瘤推荐剂量:口服,一次37.5 mg,每日1次,连续服药,无停药期。与食物同服或不同服均可。

【用药教育】

(1)用药前注意事项:不推荐给儿童用药。用药后乳汁中可能含有舒尼替尼。哺乳期妇女如需用药,用药期间及停药后至少4周内请停止哺乳。如您处于哺乳期,请告知医生以便做出更好的治疗选择;有Q-T间期延长病史、服用抗心律失常药物、有相关基础心脏病、心动过缓和电解质紊乱的患者，谨慎使用舒尼替尼。

(2)用药期间注意事项：①食物不影响药效，进食或空腹服用药品均可；如果漏服，请在 12 h 内尽快补服，如果超过 12 h，则不必再补服药物；用药期间食用葡萄柚可能升高舒尼替尼在血液中的含量，用药期间请避免食用葡萄柚及其制品。②最常见的不良反应是手足综合征(手掌或足底部发红、疼痛、肿胀或出现水疱)，往往发生在服药后的 2～4 周，一般情况较轻，治疗期间建议穿软底鞋或网球鞋，穿棉袜或者软垫以防止足部受压，不宜长时间站立，避免激烈的运动，减少手足接触热水的次数(包括洗碗碟和热水澡)，坐着或躺着时将手和脚放在较高的位置，如出现手足红斑、脱屑、皲裂，可使用含尿素软膏或乳液抹在脚上，或涂上较厚一层，保持整晚穿棉袜。③服药后可能引起腹泻，注意补液，如出现腹泻时即口服洛派丁胺(易蒙停)，首次 2 粒，每隔 2 h 1 粒，直至腹泻停止后 12 h，48 h 没有好转及时就诊。④用药后更容易出血。请小心避免受伤(如使用软毛牙刷和电动剃须刀)。⑤舒尼替尼可能引起头晕。如果出现，请尽量避免驾驶、高空作业及操作机械。⑥舒尼替尼可引起低血糖，糖尿病患者的血糖降低可能更严重，用药期间及停药后请定期检查血糖水平。⑦既往使用或伴随双膦酸盐类药(如阿仑膦酸钠)治疗及侵入性牙科手术的患者，使用舒尼替尼会增加出现下颌骨坏死风险，应避免接受舒尼替尼治疗。⑧使用舒尼替尼期间，注意监测肝功能、血常规和 24 h 尿蛋白含量，以评估药物的影响；用药期间需要注意定期监测血压、心电图及心率情况，特别是高血压患者。⑨舒尼替尼可能使伤口愈合缓慢，用药期间如需进行手术，请提前告知医生。建议正在进行重大手术的患者暂停给药。⑩舒尼替尼可抑制血管生成，对胎儿产生不好的影响。育龄期妇女在用药期间及停药后至少 4 周内，请采取有效的避孕措施。男性患者用药期间及停药后至少 7 周内，也需要采取有效的避孕措施。⑪该药有 12.5 mg、25 mg、37.5 mg 和 50 mg 4 种规格，一定要注意区分，以免服用剂量错误，带来严重的毒性反应。⑫治疗期间应清淡饮食，避免甜和油腻食物，多进偏酸饮食、果汁、麦片粥及面包，多补充含优质蛋白质丰富的食物如鱼、肉、蛋，多食纤维素高的食物如蔬果，少食辛辣、刺激性的食物。

◆伊马替尼(甲磺酸伊马替尼片/甲磺酸伊马替尼胶囊)

【适应证】①用于治疗费城染色体阳性的慢性髓性白血病(Ph+CML)的慢性期、加速期或急变期。②用于治疗不能切除和(或)发生转移的恶性胃肠道间质肿瘤(GIST)的成人患者。③联合化疗治疗新诊疗的费城染色体阳性急性淋巴细胞白血病(Ph+ALL)的儿童患者。④用于治疗复发的或难治的费城染色体阳性的急性淋巴细胞白血病(Ph+ALL)的成人患者。⑤用于治疗高嗜酸性粒细胞增多综合征（HES）和（或）慢性嗜酸性粒细胞白血病（CEL）伴有 FIP1L1-PDGFRα 融合激酶的成年患者。⑥用于治疗骨髓增生异常综合征/骨髓增生性疾病（MDS/MPD）伴有血小板衍生生长因子受体（PDGFR）基因重排的成年患者。⑦用于治疗侵袭性系统性肥大细胞增生症（ASM），无 D816V c-Kit 基因突变或未知 c-Kit 基因突变的成人患者。⑧用于治疗不能切除，复发的或发生转移的隆突性皮肤纤维肉瘤（DFSP）。⑨用于 Kit（CD117）阳性 GIST 手术切除后具有明显复发风险的成人患者的辅助治疗。极低及低复发风险的患者不应该接受该辅助治疗。

【用法与用量】

（1）口服：成人一日 1 次，儿童和青少年一日 1 次或分 2 次服用，宜在进餐时服用，并饮一大杯水。不能吞咽胶囊的患者（儿童），可将胶囊内药物分散于水或苹果汁中。

（2）CML 患者：①成人，慢性期，一日 400 mg；急变期和加速期，一日 600 mg，只要有效，就应持续服用。②3 岁以上儿童及青少年：慢性期加速期和急变期推荐日剂量为 340 mg/m^2（总剂量不超过 600 mg/d）。

（3）GIST 患者：①不能切除和（或）转移的恶性 GIST：一日 400 mg，治疗后如未获得满意效果，若无药品不良反应，可考虑增加剂量至一日 600 mg 或一日 800 mg。治疗剂量应依据出现的不良反应做调整。②GIST 完全切除术后成人患者：推荐剂量为一日 400 mg。

（4）HES/CEL 患者：推荐剂量为一日 100 mg。如治疗后未获得足够缓解，且无不良反应发生，可考虑将一日 100 mg 增至一日 400 mg。

（5）ASM 患者：推荐剂量为一日 400 mg。

（6）MDS/MPD 患者：推荐剂量为一日 400 mg。

（7）DFSP 患者：推荐剂量为一日 400 mg。需要时剂量可升至每日 800 mg。

（8）轻、中度肝功能损害患者：推荐最小剂量为一日 400 mg。

【用药教育】

（1）用药前注意事项：如果存在肝功能损害，请提前告知医生，剂量可能需要调整；老年人或有心脏病病史的患者，用药前请先检测左室射血分数（LVEF），如有明显的 LVEF 减少，以及充血性心力衰竭的症状及心脏病病史的患者慎用；有肾衰竭病史的患者慎用；伊马替尼可通过胎盘，可能导致孕妇流产和胎儿损害。如果已经妊娠或者计划妊娠，请咨询医生或药师；用药后乳汁中含有伊马替尼。哺乳期妇女如需用药，请在用药期间及停药后 1 个月内停止哺乳。如处于哺乳期，请告知医生以便做出更好的治疗选择。

（2）用药期间注意事项：①为了减轻胃肠道不适，请在进餐时用大量水送服。如果每天服药2次，可选在早晨和晚上；如果存在吞咽困难，可用水或苹果汁将药片或胶囊内药粉溶解后立即服用（100 mg 药物约需 50 mL 液体），特别注意在打开胶囊时，避免药物与皮肤或眼睛接触，接触打开的胶囊后应立即洗手。②葡萄柚可能升高伊马替尼的血药浓度，增加毒副作用。用药期间请避免食用葡萄柚及其制品。③用药后可能出现中性粒细胞或血小板减少，需要在治疗的第1个月每周查1次血常规，第2个月每2周查1次，此后定期检查（如2～3个月查1次）。④伊马替尼常见的不良反应之一是水肿和水钠潴留，如程度轻微可以不做任何处理，定期监测体重，严重水肿时可以考虑用利尿剂予以对症处理或减/停药。⑤用药后可能出现恶心呕吐，大多数程度也比较轻微，一般不做处理或用饮食调节，清淡饮食，避免甜食和油腻食物，多进偏酸饮食、果汁、麦片粥及面包。⑥用药期间需要定期监测肝功能、肾功能、电解质水平、血清肌钙蛋白、超声心动图等。⑦用药期间可能出现腹泻症状，一般程度轻至中度，无须停药，进低纤维、高蛋白质食物和补充足够液体，避免进对胃肠道刺激性食物，多休息加用止泻药物如洛派丁胺（易蒙停），情况严重及时就医。⑧用药后如出现肌痛及肌痉挛，可应用镇痛药物对症处理，如出现剧烈的腹痛现象应及时就诊。⑨儿童用药后可能出现生长发育迟缓，建议密切监测儿童的生长发育情况。⑩已切除甲状腺并用甲状腺激素治疗的患者，使用伊马替尼期间请密切监测促甲状腺激素，以及时发现甲状腺功能减退。⑪伊马替尼可能激活乙肝病毒。如果是乙肝病毒携带者，用药期间及停药后数月内请密切监测是否出现乙肝病毒感染的症状和体征。⑫用药后可能更容易出血和感染。请避免受伤，同时勤洗手，远离感染人群。⑬用药后可能出现头晕、视物模糊、嗜睡等症状。用药期间请尽量避免驾驶或操作危险机器。⑭育龄期妇女在用药期间及停药后至少 15 d 内，请采取有效的避孕措施。⑮如果与华法林等香豆素类药物同时服用，应定期监测凝血酶原时间及 INR 的变化。⑯用药期间应多补充含优质蛋白质丰富的食物如鱼、肉、蛋，多食纤维素高的食物如蔬果，少食油腻、辛辣、刺激性的食物。

◆埃克替尼（盐酸埃克替尼片）

【适应证】①本品单药适用于治疗表皮生长因子受体（EGFR）基因具有敏感突变的局部晚期或转移性非小细胞肺癌（NSCLC）患者的一线治疗。②本品单药可试用于治疗既往接受过至少一个化疗方案失败后的局部晚期或 NSCLC，既往化疗主要是指以铂类为基础的联合化疗。③不推荐本品用于 EGFR 野生型非小细胞肺癌患者。

【用法与用量】①推荐剂量为每次 125 mg（1 片），每天 3 次，口服，空腹或食物同服，高热量食物可能明显增加药物的吸收。②剂量调整：当患者出现不能耐受的皮疹、腹泻等不良反应时,可暂停(1～2周)用药直至症状缓解或消失;随后恢复每次125 mg(1片),每天3次的剂量。

【用药教育】

(1)用药前注意事项:不推荐18岁以下的儿童用药;孕妇及哺乳期妇女用药参考"吉非替尼";重度肝肾功能异常者禁用;间质性肺炎患者与间质性肺炎高危患者应禁用。

(2)用药期间注意事项:①进食或空腹服用药品均可,以温开水送服,但需注意高热量的食物(如油脂、坚果、薯片)可明显增加药物吸收,可能引起不良反应;如果漏服药物,且距离下次服用药物小于4 h,建议不用补服。②用药可能导致肝酶升高,请定期检查肝功能,尤其是开始用药的第一个月。③埃克替尼主要不良反应为Ⅰ～Ⅱ级皮疹和腹泻,一般出现在1～3周内,对症处理后可自行消失。如出现腹泻,注意补液,在最初出现腹泻时即口服洛派丁胺(易蒙停),首次2粒,每隔2 h 1粒,直至腹泻停止后12 h,48 h没有好转即时联系医师。④如出现急性的呼吸困难、发热、任何眼部症状、严重或持续的腹泻、恶心、呕吐及时就诊。⑤埃克替尼可能引起乏力的症状,用药期间请尽量避免驾驶或操作机械。⑥埃克替尼可能对胎儿造成不良影响,育龄期妇女用药期间请采取避孕措施。⑦生活中注意保持口腔卫生,饭后用清水漱口,用软毛牙刷刷牙,避免吃一些硬的食物;多补充含优质蛋白质丰富的食物如鱼、肉、蛋,多食纤维素高的食物如蔬果,少食油腻、辛辣、刺激性的食物。

◆奥希替尼(甲磺酸奥希替尼片)

【适应证】适用于既往经表皮生长因子受体(EGFR)酪氨酸激酶抑制剂(TKI)治疗时或治疗后出现疾病进展,并且经检测确认存在EGFR T790M突变阳性的局部晚期或转移性非小细胞性肺癌(NSCLC)成人患者的治疗。

【用法与用量】口服。①常规剂量:一次80 mg,每日1次,直至疾病进展或出现无法耐受的毒性。②剂量调整:根据患者个体的安全性和耐受性,可暂停用药或减量。如果需要减量,则剂量应减至40 mg,每日1次。

【用药教育】

(1)用药前注意事项:18岁以下儿童用药的安全性和有效性暂不清楚;先天性长Q-T间期综合征的患者应避免使用;哺乳期妇女用药可能对乳儿造成损害。如果用药,需在用药期间和停药后2周内停止哺乳。如处于哺乳期,请告知医生以便做出更好的治疗选择。

(2)用药期间注意事项:①食物不影响奥希替尼的药效,进食时或空腹服用均可,但服药时间最好固定在每天同一时间;服药时最好用水送服完整药片,不要压碎、掰断或咀嚼;如果存在吞咽困难,可以将片放入50 mL不含碳酸的水中(无须压碎),搅拌均匀后立即服用。随后再加半杯水,冲洗杯中残留的药物后迅速饮下,请不要添加其他液体;经胃管给药的患者,用 15 mL 不含碳酸的水将药片溶解后给药,随后用 15 mL 的水冲洗杯中残留药物。配制好的药液请在配制后 30 min 内服用。给药后请用适量水冲洗胃管。如果漏服药物,请在 12 h 内尽快补服;如果距离下次给药少于 12 h,请不要补服,按原定时间服用下一次药物。②服药后最常见的不良反应是皮肤反应(包括皮疹、痤疮、皮肤干燥和瘙痒),通常是可逆的,平时尽可能少晒太阳,外出建议穿长袖,长裤注意防晒,可涂抹润肤乳保湿,如出现手足红斑、脱屑、皲裂,可使用含尿素软膏或乳液抹在脚上,或涂上较厚一层,保持整晚穿棉袜;如出现皮肤破溃,可应用氯霉素或莫匹罗星软膏治疗。③用药后出现腹泻时即口服洛派丁胺(易蒙停),首次 2 粒,每隔 2 h 1 粒,直至腹泻停止后 12 h,48 h 没有好转及时就诊。④如出现急性的呼吸困难、发热、任何眼部症状、严重或持续的腹泻、恶心,呕吐或厌食请及时就诊。⑤服药期间应定期检查血常规及肝肾功能。⑥奥希替尼可能对胎儿造成损害,育龄期妇女在治疗期间应采取有效避孕措施,停药(女性至少 2 个月、男性至少 4 个月)后方可计划妊娠。同时由于奥希替尼可能会影响激素类避孕药的避孕效果,建议您使用非激素类避孕方法(如安全套)。⑦治疗期间应多补充含优质蛋白质丰富的食物如鱼、肉、蛋,多食纤维素高的食物如蔬果,少食油腻、辛辣、刺激性的食物。

◆阿法替尼(马来酸阿法替尼片)

【适应证】①具有表皮生长因子受体(EGFR)基因敏感突变的局部晚期或转移性非小细胞肺癌(NSCLC),既往未接受过 EGFR 酪氨酸激酶抑制剂(TKI)治疗。②含铂化疗期间或化疗后疾病进展的局部晚期或转移性鳞状组织学类型的 NSCLC。

【用法与用量】①推荐剂量为 40 mg,每日一次,不应与食物同服。②如果不能吞咽完整药片,可将阿法替尼片分散于大约 100 mL 非碳酸饮用水中。不应使用其他液体。将药片置入水中时不应压碎或搅拌,最长 15 min,直到药片分散成极小的颗粒。应立刻服下分散液。用大约 100 mL 水冲洗玻璃杯,然后饮用。分散液也可通过胃管给药。

【用药教育】

(1)用药前注意事项:不推荐儿童用药;严重肾功能损害患者(肌酐清除率<30 mL/min)、严重(Child-Pugh 分级 C 级)肝功能损害患者禁用;对于有角膜炎、溃疡性角膜炎或严重干眼症病史的患者,应慎用;用药后乳汁中可能含有阿法替尼,哺乳期妇女用药期间及停药后 2 周内,需停止哺乳。

(2)用药期间注意事项:①食物可能会降低阿法替尼的吸收。请在进食前至少 1 h 或进食后至少 3 h 服用。如果存在吞咽困难，可以将药片（不能压碎）加入约 100 mL 的非碳酸饮用水中，间断性搅拌（最长 15 min），待药片分散为极小的颗粒后立即服用。随后用 100 mL 的水冲洗水杯后服用。如果漏服，请在当天想起时尽快补服，但如果距离下次给药少于 8 h，则不需要补服药物。②用药后如果您接触阳光，可能出现皮疹或皮疹恶化的情况。建议服药期间尽可能少晒太阳，四肢皮肤使用含凡士林的护肤品，外出建议穿长袖长裤，涂防晒霜，如出现皮疹或痤疮，可使用氯霉素或莫匹罗星软膏治疗，如果出现持久（7 d 以上）或严重皮肤反应，请及时就诊。③如果患有肝脏疾病，用药期间建议定期监测肝功能；存在心脏风险因素或存在可能损害左心室功能因素的患者还需要定期监测心脏功能。④阿法替尼常见不良反应为腹泻，一般在用药后 2 周内发生，如果出现腹泻，注意饮食宜清淡且需要立即补液，同时使用洛派丁胺止泻，并持续用药至腹泻停止 12 h。如果腹泻持续 48 h 以上，请及时就诊；可能需要调整剂量或暂停用药。⑤如果出现急性呼吸道症状（如呼吸困难、咳嗽、发热）或症状恶化，可能是出现了间质性肺疾病，请及时就诊。⑥生活中注意保持口腔卫生，饭后用清水漱口，用软毛牙刷刷牙，避免吃一些硬的食物。⑦阿法替尼可能引起眼部不良反应（如结膜炎、干眼症、角膜炎），如使用隐形眼镜，建议换用有框眼镜，防止引起溃疡性角膜炎。如果出现上述症状，请您尽量避免驾驶或操作机器。⑧育龄期妇女在用药期间和停药后至少 2 周内，请采取有效避孕措施。

◆阿帕替尼（甲磺酸阿帕替尼片）

【适应证】本品单药适用于既往至少接受过两种系统化疗后进展或复发的晚期胃腺癌或胃-食管结合部腺癌患者。患者接受治疗时应一般状况良好。

【用法与用量】本品应在有经验的医师指导下使用。

（1）推荐剂量：850 mg，每日 1 次，连续服用，直至疾病进展或出现不可耐受的不良反应。

（2）剂量调整：临床研究中剂量调整多发生在第 2、3 个周期（28 d 为一周期）。当患者出现 3/4 级血液学或非血液学不良反应时，建议暂停用药（不超过 2 周），直至症状缓解或消失，随后继续按原剂量服用；若 2 周后不良反应仍未缓解，建议在医师指导下调整剂量。①第一次调整剂量：750 mg，每日一次。②第二次调整剂量：500 mg，每日一次。如需要第三次调整剂量，则永久停药。对于出现胃肠道穿孔、需要临床处理的伤口裂开、瘘、重度出血、肾病综合征或高血压危象的患者，应永久性地停用本品。尚需进一步确诊的中到重度蛋白尿或临床尚未控制的重度高血压患者，应暂时停止使用本品。择期手术之前，应暂缓本品使用。

【用药教育】

（1）用药前注意事项：存在以下疾病者禁用阿帕替尼，重度肝、肾功能不全、Ⅲ级或Ⅳ级心功能不全、活动性出血、溃疡、肠穿孔、肠梗阻、药物无法控制的高血压、重大手术后 30 d 内；不推荐给 18 岁以下儿童用药；大于 70 岁老年患者慎用；阿帕替尼可能导致胎儿骨骼发育延迟或畸形，如果已经妊娠或者计划妊娠，请咨询医生或药师；哺乳期妇女如果用药，请停止哺乳。如您处于哺乳期，请告知医生以便做出更好的治疗选择。

（2）用药期间注意事项：①请在餐后 30 min 用温开水送服药物，服药时间尽量固定在每天同时间；如果漏服药物，请不要补服，按原计划在下次服药时间服用原定剂量。②阿帕替尼可引起手足综合征（表现为手足麻木、烧灼感、红斑、肿胀、皮肤变硬、起疱、皲裂以及脱屑）。用药期间请使用保湿、含有羊毛脂或尿素成分的护肤品，避免手掌和足底受伤或摩擦（如穿宽松鞋子、全棉手套或袜子、避免压力式剧烈运动），避免接触高热和直接日晒，避免进食辛辣、刺激性食物。③用药后常见血压升高，多在用药后 2 周左右出现。请定期监测血压，当血压>140/90 mmHg 或出现血压升高的症状（如明显头痛、头晕、视觉障碍），请立即就诊。④阿帕替尼可能引起心脏毒性和肾毒性，用药期间建议定期监测心电图、心脏功能、肾功能、尿常规。⑤用药后还可能出现腹泻症状，如症状较轻时，可通过调节饮食习惯来改善，如清淡饮食、多喝水，少吃油腻、辛辣和咖啡等导泻的食物；如症状严重，需及时就诊。⑥阿帕替尼还能增加出血的风险，如上消化道出血，表现为呕血、黑便。如果怀疑出现出血，请立即就诊。⑦如果与华法林等香豆素类药物同时服用，应定期监测凝血酶原时间及 INR 的变化。⑧用药后可能出现乏力等症状。请尽量避免驾驶或操作机器。⑨阿帕替尼可能影响卵泡发育和精子生成，育龄期妇女和男性患者在用药期间及停药后至少 8 周内，请采取有效的避孕措施。

◆阿昔替尼（阿昔替尼片）

【适应证】用于既往接受过一种酪氨酸激酶抑制剂或细胞因子治疗失败的进展期肾细胞癌（RCC）的成人患者。

【用法与用量】

（1）常规剂量：推荐的起始口服剂量为 5 mg/次，每日 2 次。阿昔替尼可与食物同服或在空腹条件下给药，每日 2 次给药的时间间隔约为 12 h。应用一杯水送服阿昔替尼。

（2）剂量调整：①能耐受阿昔替尼至少 2 周连续治疗、未出现 2 级以上不良反应［根据美国国立癌症研究所（NCI）不良事件常见术语标准（CTCAE）］、血压正常、未接受抗高血压药物治疗。当推荐从 5 mg/次每天

2次开始增加剂量时,可将阿昔替尼剂量增加至7 mg/次每天2次,然后采用相同标准,进一步将剂量增加至10 mg/次每天2次。②一些药物不良反应的治疗可能需要暂停或永久中止阿昔替尼给药,或降低阿昔替尼剂量。如果需要从5 mg/次每天2次开始减量,则推荐剂量为3 mg/次每天2次。如果需要再次减量,则推荐剂量为2 mg/次每天2次。

(3)特殊人群:①老年患者无须调整剂量。②轻度至重度肾损害患者无须调整阿昔替尼起始剂量。终末期肾病患者(CLcr<15 mL/min)应慎用本品。③轻度肝损害患者无须调整阿昔替尼起始剂量(Child-Pugh分级:A级)。中度肝损害患者服用阿昔替尼时,起始剂量应减半(Child-Pugh分级:B级)。重度肝损害(Child-Pugh分级:C级)患者不应使用阿昔替尼。

【用药教育】

(1)用药前注意事项:如果存在肝功能损害,请提前告知医生,剂量可能需要调整;阿昔替尼片剂含有乳糖成分,如果对乳糖不耐受,或缺乏乳糖酶,最好不要服用;有动脉、静脉血栓栓塞事件风险或病史的患者,动脉瘤患者慎用阿昔替尼;阿昔替尼不应在未经治疗的肿瘤脑转移患者或近期内出现活动性胃肠道出血患者中使用;阿昔替尼可能损害生育能力,如果有生育计划,请提前告知医生;孕妇用药可能会损害胎儿,如果已经妊娠或者计划妊娠,请咨询医生或药师。育龄期妇女在用药前请先进行妊娠试验,排除妊娠后才能用药;哺乳期妇女用药期间及停药后2周内请停止哺乳。如处于哺乳期,请告知医生以便做出更好的治疗选择。

(2)用药期间注意事项:①进食时或空腹服用阿昔替尼均可。服用时请用一杯水送服完整的药片。两次服药时间需间隔12 h;如果漏服或者服药后出现呕吐,不需要补服。②用药期间食用葡萄柚可能升高阿昔替尼的血药浓度,容易引起不良反应。请避免食用葡萄柚及其制品。③阿昔替尼可能损害胎儿。育龄期妇女及其男性伴侣在用药期间和停药后1周内需采取有效的避孕措施。④阿昔替尼可能引起头晕、疲劳等症状。如果出现这些症状,请尽量避免驾驶或操作机器。⑤阿昔替尼可能引起血压升高、血红蛋白或血细胞比容升高、肝酶升高、尿蛋白,还可能影响甲状腺功能。用药期间建议定期监测血压、血红蛋白或血细胞比容、肝酶、尿蛋白和甲状腺功能。⑥阿昔替尼影响伤口愈合,择期手术前停药至少1周,重大手术后伤口充分愈合前(至少2周)需停药。

◆克唑替尼(克唑替尼胶囊)

【适应证】①用于间变性淋巴瘤激酶(ALK)阳性的局部晚期或转移性非小细胞肺癌(NSCLC)患者的治疗。②用于ROS1阳性的晚期NSCLC患者的治疗。

【用法与用量】①获得经充分验证的检测方法证实的 ALK 阳性或 ROS1 阳性评估结果的患者使用。②推荐剂量为 250 mg/次口服，每日 2 次，直至疾病进展或患者无法耐受。③剂量调整：如果患者出现严重程度为 3 级或 4 级的不良事件，需一次或多次按以下方法减少剂量。第一次减少剂量：口服，200 mg/次，每日 2 次。第二次减少剂量：口服，250 mg，每日一次；如果每日一次口服 250 mg 克唑替尼胶囊仍无法耐受，则永久停服。④肝损害患者：肝损害的患者使用克唑替尼胶囊进行治疗时应谨慎。⑤肾损害患者：对轻度（肌酐清除率 CLcr 为 60～89 mL/min）和中度（CLcr 为 30～59 mL/min）肾损害的患者不需要进行起始剂量调整。在无须透析的严重肾损伤（CLcr 小于 30 mL/min）患者中，克唑替尼的暴露量增加，推荐克唑替尼起始剂量为 250 mg，口服，每日一次。

【用药教育】

（1）用药前注意事项：先天性长 Q-T 间期综合征患者应禁用；如果患有间质性肺炎或属于间质性肺炎高危的患者应禁用；如果存在胃肠道穿孔风险或有胃穿孔病史应慎用；如果存在肝肾功能损害，请提前告知医生，剂量可能需要调整；不推荐儿童使用；克唑替尼可能损害胎儿，如果已经妊娠或者计划妊娠，请咨询医生或药师；克唑替尼可能导致乳儿出现不良反应，哺乳期妇女如需用药，请在用药期间及停药后 45 d 内停止哺乳。

（2）用药期间注意事项：①食物对克唑替尼疗效的影响较小，进食时或空腹服用克唑替尼均可，但请完整吞服胶囊，不要咀嚼或打开；如果漏服，请尽快补服，但如果距离下次服药时间少于 6 h，则不必补服。如果服药后呕吐不必补服。②葡萄柚及其制品可能会影响克唑替尼的药效。用药期间请避免食用葡萄柚及其制品。③用药后更容易受感染。用药期间请经常洗手，远离感染人群。如果出现发热、寒战或喉咙痛等症状，请及时就诊。④克唑替尼可能会影响肝、肾、心脏和血液功能。用药期间建议定期监测肝肾功能、心电图、心率、血压、血常规等。⑤如果用药后出现味觉障碍及视觉异常（复视、畏光、闪光幻觉、视物模糊、视敏度降低、视觉损害、玻璃体飞蚊症），不必担心，通常是可逆的，如不严重可继续该药治疗，如该症状持续存在，甚至逐渐加剧，建议进行眼科检查。⑥用药后出现腹泻时即口服洛派丁胺（易蒙停），首次 2 粒，每隔 2 h 1 粒，直至腹泻停止后 12 h，如 48 h 没有好转，及时就诊。⑦育龄期女性用药期间和停药后至少 45 d 内或男性患者用药期间和停药至少 90 d 内应采取有效避孕措施。⑧用药期间，请多补充含优质蛋白质丰富的食物如鱼、肉、蛋，多食纤维素高的食物如蔬果，少食油腻、辛辣、刺激性的食物。

◆依维莫司(依维莫司片)

【适应证】①既往接受舒尼替尼或索拉非尼治失败的晚期细胞成人患者。②不可切除的、局部晚期或转移性的、分化良好的(中度分化或高度分化)进展期胰腺神经内分泌瘤成人患者。③无法手术切除的、局部晚期或转移的、分化良好的、进展期非功能性胃肠道或肺源性神经内分泌肿瘤(NET)成人患者。④需要治疗干预但不适于手术切除的结节性硬化症(TSC)相关的室管膜下巨细胞星形细胞瘤(SEGA)成人和儿童患者。本品的有效性主要通过可持续的客观缓解来证明,尚未证明结节性硬化症相关的室管膜下巨细胞星形细胞瘤的患者能否获得疾病相关症状改善和总生存期延长。⑤用于治疗不需立即手术治疗的结节性硬化症相关的肾血管平滑肌脂肪瘤(TSC-AML)成人患者。

【用法与用量】晚期肾细胞癌、晚期胰腺神经内分泌瘤和结节性硬化症相关的肾血管平滑肌脂肪瘤:推荐剂量为10 mg每日一次,口服。每天同一时间用水整片送服,不应咀嚼或压碎,不受食物影响。对于无法吞咽片剂的患者,用药前将本品片剂放入一杯水中(约30 mL)轻轻搅拌至完全溶解(大约需要7 min)后立即服用,用相同容量的水清洗水杯并将洗液全部服用,以确保服用了完整剂量。只要临床获益就应持续治疗,或使用至出现不能耐受的毒性反应时。出现严重或不可耐受的不良反应时,可能需要暂时减少剂量或中断本品治疗。如需要减少剂量,推荐剂量大约为之前给药剂量的一半。如果剂量减至最低可用片剂规格以下时,应考虑隔一日给药一次。

【用药教育】

(1)用药前注意事项:3个月内进行过心脏移植的患者不推荐使用;孕妇及哺乳期妇女不推荐使用;肝功能受损患者用药剂量需咨询医师。

(2)用药期间注意事项:①本药请在每日同一时间完整吞服,可与或不与食物同服,但尽量保持一致;请完整吞服药物,不要咀嚼或压碎。如果存在吞咽困难,可用一杯水(约30 mL)将药物完全溶解后(约7 min)立即服用,随后用等量的水涮洗杯子后服下,以确保服用了完整剂量。如果漏服,在6 h内可以补服药物。如果超过6 h,请不要补服,在下一次正常服药时间服用正常剂量。②用药期间及用药后4周内请注意避孕;用药期间请避免食用葡萄柚;请注意防晒,避免直接接触阳光或紫外线;用药期间更易感染,请经常洗手、远离感染人群;用药期间需推迟活疫苗接种;用药期间定期监测肾功能、血常规、空腹血糖、血胆固醇、甘油三酯及血药谷浓度;用药期间如需合用维奈克拉,请在服用维奈克拉前至少6 h服用依维莫司。③用药后如出现口腔炎,请勿使用含酒精、过氧化物或百里香的漱口水,保持良好的口腔卫生;用药后还可能出现咳嗽、呼吸困难、鼻出血、皮疹、瘙痒、腹泻、恶心、食欲下降、头痛、味觉异常、贫血、水肿、虚弱、疲劳、感染、体重下降、发热、闭经、痤疮、月经不规则、蜂窝织炎等不良反应。如果用药后感到不适，请立即就诊。

◆替莫唑胺（替莫唑胺胶囊）

【适应证】①用于新诊断的多形性胶质母细胞瘤，开始先与放疗联合治疗，随后作为辅助治疗。②常规治疗后复发或进展的多形性胶质母细胞瘤或间变性星形细胞瘤。

【用法与用量】

（1）用于新诊断的多形性胶质母细胞瘤的成人患者，同步放化疗期口服本品，一日剂量为75 mg/m^2，共42 d，同时接受放疗（60 Gy 分30 次）；随后接受6 个周期的本品辅助治疗。根据患者耐受程度可暂停用药，但无须降低剂量。在同步化疗期间应按血液学和非血液学毒性标准暂停或终止服用。①如出现以下情况应暂停服用：绝对白细胞计数≥0.5×10^9/L 和<1.5×10^9/L；血小板计数≥10×10^9/L 和<100×10^9/L；CTC-非血液学毒性（脱发、恶心和呕吐除外）2 级。②如出现以下情况应终止服用：绝对白细胞计数<0.5×10^9/L；血小板计数<10×10^9/L；CTC-非血液学毒性（脱发、恶心和呕吐除外）3 级或4 级。③如符合以下标准，可继续用本品同时治疗：绝对白细胞计数≥1.5×10^9/L，血小板计数≥100×10^9/L，CTC-非血液学毒性≤1 级（脱发、恶心和呕吐除外）。

（2）维持治疗期：本品同步放化疗期结束后4 周，进行6 个周期的本品辅助治疗。第1 周期的本品剂量是一日150 mg/m^2，一日1 次，共5 d，然后停药23 d。第2 周期开始时，如果第1 周期CTC-非血液学毒性≤2 级（除外脱发、恶心和呕吐）、绝对白细胞计数（ANC）≥1.5×10^9/L 和血小板计数≥100×10^9/L，则剂量可增至一日200 mg/m^2。如果第2 周期的剂量没有增加，在以后的周期中也不应增加剂量。除出现毒性外，以后各周期的剂量维持在每日200 mg/m^2。辅助治疗期间应按下述降低剂量。治疗期间，第22 日（首剂本品后21 d）应进行全血细胞的计数。维持治疗的剂量水平：剂量水平，-1（剂量为一日100 mg/m^2），因较早的毒性而减量。剂量水平，0（剂量为一日150 mg/m^2），第1 周期的剂量。剂量水平，1（剂量为一日200 mg/m^2），第2～6 周期无毒性时的剂量。

维持治疗期间减量或终止用药情况如下。如出现以下情况，本品剂量（如前述剂量水平）降低1 个水平：绝对白细胞计数<1.0×10^9/L；血小板计数<50×10^9/L；CTC-非血液学毒性（脱发、恶心和呕吐除外）3 级。如出现以下情况应终止服用本品：绝对白细胞计数<1.0×10^9/L 或血小板计数<50×10^9/L；如果需要将本品剂量降至<100 mg/m^2，或如降低剂量后重新出现同

样的CTC-非血液学毒性3级(脱发、恶心和呕吐除外);或CTC-非血液学毒性(脱发、恶心和呕吐除外)4级,则应终止本品治疗。常规治疗后复发或进展的多形性胶质母细胞瘤或间变性星形细胞瘤人患者:以前曾接受过化疗患者的起始剂量一日150 mg/m^2,共5 d。如下个周期第1天的ANC≥$1.5\times10^9/L$和血小板计数≥$100\times10^9/L$,则第2周期的剂量增为一日200 mg/m^2。应根据ANC和血小板计数最低值调整剂量。

(3)儿童患者:在3岁或3岁以上的患者中,推荐本品口服剂量为200 mg/m^2,共5 d,每28 d为一周期。对于以前曾接受过化疗患儿,本品起始剂量是一日150 mg/m^2,共5 d;如果没有出现毒性,下个周期的剂量增至一日200 mg/m^2。

【用药教育】

(1)用药前注意事项:严重骨髓抑制的患者不建议使用;老年人用药更易出现血小板减少等血液系统不良反应,用药请多加注意;3岁以下儿童用药是否安全有效暂不清楚;替莫唑胺可能引起男性不育,建议有生育需求的男性用药前冷冻保存精子,无生育需求的男性注意避孕;孕妇及哺乳期妇女禁用;某些厂家替莫唑胺胶囊中含乳糖,乳糖不耐受或乳糖酶缺乏患者请具体查看说明书。

(2)用药期间注意事项:本药请在每日同一时间空腹完整吞服,若出现呕吐,当天不能服用第二次并及时咨询医生;胶囊如有破损,请避免与皮肤或黏膜接触;用药期间请尽量避免驾驶等危险行为;用药期间更易出血或感染,请尽量避免受伤,并经常洗手、远离感染人群;用药期间需推迟活疫苗接种;需定期监测肝功能及血常规;用药后可能出现食欲缺乏、头痛、便秘、恶心、呕吐、脱发、皮疹和疲乏等症状。如果用药后感到不适,请立即就诊。

(朱　岚)

第十章　妇产科疾病常用药物

◆米索前列醇(米索前列醇片)

【适应证】米非司酮片与米索前列醇片序贯合并使用,可用于终止16周以内的宫内妊娠。

【用法与用量】①用于终止7周内的妊娠:空腹或进食2 h后,口服1~2片米非司酮片,一日2次,连服2~3 d,总量6片,每次服药后禁食2 h,第3~4天清晨口服米索前列醇3片。②用于终止8~16周内的妊娠:第1、第2天分别空腹或进食2 h后,顿服米非司酮4片,总量8片,每次服药后禁食2 h,第3天在距第一次口服米非司酮36~48 h,口服给予米索前列醇2片,视临床情况可间隔3 h后重复给予米索前列醇(2片)一次,最多用药不超过4次。

【用药教育】除终止妊娠外,其他孕妇不能使用。用于流产时,建议在服用米非司酮36~72 h后空腹服用。少数早孕妇服用米非司酮后,即可自然流产,但在没有确认完全流产前,仍然需按常规服完米索前列醇,并在服药后24 h就诊。大多数患者用药后在6 h内排出妊娠物,少数患者可能在服药后1周内排出妊娠物。用于流产时,用药后必须在医院观察4~6 h。服药后少量阴道出血是正常的。如果出现大量出血或其他异常情况,应立即告知医生。服药后8~15 d需复诊,以确定流产效果。必要时需进行B超检查或血绒毛膜促性腺激素(HCG)测定。如确诊为流产不全或流产失败,需要接受其他流产措施。用药后避免驾驶或操作机械。本品需在避光、阴凉、干燥处密封保存。

◆双唑泰(双唑泰阴道膨胀栓)

【适应证】细菌性阴道病、霉菌性阴道病、滴虫性阴道炎及混合感染性阴道炎。

【用法与用量】阴道给药。每晚1次,每次1粒。连用7 d为1个疗程。停药后第一次月经净后再重复一疗程。

【用药教育】如果已被确诊患有活动性中枢神经疾病或血液病,不能使用本品。用于治疗阴道滴虫感染时,性伴侣也需要接受相关检查和治疗,以免重复感染。不推荐儿童使用。孕妇禁用。哺乳期妇女如需用药,需停止哺乳。用药期间避免饮酒。月经期间容易导致细菌感染,停用本品。避免药物接触眼睛等黏膜。用药后可能出现皮疹、阴道烧灼感、瘙痒及其他黏膜刺激症状。用药部位如果出现烧灼感、红肿等情况,需停药,并将局部药物洗净,必要时就诊。本品需在避光、阴凉、干燥处密封保存。

◆硝呋太尔制霉菌素(硝呋太尔制霉菌素阴道软膏)

【适应证】细菌性阴道病、滴虫性阴道炎、外阴阴道假丝酵母菌病、混合感染性阴道炎。

【用法与用量】阴道给药,每晚1次,一次1支,连用6 d。

【用药教育】患有葡萄糖-6-磷酸脱氢酶缺乏症(俗称蚕豆病)者不能使用本品。孕妇或哺乳妇女用药需咨询医生。用药期间避免饮酒,避免性行为。由于本品可能损害乳胶避孕工具,需采取其他避孕措施。月经期容易导致细菌感染,避免用药。连用6 d为1个疗程,如果连续使用1~2个疗程后,症状仍未缓解或消失,需就诊。用药后可能出现轻度外阴灼热、阴道干涩、恶心等不良反应。用药期间如果用药部位出现灼烧感、红肿,需停药并将局部药物洗净。本品需在避光、阴凉干燥处密封保存。

◆克霉唑(克霉唑阴道片)

【适应证】念珠菌性外阴阴道病。

【用法与用量】阴道给药。睡前1次。一般用药1次即可,必要时可在4 d后进行第二次治疗。

【用药教育】孕妇或哺乳期妇女用药需咨询医生。用药期间注意个人卫生,避免房事或使用安全套。月经期容易导致细菌感染,避免用药。用药后可能出现阴道局部刺激(如瘙痒、烧灼感)。如果用药后出现烧灼感、红肿等情况需停药,并将药物洗净。

◆黄体酮(黄体酮胶囊/黄体酮凝胶)

【适应证】①胶囊:先兆流产和习惯性流产、经前期紧张综合征、无排卵型功能失调性子宫出血和无排卵型闭经、与雌激素联合使用治疗更年期综合征。②凝胶:用于辅助生育技术中黄体酮的补充治疗。

【用法与用量】①胶囊:与雌激素联合使用,如结合雌激素片,口服,1.25 mg,每日一次,共22 d;服用结合雌激素片第13天起服用本品,口服,200 mg(4粒)/次,每日2次,共10 d。用于先兆流产和习惯性流产、经前期紧张综合征、无排卵型功能失调性子宫出血和无排卵型闭经,常规剂量为每日200~300 mg(4~6粒),1次或2次服用。每次剂量不得超过200 mg(4粒)。②凝胶:阴道给药,每天一次,一次90 mg(一支)。如果妊娠,持续治疗至胎盘具有自主功能为止,达到10~12周。

【用药教育】

(1)黄体酮胶囊:如果已经妊娠或者计划妊娠,需咨询医生或药师。哺乳期妇女如需用药,需先咨询医生或药师。如果患者存在血栓性疾病(如血栓性静脉炎、血管栓塞、脑卒中)或有血栓性疾病史,或原因不明的阴道出血,或严重肝功能损害,或乳腺或生殖器官肿瘤,不能使用黄体酮。晚上睡前空腹服药;如一天需要服用2次,应在早晨和晚上睡前服药。用药期间避免驾驶、操作机器或高空作业,避免长时间坐或躺。用药后可能出现阴道出血、体重改变、乳房肿胀、恶心、头晕、头痛、疲倦、发热、失眠、皮疹、黑斑病、黄褐斑、黄疸等不良反应;如出现复视、突发性失明、偏头痛,需停药就诊。本品需在避光、干燥、阴凉处,密封保存。

(2)黄体酮凝胶:妊娠4个月内的孕妇慎用栓剂,以防引起流产。用药后几天内,阴道分泌物中可能出现白色的微小球状物,属于正常现象。长期用药建议定期检查肝功能、乳房。如果需同时使用其他阴道制剂,间隔至少6 h使用。如出现不明原因的阴道出血,需及时就诊。本品需在阴凉处,密封保存。

◆戊酸雌二醇(戊酸雌二醇片)

【适应证】用于补充雌激素缺乏:血管舒缩性疾病(潮热),生殖泌尿道营养性疾病(外阴阴道萎缩、性交困难、尿失禁)以及精神性疾病(睡眠障碍、神经衰弱)。

【用法与用量】口服给药。剂量应个体化。由其他激素换用本药时、使用本药时及使用本药期间(每6个月1次)进行评估,以便调整剂量或停药。①周期性治疗:一日1 mg,连用20~25 d,停药5~6 d,停药后可出现撤药性出血。至少在雌激素治疗的最后12 d内加用孕激素。②连续性治疗:一日1 mg。每月加用孕激素至少12 d,停用孕激素后可能发生出血。

【用药教育】有子宫的患者使用本品可能增加发生子宫内膜癌的风险。如在用药期间出现不明原因的异常阴道出血,需及时就诊。绝经后妇女使用本品可能增加发生心肌梗死、脑卒中、肺栓塞、深静脉血栓形成、痴呆的风险,不要将本品用于预防心血管疾病和痴呆。如果存在已知或疑似存在受性激素影响的癌前病变或恶性肿瘤(如乳腺癌、子宫内膜癌),或原因不明的阴道出血,或血栓栓塞性疾病[包括急性动脉血栓栓塞(如心肌梗死、脑卒中)、活动性深静脉血栓]或病史、静脉或动脉血栓高危因素,或重度肝病、肝脏肿瘤或曾经患有肝脏肿瘤,或重度高甘油三酯血症,或卟啉病,不能使用本品。不能与曲普瑞林合用,合用可减弱曲普瑞林的疗效。长期单独使用本品会增加发生子宫内膜增生或子宫内膜癌的风险。儿童与孕妇禁用。哺乳期妇女如果用药,需停止哺乳。如果出现胃部不适,将雌二醇与食物同服。用药期间避免食用葡萄柚及其制品，避免吸烟，注意适量运动，需做好防晒措施，定期进行盆腔和乳房检查。用药期间如果出现乳房发胀、易激惹，需及时就诊以便调整剂量。有子宫的女性用药期间可能需要每年进行子宫内膜取样，以监测是否出现子宫内膜癌。如果出现阴道异常出血，需要进行充分检查。使用本品预防骨质疏松，可能需要监测骨密度，以评估疗效。用药后常见体重增加或减轻、头痛、恶心、腹痛、皮疹、瘙痒、不规则出血等不良反应。如在用药期间出现黄疸、肝功能恶化、严重血压升高、偏头痛、急性视觉障碍或其他损伤、静脉血栓栓塞，需立即就诊。

◆地屈孕酮（地屈孕酮片）

【适应证】①用于治疗内源性孕酮不足引起的疾病。②用于辅助生殖技术中的黄体支持。

【用法与用量】

（1）痛经，从月经周期的第5～25天，每日2次，每次口服1片。

（2）子宫内膜异位症，从月经周期的第5～25天，每天口服地屈孕酮2～3次，每次口服1片。

（3）功能失调性子宫出血：①止血的剂量，每次口服1片，每日2次，连续5～7 d；②预防出血的剂量，从月经周期的第11～25天，每次口服1片，每日2次。

（4）闭经，从月经周期的第1～25天，每日服用雌二醇，每天一次，从月经周期的第11～25天，联合用地屈孕酮，每天2次，每次1片。

（5）经前期紧张综合征，从月经周期的第11～25天，每日口服2次，每次1片。

（6）月经不规则，从月经周期的第11～25天，每日口服2次，每次1片。

（7）先兆流产，起始剂量为1次口服4片，随后每8 h服1片至症状消失。

（8）习惯性流产，每日口服2次，每次1片至妊娠20周。

（9）内源性孕酮不足导致的不孕症，月经周期的第14～25天，每日口服1片，治疗应至少持续6个连续的周期。

【用药教育】如果存在确诊或怀疑有性激素相关的肿瘤，或严重肝功能障碍、有严重肝病史且肝功能未恢复正常、肝脏肿瘤或有肝脏肿瘤病史、杜宾-约翰逊综合征、罗托综合征、黄疸，或妊娠期间或使用性激素时发生或加重的疾病或症状（如严重瘙痒、妊娠期疱疹、卟啉病和耳硬化症），或不明原因的阴道出血，不能使用本品。哺乳期妇女如需用药，需先咨询医生或药师。用药期间建议定期做乳房和妇科检查。用药后最常见的不良反应包括阴道出血（用药的头几个月）、乳房疼痛或压痛、恶心、腹痛、月经失调、偏头痛或头痛等。如果在用药一段时间后出现阴道点滴出血或停药后持续出血,需就诊。如在首次用药后出现非常严重的头痛、血压升高,或在用药过程中恶化,需就诊。本品需在阴凉、干燥处保存。

◆替勃龙(替勃龙片)

【适应证】妇女自然绝经和手术绝经所引起的低雌激素症状。

【用法与用量】

(1)一次一片,一日 1 次。

(2)服用替勃龙开始或维持治疗绝经症状,应使用最小剂量持续最短时间。

(3)起始治疗:①自然绝经的妇女应在末次月经至少 12 个月后开始服用替勃龙治疗,如为手术绝经,可以立即开始服用替勃龙治疗;②在继续或停用激素替代治疗(HRT)期间,出现任何不明原因的不规则阴道出血均应查明原因,排除恶性肿瘤后,再开始服用替勃龙治疗。

(4)从 HRT 制剂序贯联合治疗或连续联合治疗转换:如果从序贯联合治疗转换为替勃龙治疗,应从完成先前治疗方案后一天开始治疗。如果从连续联合 HRT 制剂转换,则随时可开始服用替勃龙治疗。

【用药教育】如果存在确诊或怀疑有激素依赖性肿瘤(如子宫内膜癌、乳腺癌),或未接受治疗的子宫内膜增生,或原因不明的阴道流血,或心脑血管疾病或动静脉栓塞(如血栓性静脉炎、血栓栓塞、肺栓塞、心绞痛、心肌梗死、脑卒中)或有这类病史,或容易出现血栓的疾病(如蛋白 C、蛋白 S 或抗凝血酶缺乏),或急性肝脏疾病、有肝脏疾病史、肝功能检查结果未恢复正常,或卟啉病,不能使用本品。孕妇禁用。哺乳期妇女如需用药,应停止哺乳。建议固定在每天的同一时间服药,需完整吞服药物,不要咀嚼。食物对药物吸收无明显影响。如果漏服,需在 12 h 内尽量补服;如已超过 12 h,应忽略漏服剂量,正常服用下一剂。通常在用药几周内会出现症状改善,但至少需连续服药 3 个月才能获得最佳效果,需遵医嘱坚持用药。用药期间避免长时间久坐或久躺,建议定期检查乳房、子宫内膜增生情况和可能出现的男性化体征;糖尿病患者可能需要调整降血糖药的剂量。用药期间如果出现肝功能减退(可表现为发热、乏力、食欲缺乏、皮肤或眼睛黄染、瘙痒、上腹痛等)、血压显著升高、偏头痛,需立即就诊。用药后可能出现阴道出血或点滴出血,主要出现在服药的第 1 个月。如果 1 个月后出现出血,需就诊检查出血原因。本品需在阴凉处,避免密封保存。

◆尼尔雌醇(尼尔雌醇片)

【适应证】用于雌激素缺乏引起的绝经期或更年期综合征。

【用法和用量】口服给药一次 5 mg，一月 1 次；或一次 2 mg，每 2 周 1 次。症状改善后维持量为一次 1 ~ 2 mg，一月 2 次，3 个月为 1 个疗程。

【用药教育】如果已被确诊患有雌激素依赖性肿瘤（包括乳腺癌、子宫内膜癌、宫颈癌、较大的子宫肌瘤），或高血压，或血栓病，不能使用本品。孕妇禁用。哺乳期妇女如果用药，应停止哺乳。建议用药期间每 2 个月给予孕激素 10 d 以抑制子宫内膜增生作用，通常孕激素停用后会出现子宫出血；如果已经切除子宫，则不需要加用孕激素。用药后可能出现恶心、呕吐、腹胀、头痛、头晕、阴道出血、乳房胀痛、白带增多、高血压等不良反应，偶尔可能出现肝功能损害。本品需在干燥处，密封保存。

◆甲地孕酮（甲地孕酮分散片/甲地孕酮混悬液/醋酸甲地孕酮胶囊/醋酸甲地孕酮软胶囊）

【适应证】①月经失调、功能失调性子宫出血、子宫内膜异位症。②晚期乳腺癌和子宫内膜腺癌，对肾癌、前列腺癌和卵巢癌亦有一定疗效，并可改善晚期肿瘤患者的食欲和恶病质。③用于 1 个月以内的短期避孕，如探亲期内避孕。

【用法用量】口服。

（1）闭经（雌激素水平足够时），一次 4 mg，一日 2 ~ 3 次，连服 6 ~ 10 d，停药 2 周内即有撤退性出血。

（2）功能失调性子宫出血，一次 4 mg，每 8 h 1 次，每 3 d 减量 1 次，减量不超过原剂量的 1/2，直至维持量每日 4 mg，连续 21 d。

（3）子宫内膜异位症，一次 4 ~ 8 mg，一日 1 ~ 2 次，自月经第 5 日服，连服 3 ~ 6 个月。

（4）子宫内膜癌，一次 10 ~ 80 mg，一日 4 次，或一次 160 mg，一日 1 次。

【用药教育】如果存在严重肝、肾功能不全，或血栓栓塞性疾病（包括严重血栓性静脉炎），或肿瘤骨转移引起的高钙血症，或乳房肿块的情况，不能使用本品。孕妇禁用。用药前需进行妊娠检查，排除妊娠后才能用药。哺乳期妇女如需用药，应停止哺乳。用于短期避孕时，分别于需用期的当天中午和晚上服药 1 次；之后每晚用药 1 次，直至需用期结束的第二天再用药 1 次。用于治疗子宫出血、子宫内膜异位症时，从月经的第 5 天开始用药。不要擅自停药。用于短期避孕外的其他适应证时，育龄期妇女在用药期间需采取避孕措施；如果发现妊娠，需及时就诊。长期用药需定期进行肝功能检查、乳房检查。本品需避光、密封保存。

◆屈螺酮炔雌醇（屈螺酮炔雌醇片）

【适应证】女性避孕。

【用法与用量】在月经来潮的第 1 天开始服药。也可以在第 2～5 天开始。按照包装所标明的顺序，每天同一时间服一片，连续服 21 d。随后停药 7 d，在停药的第 8 天开始服用下一盒。

【用药教育】如果存在血栓栓塞性疾病（如心肌梗死、冠心病、脑血管意外、肺栓塞）或有血栓栓塞风险（如遗传性易栓症、高半胱氨酸血症、严重高甘油三酯血症、未控制的高血压、糖尿病伴血管疾病、伴局部神经症状的头痛），或严重脂蛋白异常、与严重高甘油三酯血症有关的胰腺炎，或补充雌激素会导致其恶化的肿瘤（如生殖器官或乳腺恶性肿瘤），或肝脏肿瘤、肝脏疾病，或肾功能损害、肾上腺功能不全，或不明原因的阴道出血，或子宫内膜增生情况，不能使用本品。孕妇禁用。哺乳妇女在断奶前使用其他避孕方法。在每天同一时间用少量水送服，最好在晚餐或睡前服用。服药需按周期进行（连续服用 21 d，然后停药 7 d；或连续服用 24 d 含激素的粉色药片，然后服用 4 d 不含激素的白色药片）。如果在服用本品的前 1 个月内没有使用其他激素类避孕药，可从月经出血的第 1 天开始服药。如果从月经出血的 2～5 d 开始服药，用药第 1 个周期的最初 7 d 需要采取屏障避孕措施。如果之前在服用其他复方避孕药（如妈富隆、优思明），应在停用此类避孕药的第 2 天开始服用本品。最迟不要超过原复方避孕药下一次预期服药日。如果之前使用阴道环或者透皮贴剂避孕，最好在取出阴道环或透皮贴剂的当天开始服用本品，最迟不要超过下一次应使用阴道环或透皮贴剂的当日。如果之前在使用仅含有孕激素的避孕药（如微丸、埋植剂）或在使用释放孕激素的宫内节育系统（IUS），可在任意一天停用此类避孕药物并开始服用本品。如果之前使用的是注射剂，应在下一次注射日开始用药。用药第 1 个周期的最初 7 d 仍然需要采取屏障避孕措施。用药期间应避免食用葡萄柚及其制品，避免吸烟，避免长时间坐或躺，需做好防晒措施。用药期间建议定期进行血压、乳腺、腹部和盆腔器官（包括宫颈细胞学）等检查，糖尿病患者在用药期间需密切监测血糖。如果漏服药物，并且停药期没有出现撤药性出血，应考虑妊娠的可能并及时进行妊娠检查。

◆米非司酮（米非司酮片）

【适应证】米非司酮片与米索前列醇片序贯合并使用，用于终止 16 周以内的宫内妊娠。

【用法与用量】①用于终止 7 周内的妊娠：空腹或进食 2 h 后，口服 1～2 片米非司酮片，一日 2 次，连服 2～3 d，总量 6 片，每次服药后禁食 2 h，第 3～4 天清晨口服米索前列醇 3 片。②用于终止 8～16 周内的妊娠：第一、第二天分别空腹或进食 2 h 后，顿服米非司酮 4 片，总量 8 片，每次服药后禁食 2 h，第三天在距第一次口服米非司酮 36～48 h，口服给予米索前列醇

2片，视临床情况可间隔3 h后重复给予米索前列醇（2片）1次，最多用药不超过4次。

【用药教育】有宫内节育器或异位妊娠不能使用本品进行流产。如果存在心脏病、肝病、肾病、肾上腺皮质功能不全，或遗传性卟啉病，或年龄在35岁以上且吸烟，或出血性疾病、有异常出血史或正在进行抗凝治疗，或不明原因或除子宫肌瘤外其他原因的阴道出血等情况，不能使用本品。如果正在使用布南色林、鲁拉西酮、H_1受体拮抗药（如特非那定、阿司咪唑），不能使用本品。使用本品紧急避孕前需确定上次月经正常，以排除妊娠的可能。本品属于紧急避孕药，不能作为常规避孕药在每次性生活后或每月经常使用，用药后至月经来临前需采取其他避孕措施。除用于流产的孕妇外，其他孕妇不能使用本品。哺乳期妇女如需用药，需停止哺乳。空腹服用药物，并且服药后1～2 h内不要进食。用于紧急避孕时，必须在性生活后72 h内服用，越早服用效果越好。用于子宫肌瘤的术前治疗时，首次用药需从月经周期的第1～3天开始。用药期间避免食用葡萄柚及其制品。米非司酮用于紧急避孕的成功率为70%～80%，可能导致下次月经提前或推后，如推后超过1周，需检查是否妊娠。米非司酮用于流产时，妊娠时间越短，药效越好。如果用药24 h内没有完全排出胚胎或胎儿、胎盘，或者阴道出血量较多（>100 mL），应及时告知医生；服药后8～21 d内复诊，以确定流产效果。如果发现流产不全或流产失败，可能需要接受其他流产治疗。用药后可能出现恶心、乏力、下腹痛、头晕、乳房胀、头痛、呕吐、肛门坠胀感、子宫出血、潮热等不良反应。本品用于子宫肌瘤的术前治疗时，会出现经期出血减少或闭经，如果出现持续大量出血，需就诊；建议在用药期间定期检查血清转氨酶和皮质醇水平。本品需在避光、阴凉干燥处，密封保存。

（戴立波）

第十一章 其他化学药物

第一节 维生素类

◆维生素 A(维生素 A 滴丸)

【适应证】适用于治疗维生素 A 缺乏症,如夜盲症、干眼症、角膜软化症和皮肤粗糙等。

【用法与用量】①严重维生素 A 缺乏症:口服成人每日 10 万 U,3 d 后改为每日 5 万 U,给药 2 周,然后每日 1 万 ~2 万 U,在用药 2 个月。②轻度维生素 A 缺乏症:每日 3 万 ~5 万 U,分 2 ~3 次口服,症状改善后减量。

【用药教育】①如果患有维生素 A 过多症,是不能使用维生素 A 的。②胆汁酸螯合药(如考来烯胺)可干扰维生素 A 的吸收,影响其疗效。如需合用,请间隔至少 4 h。③维生素 A 可减少茶碱类药(如甘氨酸茶碱钠、赖氨酸茶碱)的吸收,降低其疗效。如需合用,请间隔至少 1 h,且茶碱类药物需换用快速吸收的制剂。④维生素 A 按推荐剂量服用,没有不良反应。长期大量服用会导致维生素 A 过多症,甚至会引起急性或慢性中毒,慢性中毒表现为食欲缺乏、呕吐、腹泻、皮肤发痒、干燥和脱屑、颅内压增高;急性中毒还可能引起异常激动、嗜睡、复视等症状。⑤由于长期大剂量应用导致的维生素 A 过多症,以 6 个月至 3 岁的儿童发生率最高,因此儿童不能长期、大剂量应用。⑥请将药物放在避光、阴凉处,密封保存。

◆维生素 D(维生素 D 滴剂)

【适应证】用于预防和治疗维生素 D 缺乏症,如佝偻病等。

【用法与用量】口服。成人与儿童一日 1 ~2 粒。

【用药教育】①以下疾病患者禁用:高钙血症、维生素 D 过多症、高磷血症伴有肾性佝偻病。②以下患者慎用:动脉硬化、心功能不全、高胆固醇血症、高磷血症、对维生素 D 高度敏感及肾功能不全患者。③维生素 D 滴剂可与食物一起服用,可帮助药物吸收。④服用维生素 D 期间,建议监测血清 25-(OH)D、血清钙及尿钙水平。⑤苯巴比妥、苯妥英、扑米酮等可减弱维生素 D 的作用,应注意避免合用。⑥正在使用洋地黄类药物的患者,应慎用本品。⑦用药期间请避免同时服用含有钙、磷和维生素 D 的药物或保健品,以免用药过量。⑧铝剂(如复方尿囊素)中的铝盐可吸附胆盐,导致维生素 D_2 吸收减少,铝吸收增加。如需合用,需间隔至少 2 h。⑨用药期间需按照剂量服用,不得超剂量使用。长期过量服用,可出现中毒,早期表现为骨关节疼痛、肿胀、皮肤瘙痒、口唇干裂、发热、头痛、呕吐、便秘或腹泻、恶心等。⑩请您将药物放在避光处,密封保存。

◆维生素 D_2(维生素 D_2 软胶囊)

【适应证】①用于维生素 D 缺乏症的预防和治疗。②用于慢性低钙血症、低磷血症、佝偻病及伴有慢性肾功能不全的骨软化症、家族性低磷血症及甲状旁腺功能减退症的治疗。③用于治疗急慢性级潜在手术后手足抽搦症和特发性手足抽搐症。

【用法与用量】①预防维生素 D 缺乏症:成人口服每日 0.01 ~0.02 mg(400 ~800 U);早产儿、双胎或人工喂养婴儿每日饮食摄入维生素 D 含量不足 0.002 5 mg(100 U)时,需于出生后 1 ~3 周起每日口服维生素 D 0.012 5 ~0.025 mg(500 ~1 000 U);用母乳喂养的婴儿每日 0.01 mg(400 U)。②治疗维生素 D 缺乏:成人口服每日 0.025 ~0.05 mg(1 000 ~2 000 U),以后减至每日 0.01 mg(400 U);儿童每日 0.025 ~0.1 mg(1 000 ~4 000 U),以后减至每日 0.01 mg(400 U)。③治疗维生素 D 依赖性佝偻病:成人口服每日 0.25 ~1.5 mg(1 万 ~6 万 U),最高量每日 12.5 mg(50 万 U)。小儿每日 0.075 ~0.25 mg(3 000 ~1 万 U),最高量每日 1.25 mg(5 万 U)。④治疗骨软化症(长期应用抗惊厥药引起):成人口服每日 0.025 ~0.1 mg(1 000 ~4 000 U);小儿每日 0.025 mg(1 000 U)。⑤治疗家族性低磷血症:成人口服每日 1.25 ~2.5 mg(5 万 ~10 万 U)。⑥治疗甲状旁腺功能减退症:成人口服每日 1.25 ~3.75 mg(5 万 ~15 万 U),小儿 1.25 ~5 mg(5 万 ~20 万 U)。⑦治疗肾功能不全:成人口服每日 1 ~2.5 mg(4 万 ~10 万 U)。⑧治疗肾性骨萎缩:成人开始剂量每日 0.5 mg(2 万 U),维持量每日 0.25 ~0.75 mg(1 万 ~3 万 U);小儿每日 0.1 ~1 mg(4 000 ~4 万 U)。

【用药教育】①如果已被确诊患有高钙血症、维生素 D 过多症、高磷血症伴有肾性佝偻病等疾病,是不能使用维生素 D_2 的。②维生素 D_2 和食物一起服用,可帮助吸收。③用药期间请避免同时服用含有钙、磷和维生素 D 的药物或保健品,以免用药过量。④用药期间需监测血清尿素氮、肌酐和肌酐清除率、碱性磷酸酶、血磷、24 h 尿钙、尿钙与肌酐的比值、血钙和进行骨 X 射线检查等。⑤奥利司他可减少维生素 D_2 的吸收,降低其疗效。奥利司他治疗期间通常需要补充维生素 D_2,但应间隔至少 2 h 或于临睡时服用维生

素 D_2。⑥铝剂(如复方尿囊素)中的铝盐可吸附胆盐,导致维生素 D_2 吸收减少,铝吸收增加。如需合用,需间隔至少 2 h。⑦胆汁酸螯合剂(如考来烯胺、考来维仑)可减少维生素 D_2 的吸收。如需合用,请在使用胆汁酸螯合剂 4 h 前使用维生素 D_2。⑧用药后可能出现以下不良反应:便秘、腹泻、持续性头痛、食欲缺乏、口内金属味、恶心、呕吐、口渴、疲乏、无力、骨痛、尿液浑浊、眼对光刺激敏感度增加等不良反应。⑨过量用药可能导致严重中毒反应,如食欲缺乏、体重减轻、多尿、心律失常、全身性血管钙化、软组织钙化、高血压、肾衰竭,儿童长期过量用药可能导致生长停滞。⑩请将药物放在避光处,密封保存。

◆维生素 AD 滴剂

【适应证】用于预防和治疗维生素 A 及维生素 D 的缺乏症。如佝偻病、夜盲症及小儿手足抽搐症。

【用法与用量】口服。将软胶囊滴嘴开口后,内容物滴入婴儿口中(开口方法:建议将滴嘴放在开水中浸泡 30 s,使胶皮融化)。1 岁以下小儿,1 次 1 粒,1 次/d。

【用药教育】①如果患有高钙血症、高磷血症伴肾性佝偻病、慢性肾衰竭等疾病时是不能使用本药的。②老年人长期用药容易出现维生素 A 过量,用药时需多加注意。③孕妇可以用药,但过量可能导致胎儿畸形。如需用药,请向医生或药师咨询具体剂量。④哺乳期妇女可以使用,但需考虑乳儿摄入维生素 A 的可能,具体剂量请咨询医生或药师。⑤使用的是胶囊型滴剂,可以直接吞服;也可以将胶囊滴嘴放在开水中浸泡 30 s,使滴嘴处的胶皮融化后,将胶囊内的药物滴入口中。⑥胆汁酸螯合药(如考来烯胺)可以影响本药的疗效。如果用药期间需要服用这类药品,请至少间隔 4 h。⑦铝剂(如铝镁加、硫糖铝)与本药同时服用,会减少本药中脂溶性维生素的吸收,增加铝的吸收。如需合用,请间隔至少 2 h。⑧按推荐剂量服用本药,无明显不良反应。长期或过量服用可能导致慢性中毒,早期表现为骨关节疼痛、肿胀、皮肤瘙痒、口唇干裂、虚弱、发热、头痛、呕吐、便秘、腹泻、恶心等。⑨请将药物放在避光、阴凉干燥处,密封保存。

◆维生素 C(维生素 C 片)

【适应证】①用于治疗坏血病,也可用于各种急慢性传染性疾病及紫癜等辅助治疗。②慢性铁中毒的治疗。③特发性高铁血红蛋白症的治疗。④对维生素 C 的需要量增加的患者,如接受肠外营养的患者等。

【用法与用量】口服。用于补充维生素 C:成人一日 1 片。用于治疗维生素 C 缺乏:成人一次 1 ~2 片,一日 3 次;儿童一日 1 ~3 片。至少服 2 周。

【用药教育】①如果存在以下情况，可能不能服用维生素C，请将所有已确诊的疾病或正在接受的治疗方案告诉医生：高草酸尿症、肾结石或有肾结石病史、重度肾功能不全、肾衰竭或正在接受透析治疗、血色病。②孕妇可以使用维生素C，但大量使用可使新生儿出现坏血病。具体服用剂量请咨询医生或药师。③用药后乳汁中的维生素C含量增加。哺乳期妇女可以使用，具体服用剂量请咨询医生或药师。④长期大量用药后不要突然停药，长期大量（如一日2~3 g）服用维生素C后突然停药，可能出现维生素C缺乏症状（如皮肤瘀斑、牙龈出血、毛发卷曲、皮肤干燥），停药时需逐渐减量。⑤咀嚼片请充分咀嚼后服用。泡腾片、泡腾颗粒请用冷水或温开水溶解后服用（如200 mL），千万不要直接吞服。⑥泡腾片的筒盖中有干燥剂，请注意不要误食。服药后关紧筒盖，避免受热和受潮。⑦长期大量使用可能引起尿结石；过量服用（每天1 g以上）还可能引起腹泻、皮肤红而亮、头痛、尿频、恶心、呕吐、胃痉挛。过多使用维生素C咀嚼片还可能引起牙釉质损坏。⑧请将药物放在避光、阴凉、干燥处，密封保存。

◆维生素B_1（维生素B_1片）

【适应证】适用于预防和治疗维生素B_1缺乏症。亦可用于维生素B_1缺乏引起的周围神经炎、消化不良等的辅助治疗。

【用法与用量】口服：成人，一次1片，一日3次。

【用药教育】①孕妇可以使用，妊娠期妇女维生素B_1的需要量可能增加。具体服用剂量请咨询医生或药师。②哺乳期妇女维生素B_1的需要量可能增加。具体服用剂量请咨询医生或药师。③请口服维生素B_1。注意严格按处方或说明书剂量使用，不可超量。④过量用药可能引起头痛、疲倦、烦躁、食欲缺乏、腹泻、水肿等不良反应。⑤酒精可减少维生素B_1的吸收，用药期间请避免饮酒或含酒精的饮料。⑥用药前后请不要吃含鞣质的食物（如柿子、槟榔）。鞣质可与维生素B_1产生沉淀，降低维生素B_1的疗效。⑦请将药物放在避光、干燥处，密封保存。

◆维生素B_2（维生素B_2片）

【适应证】用于预防和治疗维生素B_2缺乏症，如口角炎、唇干裂、舌炎、阴囊炎、结膜炎、脂溢性皮炎等。

【用法与用量】成人，一次1~2片，一日3次。

【用药教育】①孕妇可以使用维生素B_2，具体服用剂量请咨询医生或药师。②哺乳期妇女可以使用维生素B_2。具体服用剂量请咨询医生或药师。③请在餐后服药，更有利于药物吸收。④注意严格按处方或说明书剂量使用，不可超量，不按照医嘱或说明书用药可能影响疗效且会增加毒副作用。

⑤维生素 B_2 在肾功能正常的患者中几乎不产生毒性。⑥酒精会影响维生素 B_2 的吸收。用药期间请避免饮酒或饮用含有酒精的饮料。⑦用药后尿液会变黄，但不影响继续用药。⑧请将药物放在避光处，密封保存。

◆维生素 B_6（维生素 B_6 片）

【适应证】用于预防和治疗维生素 B_6 缺乏症，如脂溢性皮炎、唇干裂。防治异烟肼中毒。也可用于减轻妊娠、放射病及抗癌药所致呕吐。

【用法与用量】口服：成人，一日 1～2 片；儿童，一日 5～10 μg。

【用药教育】①孕妇可以使用维生素 B_6。但大量用药可使新生儿出现维生素 B_6 依赖综合征，具体服用剂量请咨询医生或药师。②哺乳期妇女可以使用，具体服用剂量请咨询医生或药师。③请必须按推荐剂量服用，不能超量，用药 3 周后最好停药。④如果使用的是缓释片，请用温开水整片吞服，不要嚼碎或碾碎，以免产生毒副作用。⑤食物可减少维生素 B_6 的吸收。建议空腹服药。⑥维生素 B_6 可减少茶碱类药（如甘氨茶碱钠、赖氨酸茶碱）的吸收，降低其疗效。如需合用，茶碱类药应选用快速释放制剂，且与维生素 B_6 间隔 1 h 服用。⑦维生素 B_6 影响左旋多巴治疗帕金森病的疗效，但对卡比多巴的疗效无影响。⑧维生素 B_6 在肾功能正常时几乎不产生不良反应。长期、过量用药可能引起严重的周围神经炎、神经感觉异常、步态不稳、手足麻木等。⑨请将药物放在避光处，密封保存。

◆复合维生素片

【适应证】用于满足妇女妊娠时及产后对维生素、矿物质和微量元素的额外需求。预防孕期缺铁和缺乏叶酸引起的贫血。

【用法与用量】口服，一次 1 片，一日 1 次，与早餐同时服用，或遵医嘱。如存在晨起恶心现象，建议在中午或者晚上服用。

【用药教育】①如果存在以下情况，是不能使用复合维生素的，请将所有已确诊的疾病及正在接受的治疗方案告诉医生：高维生素 A 血症、高维生素 D 血症、高钙血症、高钙尿症、铁蓄积、铁利用紊乱、铜代谢障碍、肾功能不全。②复合维生素片中含有乳糖成分。如果对乳糖不耐受或缺乏乳糖酶，请不要服用。③孕妇可以用药，具体剂量请咨询医生或药师。④哺乳妇女可以用药，具体剂量请咨询医生或药师。⑤请在早餐时服用。如果有晨起恶心，可以在中午或晚上服药。⑥患有卵巢过度刺激综合征的妇女，或在用药后出现过度兴奋的妇女，最好不要在夜晚服药。⑦复合维生素含铁，可能使大便变成黑色；配方中的维生素 B_2 可能使尿液略微变黄，这都是正常的，请放心用药。⑧配方中不含有碘，用药期间请保证摄入足量的碘。⑨含有高浓度植酸（如谷物）或草酸（菠菜和大黄）的食物会抑制钙的吸收，请不要在食用这类食物后2 h内服药。⑩用药期间最好不要服用其他含有维生素A和维生素D的药物，以免造成过量。⑪用药后少数患者会出现便秘、腹痛、腹泻、恶心、呕吐、头痛、头晕、失眠、紧张。一般不需停药，但如果是突然出现的以上症状，可能预示着急性过量，请立即停药并就诊。⑫请您将药物放在阴凉、干燥处保存。

◆复合维生素B(复合维生素B片)

【适应证】预防和治疗B族维生素缺乏所致的营养不良、厌食、脚气病、糙皮病等。

【用法与用量】口服，成人一次1~3片，儿童一次1~2片；一日3次。

【用药教育】①请口服本药。服药时严格按推荐剂量服用，不要过量。②不按照医嘱或说明书用药可能影响疗效且会增加毒副作用。③用药后尿液可能变成黄色，这是正常的，请放心用药。④用药后偶见皮肤潮红、瘙痒；大剂量服用可出现烦躁、疲倦、食欲减退等。⑤请将药物放在避光处，密封保存。

（卫守喆）

第二节　肠内营养类药物

肠内营养(enteral nutrition，EN)是指需少量消化过程或不需消化过程就能吸收的营养液，通过消化道置管(或造口)或少量多次口服的方法，为患者提供所需的营养素。EN的消化和吸收过程能够增加胃肠道的血液供应，刺激内脏神经对消化道的支配和消化道激素的分泌，除为全身和胃肠道本身提供各种营养物质外，还能保护胃肠道的正常菌群和免疫系统。这些作用对维持肠黏膜屏障、维持胃肠道正常的结构和生理功能、减少细菌移位，以及预防肝内胆汁淤积均具有重要意义。

EN是一种相对简便、安全、经济和有效的营养支持方法，国内外专家的共识是“当肠道有功能且能安全使用时就应用它”。中华医学会肠外肠内营养学分会的指南推荐：肠内营养是首选的营养支持方法，其适应证与肠外营养相似，即需对患者进行“营养风险筛查”，有营养风险的患者，结合临床，制订营养支持计划。

肠内营养制剂在使用时以下共性问题需要注意：①在初始使用肠内营养制剂时，应该让胃肠道有一个逐步适应、耐受肠内营养液过程。开始时采用低浓度、低剂量、低速度，随后再逐渐增加营养液浓度、滴注速率以及投给剂量。一般第1日用1/4总需要量,如患者能耐受,第2日可增加至1/2总需要量,第3、4天增加至全量。使用时摄入过快或严重超量时可能会出现恶心、呕吐、腹泻和腹痛等胃肠道不良反应。②在管饲过程中,营养液应保持适宜温度(接近体温37 ℃为宜),以防腹泻、腹痛的发生。不宜用微波炉直接加热,以免破坏营养成分。③管饲输注速率的控制:开始输注时速率宜慢,速率一般为25～50 mL/h,以后每12～24 h增加25 mL/h,最大速率为100～125 mL/h,严格控制输注速率十分重要。输注时应观察患者有无腹痛、恶心、呕吐、腹胀等症状。如患者不能耐受,宜及时减慢输注速率或停止输液。④胃内喂养应采取坐位、半坐位或床头抬高30°的仰卧位以防反流,输注结束后应维持此体位30 min。⑤连续输注患者在输注期间每隔6～8 h应冲洗喂养管,每次管饲结束后,均需用温开水或生理盐水冲洗管道。⑥适当的活动,有利于肠道功能恢复,有利于肠道对营养液的消化吸收,减少或减轻初次服用可能带来的腹胀不适感。⑦对老年人、儿童和体弱患者,管饲滴注时要注意胃肠道是否通畅,是否有胃潴留,以免引起食物反流,导致吸入性肺炎。

◆肠内营养混悬液(SP)

【适应证】本品适用于有胃肠道功能或部分胃肠道功能而不能或不愿吃足够数量的常规食物以满足机体营养需求的肠内营养治疗的患者,主要用于:①代谢性胃肠道功能障碍,如胰腺炎、肠道炎性疾病、放射性肠炎和化疗、肠瘘、短肠综合征、艾滋病。②危重疾病:大面积烧伤、创伤、脓毒血症、大手术后的恢复期。③营养不良患者的手术前喂养。④肠道准备:本品能用于糖尿病患者。

【用法与用量】口服或管道喂养。如瓶盖为皇冠盖,则先卸去皇冠盖,插上专用胶塞,插进输液导管;如瓶盖为输液瓶盖,则直接插进输液导管。连接前置入一根喂养管到胃、十二指肠或空肠上段部分。剂量根据患者的需要,由医师处方而定。一般患者,每天给予2 000 kcal(500 mL为4瓶)即可满足机体对营养的需求。高代谢患者(烧伤多发性创伤),每天可用到4 000 kcal(500 mL为8瓶),以适应机体对能量需求的增加。

【用药教育】①如果存在以下情况,是不能使用SP的。请将所有已确诊的疾病及正在接受的治疗方案告诉医生:胃肠道功能衰竭;完全性小肠梗阻;严重腹腔内感染;对本药任一成分有先天性代谢障碍;顽固性腹泻等需要进行肠道休息的情况。②最好不要给1岁以下的儿童使用。③如果已经妊娠或者计划妊娠,用药前请先咨询医生或药师。④哺乳期妇女如需用药,请先咨询医生或药师。⑤使用混悬液时,请在摇匀后直接口服或经管饲给药,药液不需要稀释。⑥用药后可能会出现腹泻、腹痛等胃肠道不良反应。过量还可能出现恶心、呕吐。⑦请将药品放在 10 ~ 30 ℃、避光处，密封保存。⑧混悬液打开后最好一次性用完。如果有剩余，可在 4 ℃ 以下保存，但不能超过 24 h。

◆肠内营养乳剂（TP）

【适应证】①本品适用于无严重消化或吸收功能障碍，但有营养摄入障碍的患者。②本品作为不含膳食纤维的肠内营养制剂，还适用于需减少肠道内容物的情况，包括直肠功能紊乱（如憩室炎、结肠炎、直肠炎）、直肠检查准备期间、结肠手术准备期间。

【用法与用量】本品通过管饲或口服使用，应按照患者体重和营养状况计算每日用量。以本品为唯一营养来源的患者：推荐剂量为每日 30 mL（30 kcal）/kg 体重，平均剂量为 2 000 mL（2 000 kcal）/d。以本品补充营养的患者：根据患者需要，每日使用 500 ~ 1 000 mL。

【用药教育】①使用本品时根据患者代谢状态，决定是否需要补充钠。②禁用膳食纤维者可长期使用本药，否则应选用含膳食纤维的营养制剂。③以本药作为唯一营养来源的患者，应监测其液体平衡。④如果存在以下情况，可能不能使用本药，请将所有已确诊的疾病及正在接受的治疗方案告诉医生：严重腹腔内感染、急腹症、胃肠张力下降、急性胰腺炎；严重的短肠症或高排泄量的瘘；胃肠道功能衰竭、严重消化不良或吸收障碍；肠梗阻、消化道出血；严重肝、肾功能不全；对本药成分有先天性代谢障碍；顽固性腹泻等需要进行肠道休息的情况。⑤如果已经妊娠或者计划妊娠，请咨询医生或药师。⑥如果已经妊娠或者计划妊娠，请咨询医生或药师。⑦最好不要给 1 岁以内的儿童用药。⑧乳剂使用前请先摇匀。⑨如果乳剂包装袋破损、膨胀或内容物凝固，请不要使用。⑩请将药物放置在 25 ℃以下，密封保存。乳剂不得冷冻。⑪乳剂打开后最好一次用完。如果有剩余，可以放在有盖容器里冷藏保存，但不要超过 24 h。

◆肠内营养乳剂（TPF）

【适应证】可作为全部营养来源或营养补充剂提供给无法正常进食的患者，尤其是不能耐受大容量喂养或需要高能量的患者。适用于以下情况：高分解代谢状况、液体入量受限（如心功能不全患者）、恶病质、厌食症、康复期、咀嚼或吞咽困难以及营养不良患者的术前准备。

【用法与用量】本品通过管饲或口服使用，应按照患者体重和营养状况计算每日剂量。①以本品为唯一营养来源的患者：推荐剂量为按体重一日 20 mL（30 kcal）/kg。②以本品补充营养的患者：根据患者需要，一日使用 500 ~ 1 000 mL。

【用药教育】①如果存在以下情况,是不能使用肠内营养(TPF)的。请将所有已确诊的疾病及正在接受的治疗方案告诉医生:胃肠道功能衰竭、严重消化不良或吸收不良;肠梗阻;严重腹腔内感染;急性胰腺炎、腹膜炎;严重肝肾功能不全;对本药所含成分有先天性代谢障碍;肠道需要休息的情况(如顽固性腹泻)。②由于本品含有膳食纤维,所以要求低渣膳食的患者最好不要使用肠内营养(TPF)。③请不要给1岁以下的儿童使用肠内营养(TPF)。④如果已经妊娠或者计划妊娠,用药前请先咨询医生或药师。⑤哺乳期妇女如需用药,请先咨询医生或药师。⑥本药低能量密度规格较适于糖尿病等对能量摄入敏感的患者。⑦用药期间需注意液体平衡,保证足够的液体摄入,以补充由纤维素排泄所带走的水分。⑧使用前请先摇匀,直接口服或经管饲给药。药液不需要稀释。⑨请将药物放置在10~30 ℃,密封保存。已开启的药物在2~10 ℃条件下最多保存24 h。

◆肠内营养混悬液(TPF)

【适应证】本品适用于有胃肠道功能或部分胃肠道功能,而不能或不愿进食足够数量的常规食物,以满足机体营养需求的应进行肠内营养治疗的患者。本品含膳食纤维,适宜长期营养支持。主要用于:①厌食和其相关的疾病。②机械性胃肠道功能紊乱。③危重疾病。④营养不良患者的手术前喂养;本品能用于糖尿病患者。

【用法与用量】口服或管饲喂养。管饲喂养时,先置入一根喂养管到胃、十二指肠或空肠上段部分,连接喂养管与本品容器。本品能量密度为1 kcal/mL,正常滴速为每小时100~125 mL(开始时滴速宜慢)。①一般患者,一天给予2 000 kcal,即可满足机体对营养的需求。②高代谢患者(烧伤、多发性创伤),一天4 000 kcal。③初次肠道喂养的患者,初始剂量从1 000 kcal开始,在2~3 d内逐渐增加至需要量。④若患者不能摄入过多的液体,如心、肾功能不全患者,可酌情使用能量密度为1.5 kcal/mL的产品。

【用药教育】①本药低能量密度规格较适于糖尿病等对能量摄入敏感的患者。②用药期间需注意液体平衡,保证足够的液体摄入,以补充由纤维素排泄所带走的水分。③育龄期妇女每日摄入维生素A的剂量不应超过1万U。④如果存在以下情况,是不能使用肠内营养(TPF)的,请将所有已确诊的疾病及正在接受的治疗方案告诉医生:胃肠道功能衰竭、严重消化不良或吸收不良;肠梗阻;严重腹腔内感染;急性胰腺炎、腹膜炎;严重肝肾功能不全;对本药所含成分有先天性代谢障碍;肠道需要休息的情况(如顽固性腹泻)。⑤由于本品含有膳食纤维,所以要求低渣膳食的患者最好不要使用肠内营养。⑥请不要给1岁以下的儿童使用肠内营养(TPF)。⑦如果已经妊娠或者计划妊娠，用药前请先咨询医生或药师。⑧哺乳期妇女如需用药，请先咨询医生或药师。⑨使用前请先摇匀，直接口服或经管饲给药。药液不需要稀释。⑩请将药物放置在 10 ~ 30 ℃，密封保存。已开启的药物在 2 ~ 10 ℃条件下最多保存 24 h。

◆整蛋白型肠内营养剂（粉剂）

【适应证】本品适用于有胃肠道功能或部分胃肠道功能，而不能或不愿进食足够数量的常规食物以满足机体营养需求的应进行肠内营养治疗的患者，主要用于：①厌食和其相关的疾病；②机械性胃肠道功能紊乱；③危重疾病；④营养不良患者的手术前喂养；⑤本品能用于糖尿病患者。

【用法与用量】口服或管饲喂养。在洁净的容器中注入 500 mL 温开水，加入本品 1 听（320 g），充分混合。待粉剂完全溶解后，再加温开水至 1 500 mL，轻轻搅拌混匀。也可用所附的小匙，取 9 平匙，溶于 50 mL 温开水中充分混合，待完全溶解后，加温开水至 200 mL 以满足少量使用的要求。一般患者，每天给予 2 000 kcal 即可满足机体对营养成分的需求。高代谢患者（烧伤、多发性创伤），每天可用到 4 000 kcal 以适应机体对能量需求的增加。

【用药教育】①如果存在以下情况，可能不能使用本药，请将所有已确诊的疾病及正在接受的治疗方案告诉医生：严重腹腔内感染、急腹症、胃肠张力下降、急性胰腺炎；严重的短肠症或高排泄量的瘘；胃肠道功能衰竭、严重消化不良或吸收障碍；肠梗阻、消化道出血；严重肝、肾功能不全；对本药成分有先天性代谢障碍；顽固性腹泻等需要进行肠道休息的情况。②如果已经妊娠或者计划妊娠，请咨询医生或药师。③如果已经妊娠或者计划妊娠，请咨询医生或药师。④最好不要给 1 岁以内的儿童用药。⑤使用本品时根据患者代谢状态，决定是否需要补充钠。⑥禁用膳食纤维者可长期使用本药，否则应选用含膳食纤维的营养制剂。⑦以本药作为唯一营养来源的患者，应监测其液体平衡。⑧不同厂家的配制方法不一样。请严格按说明书或医嘱配制药液。配制好的药液可直接口服或经管饲给药。⑨粉剂配成药液后最好一次用完。如果有剩余，可以放在有盖容器里冷藏保存，但不要超过 24 h。

◆肠内营养乳剂（TPF-D）

【适应证】本品适用于糖尿病患者，可为有以下症状的糖尿病患者提供全部肠内营养：①咀嚼和吞咽障碍；②食管梗阻；③脑卒中后意识丧失；④恶病质、厌食或疾病康复期；⑤糖尿病合并营养不良。也可用于其他糖尿病患者补充营养。

【用法与用量】本品通过管饲或口服使用，应按照患者体重和消耗状况计算每日用量。①以本品作为唯一营养来源的患者：推荐剂量为按体重一日 30 mL/kg，平均剂量为一日 2 000 mL(1 800 kcal)。②以本品补充营养的患者：根据患者需要使用，推荐剂量为一日 500 mL(450 kcal)。

【用药教育】①如果您存在以下情况，是不能使用肠内营养(TPF-D)的，请将所有已确诊的疾病及正在接受的治疗方案告诉医生：严重的脏器疾病(如肝、肾、胰腺功能不全)；患有不适合进行肠内营养的疾病(如肠梗阻、短肠综合征、胃肠道张力下降、急性胰腺炎、严重消化和吸收功能障碍、使用药物不容易缓解的便秘)；患有半乳糖血症；对本药所含成分有先天性代谢障碍。②对非胰岛素依赖的糖尿病患者，宜采用持续管饲或将一日用量分成数次给药。③育龄期妇女每日摄入维生素 A 的剂量不应超过 1 万 U。④用药期间应保证足够的液体补充，如饮水或输液。⑤本药含钠较低，可满足糖尿病患者的需要，但单用本药补充营养时，应适当补充钠。⑥手术后或创伤后的糖尿病患者用药期间应做相应的代谢检查。⑦开始管饲前和管饲期间定期监测血糖。⑧部分患者管饲给药时应定期评估液体和电解质状态。⑨肠内营养乳剂(TPF-D)中含有果糖。如果对果糖不耐受，请不要使用乳剂。⑩如果对牛奶或大豆蛋白质敏感，请不要使用肠内营养混悬液，可以选用肠内营养乳剂(TPF-D)。⑪最好不要给儿童使用肠内营养乳剂(TPF-D)，如需用药，请咨询医生。⑫如果已经妊娠或者计划妊娠，请咨询医生或药师。⑬请将药物放置在 15～25 ℃，密封保存；药物开启后最多可冷藏保存 24 h。

◆肠内营养乳剂(TPF-T)

【适应证】本品适用于营养不良的肿瘤患者，包括恶病质、厌食症、咀嚼及吞咽障碍等病况，也适用于脂肪或 ω-3 脂肪酸需要量增高的其他疾病患者，为患者提供全部营养或营养补充。患者胃肠道功能应适用肠内营养。

【用法与用量】本品通过管饲或口服使用，应按照患者体重和营养状况计算每日剂量。①以本品为唯一营养来源的患者：患者非恶病质时，推荐剂量为按体重一日 20～25 mL(约 30 kcal)/kg。对于恶病质患者，推荐剂量为按体重一日 30～40 mL(40～50 kcal)/kg。②以本品补充营养的患者：推荐剂量为一日 400～1 200 mL(520～1 560 kcal)。

【用药教育】①如果存在以下情况，是不能使用肠内营养乳剂的，请将所有已确诊的疾病及正在接受的治疗方案告诉医生：患有不适合肠内营养的疾病，如胃肠张力下降、急性胰腺炎、严重消化和吸收功能障碍、肠梗阻、消化道出血；严重的脏器(如肝、肾)功能障碍；对本药所含营养物质有先天性代谢障碍。②如果已经妊娠或者计划妊娠，用药前请咨询医生或药师。

③肠内营养乳剂不适用于1岁以下婴儿。④本药含维生素K,如果与香豆素类抗凝药合用可能发生相互作用。⑤本品与抗酸药合用可出现大量沉淀,可能导致胃内营养物潴留,尤其是在胃肠动力严重受损时,建议使用本药的期间避免合用抗酸药。⑥请将药物放置在25 ℃以下,密封保存,不得冷冻;开启后最多可冷藏(2～10 ℃)保存24 h。

◆水解蛋白(水解蛋白口服溶液)

【适应证】用于低蛋白血症以及各种疾病所致的营养不良、全身衰竭。亦可用于烧伤、骨折及术后伤口愈合不良。

【用法与用量】口服,一般患者:一次10～30 mL。重症患者及手术前后的患者:一次30～60 mL。一日3次,加等量温开水稀释后服用。进食困难患者:一次50～100 mL,加等量温开水稀释后管饲。

【用药教育】①如果已被确诊患有以下疾病,是不能使用水解蛋白的,请将所有已确诊的疾病及正在接受的治疗方案告诉医生:氨基酸代谢障碍;充血性心力衰竭;肝性脑病、严重氮质血症;酸血症。②服用口服溶液时,请加等量的温开水(即30 mL溶液加水30 mL)稀释后服用。③不按照医嘱或说明书用药可能影响疗效且会增加毒副作用。④口服溶液开启后,请在当天服用完,不能放置。⑤大剂量用药可能出现轻度腹胀、厌食等症状,停药后可消失。如果出现胃肠不适,请停药,恢复后可继续用药。⑥口服溶液存放后会有少量松散、不结块的沉淀出现,这是正常现象,请放心用药。⑦请将药物放置在阴凉(不超过20 ℃)、避光干燥处,密封保存。

(卫守喆)

第三节　调节水、电解质、酸碱平衡药及矿物质类药物

◆氯化钾(氯化钾片/氯化钾缓释片)

【适应证】①治疗低钾血症:各种原因引起的低钾血症,如进食不足、呕吐、严重腹泻、应用排钾利尿药、低钾性家族周期性瘫痪、长期应用糖皮质激素和补充高渗葡萄糖等。②预防低钾血症:当患者存在失钾情况,尤其是如果发生低钾血症对患者危害较大时(如洋地黄化的患者),需预防性补充钾盐,如进食很少、严重或慢性腹泻、长期服用肾上腺皮质激素、失钾性肾病以

及巴特综合征等。③洋地黄中毒引起频发、多源性期前收缩或快速性心律失常。

【用法与用量】①氯化钾片：口服。常规剂量成人每次 0.5 ~ 1 g(6.7 ~ 13.4 mmol)，每日 2 ~ 4 次，饭后服用，并按照病情调整剂量。一般成人每日最大剂量为 6 g(80 mmol)。②氯化钾缓释片：整片口服。成人每次 0.5 ~ 1 g，饭后服用，并按病情调整剂量。一般成人每日最大剂量为 6 g。

【用药教育】①如果存在高钾血症、肾功能不全、尿量很少或尿闭等情况时，是不能使用氯化钾的，请将所有已确诊的疾病及正在接受的治疗方案告诉医生。②如果已经妊娠或者计划妊娠，用药前请咨询医生或药师。③哺乳期妇女如需用药，请先咨询医生或药师。④不按照医嘱或说明书用药可能影响疗效且会增加毒副作用。⑤氯化钾对胃肠道有刺激作用，不能空腹用药。请与食物一起服用或餐后服药。⑥如果使用的是缓释剂型，为避免毒副作用，请完整吞服缓释剂，不要掰开、咀嚼、碾碎后服用。⑦如果服用普通片剂时出现强烈的胃肠道刺激症状（如恶心、呕吐、腹痛、腹泻），可以将药片加入水中溶解成溶液后服用。⑧服用缓释片后可能在大便中看到药片。这是不能被吸收的药片外壳，有效成分已经被人体吸收。这属于正常现象，请不要担心。⑨为评估氯化钾的疗效以及影响，用药期间请定期检查血电解质（包括钾、镁、钠、钙、氯、磷酸盐）、酸碱平衡指标、心电图、肾功能和尿量。⑩用药后可能引起胃肠道刺激症状，如恶心、呕吐、咽部不适、胸痛（刺激食管）、腹痛、腹胀、腹泻、消化道溃疡或出血。⑪过量用药后还可能出现高钾血症，可表现为虚弱、乏力、手足口唇麻木、不明原因的焦虑、意识模糊、呼吸困难、心律失常等。⑫请将药物放在避光、干燥处，密封保存。

◆葡萄糖酸钙（葡萄糖酸钙含片/葡萄糖酸钙口服溶液/葡萄糖酸钙颗粒）

【适应证】葡萄糖酸钙具有补钙作用，主要用于预防和治疗钙缺乏症。如骨质疏松、骨发育不全、佝偻病、手足抽搐症以及儿童、妇女及老年人钙的补充。

【用法与用量】①葡萄糖酸钙含片：口服，含化或咀嚼后服用。一次 4 ~ 6 片，一日 3 次。②葡萄糖酸钙口服溶液：口服，一次 10 ~ 20 mL，一日 3 次。③葡萄糖酸钙颗粒：口服，一日 2 ~ 12 g（按葡萄糖酸钙计），分次服用，根据人体需要及膳食钙的供给情况酌情进行补充或遵医嘱。

【用药教育】①如果存在高钙血症、高钙尿症、含钙肾结石或者有肾结石病史等疾病时，是不能使用本药的，请您将所有已确诊的疾病及正在接受的治疗方案告诉医生。②孕妇可以使用葡萄糖酸钙，妊娠中晚期对钙的需求量增加，需要适量增加饮食中的钙的含量，具体服用剂量请咨询医生或者药师。③哺乳期妇女可以使用葡萄糖酸钙，具体服用剂量请咨询医生或药师。

④如果使用的是含片,可以含化或咀嚼后服用。⑤请在餐后 1 ~ 2 h 服用,或者遵医嘱。⑥用药期间请不要大量吸烟、饮酒或饮用含咖啡因的饮料,以免影响钙的吸收。⑦用药期间避免大量使用富含维生素的食物(如玉米、燕麦、糙米)。食物中含有的维生素与钙形成不易吸收的化合物,可能会影响钙的吸收。⑧葡萄糖酸钙与头孢菌素类合用时,需要间隔 1 ~4 h,以免影响头孢菌素类药物疗效。⑨葡萄糖酸钙与雷奈酸锶、四环素类药物(如金霉素、土霉素)、喹诺酮类药物(如环丙沙星、诺氟沙星)合用时,需要间隔至少 2 h 以上,以免影响药物疗效。⑩葡萄糖酸钙与甲状腺激素类药物合用时,需要间隔至少 4 h,以免影响药物疗效。⑪葡萄糖酸钙锌可减少双膦酸盐类药(如阿仑膦酸钠、利塞膦酸)药物的吸收,需在服用葡萄糖酸钙锌至少 2 h 前服用的药物。⑫葡萄糖酸钙锌与洋地黄类药(如地高辛、洋地黄毒苷)合用可能导致心脏传导阻滞等不良反应。如需合用,建议间隔 4 ~6 h,并密切监测心脏状况。⑬用药后可能出现便秘、打嗝。长期过量服用可能引起胃酸分泌增加和高钙血症。⑭请在干燥处密封保存。⑮口服溶液在温度较低时可能出现白色物质。加热溶解后即可服用,不会影响疗效。如果加热后白色物质不消失,请不要服用。

◆门冬氨酸钾镁(门冬氨酸钾镁片/门冬氨酸钾镁口服溶液)

【适应证】电解质补充药。用于低钾血症,改善洋地黄中毒引起的心律失常、恶心、呕吐等中毒症状,用于心肌炎后遗症状,慢性心功能不全等各种心脏病,亦可用于急慢性肝炎、肝硬化、胆汁分泌不足和肝性脑病等辅助治疗。

【用法与用量】①门冬氨酸钾镁片:餐后服用,常规剂量为每次 1 ~ 2 片,每日 3 次,可根据具体情况剂量可增加至每次 3 片、每日 3 次。②门冬氨酸钾镁口服溶液:口服,一次 1 支,一日 3 次。

【用药教育】①如果存在高钾血症、高镁血症、严重肾功能障碍、严重房室传导阻滞、活动性消化道溃疡等疾病时,是不能使用本药的,请将所有已确诊的疾病及正在接受的治疗方案告诉医生。②如果已经妊娠或者计划妊娠,用药前请先咨询医生或药师。③哺乳妇女用药前请先咨询医生或药师。④胃酸可能会影响药物疗效,请您在餐后服用。⑤用药期间请定期检查血清钾、血清镁水平。⑥本品可减弱四环素类药物(如金霉素、土霉素)的疗效,如需合用,请间隔至少 2 h。⑦用药后可能出现食欲缺乏、恶心、呕吐、腹泻等胃肠道反应,停药后可恢复。⑧请在避光、干燥处,密封保存。

◆口服补液盐Ⅲ

【适应证】预防和治疗腹泻引起的轻、中度脱水。并可用于补充钠、钾、氯。

【用法与用量】临用前,将一袋量溶解于 250 mL 温开水中,随时口服。①成人开始时 50 mL/kg,4 ~6 h 内服完,以后根据患者脱水程度调整剂量直至腹泻停止。②儿童开始时 50 mL/kg,4 h 内服用,以后根据患者脱水程度调整剂量直至腹泻停止。婴幼儿应用本品时需少量多次给予。③重度脱水或严重腹泻应以静脉补液为主,直至腹泻停止。

【用药教育】①如果存在严重腹泻(粪便量>每小时 30 mL/kg),或出现严重失水或休克迹象时,是不适合使用本药的。出现这些情况时请立即就诊,可能需要静脉补液。②如果存在以下情况,是不能使用本药的,请将所有已确诊的疾病及正在接受的治疗方案告诉医生:肾功能不全,尤其存在少尿或无尿时;葡萄糖吸收障碍;酸碱平衡紊乱,同时伴有代谢性碱中毒;肠梗阻、肠麻痹或肠穿孔;因严重呕吐无法口服药物。③婴幼儿服用时需要少量多次给予,最好不要给早产儿使用。④如果已经妊娠或计划妊娠,用药前请咨询医生或药师。⑤使用时请将 1 袋药物用 250 mL 温水溶解,随时口服。腹泻停止后请及时停药。⑥请不要直接服用药物粉末,也不要用牛奶或果汁等其他液体代替水来溶解药物。⑦不按照医嘱或说明书用药可能影响疗效且会增加毒副作用。⑧为了解药物的影响,可能需要定期监测血压、体重、血电解质(主要为钠和钾)、粪便量等。⑨如果服用后失水症状无明显改善,可能需要改为静脉补液,请就诊。⑩服药后可能出现恶心、呕吐,多为轻度,常发生于刚开始用药时。少量多次给药可减轻症状。⑪请将药物放在干燥处,密封保存。

(卫守喆)

第十二章　中成药

第一节　解表剂

◆感冒清热颗粒/口服液/胶囊/咀嚼片

【功能与主治】疏风散寒，解表清热。用于风寒感冒，头痛发热，恶寒身痛，鼻流清涕，咳嗽咽干。

【用法与用量】①感冒清热颗粒：开水冲服，一次1袋(12 g)，一日2次。②感冒清热口服液：口服，一次1支，一日2次。③感冒清热胶囊：口服，一次3粒，一日2次。④感冒清热咀嚼片：咀嚼后溶化吞服，一次2片，一日2次。

【用药教育】

(1)不适合使用感冒清热颗粒的情况：①对本品过敏者禁用，过敏体质者慎用；②风热感冒者慎用。

(2)用药前注意事项：糖尿病患者及有高血压、心脏病、肝病、肾病等慢性病严重者应在医师指导下服用；儿童、孕妇、哺乳期妇女、年老体弱者应在医师指导下服用。

(3)用药期间注意事项：服药期间忌食辛辣、油腻食物。①不宜在服药期间同时服用滋补性中药。②如果与环孢素A同时服用，可能引起环孢素A血药浓度增高。③用药后可能出现小腿酸胀疼痛及红斑等症状，如果怀疑自己出现了以上症状，请及时停药并到医院就诊。④密封保存药品。

◆连花清瘟胶囊/颗粒/片

【功能与主治】清瘟解毒，宣肺泄热。用于治疗流行性感冒属热毒袭肺证，症见发热、恶寒、肌肉酸痛、鼻塞流涕、咳嗽、头痛、咽干咽痛、舌偏红、苔黄或黄腻。

【用法与用量】①连花清瘟胶囊：口服，一次4粒，一日3次。②连花清瘟颗粒：口服，一次1袋，一日3次。③连花清瘟片：口服，一次4片，一日3次。

【用药教育】

(1)不适合使用连花清瘟胶囊(颗粒、片)的情况:①运动员禁用;②风寒感冒者慎用。对本品过敏者禁用,过敏体质者慎用。

(2)用药前注意事项:高血压、心脏病患者慎用。有肝病、糖尿病、肾病等慢性病严重者应在医师指导下服用;儿童、孕妇、哺乳期妇女、年老体弱者应在医师指导下服用。

(3)用药期间注意事项:①如果您体温超过 38.5 ℃,请及时去医院就诊;②如果漏服药物,请不要补服,按原计划在下次服药时间服用原定剂量;③服药期间忌烟、酒及辛辣、生冷、油腻食物;④不宜在服药期间同时服用滋补性中药;⑤本品含有甘草,与含有大戟、海藻、甘遂、芫花的中药复方或者中成药联用时请注意监测;⑥用药后可能出现过敏性皮疹、腹泻、腹胀等症状,如果怀疑自己出现了以上症状,请及时停药并到医院就诊;⑦请在阴凉干燥处(不超过 20 ℃)保存药品。

◆藿香正气水/颗粒/片/合剂/口服液/滴丸/胶囊/软胶囊

【功能与主治】解表化湿,理气和中。用于外感风寒、内伤湿滞或夏伤暑湿所致的感冒,症见头痛昏重、胸膈痞闷、脘腹胀痛、呕吐泄泻,肠胃型感冒见上述症候者。

【用法与用量】①藿香正气水:口服,一次 5 ~ 10 mL,一日 2 次,用时摇匀。②藿香正气颗粒:开水冲服,一次 5 g,一日 2 次,儿童酌减。③藿香正气片:口服,一次 4 ~ 8 片,一日 2 次。④藿香正气合剂:口服,一次 10 ~ 15 mL,一日 2 次,用时摇匀。⑤藿香正气口服液:口服,一次 5 ~ 10 mL,一日 2 次,用时摇匀。⑥藿香正气滴丸:口服,一次 2.5 ~ 5 g,一日 2 次。⑦藿香正气胶囊:口服,一次 4 粒,一日 2 次,儿童酌减。⑧藿香正气软胶囊:口服,一次 2 ~ 4 粒,一日 2 次。

【用药教育】

(1)不适合使用藿香正气水(颗粒、片、合剂、口服液、滴丸、胶囊、软胶囊)的情况:①对本药或所含药物组成过敏者禁用,过敏体质者慎用。②藿香正气水含有酒精,对酒精过敏者或肠胃功能不好的患者,应慎用或改用其他剂型。

(2)用药前注意事项:有高血压、心脏病、肝病、糖尿病、肾病等慢性病严重者应在医师指导下服用;儿童、孕妇、哺乳期妇女、年老体弱者应在医师指导下服用。

(3)用药期间注意事项:①如果吐泻严重,请及时去医院就诊;②如果服药 3 d 症状无缓解,请及时去医院就诊;③服药期间忌烟、酒及辛辣、生冷、油腻食物,饮食宜清淡;④不宜在服药期间同时服用滋补性中药;⑤本品含有半夏，与含有附子、乌头的中药复方或者中成药联用时请注意监测，本品含有甘草，与含有大戟、海藻、甘遂、芫花的中药复方或者中成药联用时请您注意监测；⑥用药后可能出现恶心、呕吐、皮疹、瘙痒、头晕等症状，如果怀疑自己出现了以上症状，请及时停药并到医院就诊；⑦藿香正气水含乙醇（酒精）40%～50%，应避免与甲硝唑、替硝唑、呋喃唑酮、头孢曲松、头孢哌酮等药物合并使用，以防出现双硫仑样反应，同时服药后不得驾驶飞机、车、船，从事高空作业、机械作业及操作精密仪器；⑧请在阴凉干燥处（不超过 20 ℃）保存药品。

第二节　泻下剂

◆麻仁润肠丸/软胶囊

【功能与主治】润肠通便。用于肠胃积热，胸腹胀满，大便秘结。

【用法与用量】①麻仁润肠丸：口服，一次 1～2 丸，一日 2 次。②麻仁润肠软胶囊：口服，一次 8 粒，一日 2 次，年老、体弱者酌情减量使用。

【用药教育】

（1）不适合使用麻仁润肠丸的情况：①孕妇禁用；②有严重器质性病变引起的排便困难，如结肠癌、严重的肠道憩室、肠梗阻及炎症性肠病等忌用；③月经期慎用；④虚寒性便秘慎用。

（2）用药前注意事项：有慢性病病史者、小儿或年老体虚者不宜长期服用，应在医师指导下服用；儿童、孕妇、哺乳期妇女、年老体弱者应在医师指导下服用。

（3）用药期间注意事项：如果吐泻严重，请及时去医院就诊；如果服药 3 d 症状无缓解，请及时去医院就诊；长期使用该药可能导致结肠黑变病，不宜久服，中病即止；服药期间忌食辛辣、香燥刺激性食物；用药后可能出现腹痛，大便次数过多，大便偏稀，可酌情减量或停服；请在阴凉干燥处（不超过 20 ℃）密闭保存药品。

第三节　清热剂

◆黄连上清片

【功能与主治】散风清热，泻火止痛。用于风热上攻、肺胃热盛所致的头晕目眩、暴发火眼、牙齿疼痛、口舌生疮、咽喉肿痛、耳痛耳鸣、大便秘结、小便短赤。

【用法与用量】口服,一次 6 片,一日 2 次。

【用药教育】

(1)不适合使用黄连上清片的情况:①孕妇禁用;②脾胃虚寒者禁用;③对本品及所含成分过敏者禁用;④阴虚火旺者慎用;⑤老年人、儿童慎用;⑥虚寒性便秘慎用。

(2)用药前注意事项:有心脏病、肝病、糖尿病、肾病等慢性病严重者,或正在接受其他治疗的患者,应在医师指导下服用;小儿,年老体虚患者,大便溏软者应在医师指导下服用。

(3)用药期间注意事项:①如果您服药 3 d 症状无缓解,请及时去医院就诊;②服药期间忌服辛辣、刺激性食物;③不宜在服药期间同时服用温补性中成药;④本品不宜长期服用,中病即止,服药后大便次数增多且不成形者,应酌情减量;⑤用药后可能出现腹痛、腹泻、恶心、呕吐、皮疹、瘙痒、乏力、过敏样反应、急性肝损害等症状,如果怀疑自己出现了以上症状,请及时停药并到医院就诊;⑥请在阴凉干燥处(不超过 20 ℃)密闭保存药品。

◆牛黄解毒丸/片/胶囊/软胶囊

【功能与主治】清热解毒,用于火热内盛、咽喉肿痛、牙龈肿痛、口舌生疮、目赤肿痛。

【用法与用量】①牛黄解毒丸:口服,大蜜丸一次 1 丸,一日 2～3 次。②牛黄解毒片:口服,一次 2～3 片,一日 2～3 次。③牛黄解毒胶囊:口服,一次 2 粒,一日 2～3 次。④牛黄解毒软胶囊:口服,一次 4 粒,一日 2～3 次。

【用药教育】

(1)不适合使用牛黄解毒丸(片、胶囊、软胶囊)的情况:①孕妇、哺乳期妇女、婴幼儿禁用;②对本品及所含成分过敏者禁用;③平素脾胃虚寒、大便溏薄者慎用;④虚火上炎所致口疮、牙痛、喉痹者慎用;⑤严重肝损害患者慎用,急、慢性肾脏病患者慎用。

(2)用药期间注意事项:①本品含雄黄,不可超剂量或长期服用,有连续用药半年以上出现砷中毒的报告;②本品不宜与含雄黄的其他药品同时服用;③本品含有雄黄,与消化酶、亚铁盐、亚硝酸盐合用可能使药效降低或失效,与阿托品、硝酸盐、硫酸盐合用可能增加毒性反应,不推荐合用;④用药期间定期监测血、尿中砷离子浓度,肝肾功能,如超过正常值,应立即停药;⑤本品含有甘草,与含有大戟、海藻、甘遂、芫花的中药复方或者中成药联用时请您注意监测;⑥本品的不良反应涉及多个系统器官,主要有消化系统(腹泻、腹痛、恶心、呕吐等)、皮肤及其附件(皮疹、瘙痒、面部水肿、重症药疹)、精神神经系统(头晕、头痛、嗜睡、失眠等)、免疫系统(过敏样反应、过敏性休克等)、心血管系统(心悸等)、呼吸系统(呼吸困难、胸闷等)、泌尿系统(血尿、急性肾损伤)等,如果您怀疑自己出现了以上症状,请及时停药并到医院就诊;⑦请您密封保存药品。

◆蓝芩口服液

【功能与主治】清热解毒,利咽消肿。用于急性咽炎、肺胃实热证所致的咽痛、咽干、咽部灼热。

【用法与用量】口服:一次 10 mL,一日 3 次。

【用药教育】

(1)不适合使用蓝芩口服液的情况:①孕妇慎用;②糖尿病患者、儿童应在医师指导下服用;③脾虚大便溏者慎用;④属风寒感冒咽痛者,症见恶寒发热、无汗、鼻流清涕者慎用;⑤对本品过敏者禁用,过敏体质者慎用。

(2)用药期间注意事项:①忌烟酒、辛辣、鱼腥食物;②如果服药 3 d 症状无缓解,应去医院就诊;③不宜在服药期间同时服用温补性中成药;④个别患者服药后出现轻度腹泻,一般可自行缓解;⑤请在阴凉处(不超过 20 ℃)密封保存药品,在贮藏期间允许有少量轻摇易散的沉淀。

◆清开灵滴丸

【功能与主治】清热解毒,镇静安神。用于外感风热所致发热、烦躁不安、咽喉肿痛,以及上呼吸道感染、病毒性感冒、急性咽炎见上述证候者。

【用法与用量】口服或舌下含服,一次 10~20 丸,一日 2~3 次。

【用药教育】

(1)不适合使用清开灵滴丸的情况:①孕妇禁用;②风寒感冒者不适用,其表现为恶寒重、发热轻、无汗、头痛、鼻塞、流清涕、喉痒咳嗽;③高血压、心脏病患者慎服;④平素脾胃虚寒及久病体虚患者如出现腹泻时慎服;⑤对本品过敏者禁用,过敏体质者慎用。

(2)用药前注意事项:患有肝病、肾病、糖尿病等慢性病严重者应在医师指导下服用;儿童、年老体弱者应在医师指导下服用。

(3)用药期间注意事项:①忌食辛辣、刺激性食物;②如果服药 3 d 症状无缓解,应去医院就诊;③不宜在服药期间同时服用滋补性中成药;④本品含有黄芩苷,黄芩苷与含铝、镁、锌类药物合用可能会发生药物相互作用,详情请咨询医师或药师;⑤请在阴凉干燥处(不超过 20 ℃)密封保存药品。

第四节 祛风剂

◆养血清脑颗粒/丸

【功能与主治】养血平肝，活血通络。用于血虚肝旺所致头痛、眩晕眼花、心烦易怒、失眠多梦。

【用法与用量】①养血清脑颗粒：口服，一次1袋，一日3次。②养血清脑丸：口服，一次1袋，一日3次。

【用药教育】

(1)不适合使用养血清脑颗粒(丸)的情况：①孕妇禁用；②低血压者慎服；③外感或湿痰阻络所致头痛、眩晕者慎用；④脾虚便溏患者慎用；⑤对本品过敏者禁用，过敏体质者慎用。

(2)用药前注意事项：肝病、肾病、糖尿病等慢性病严重者应在医师指导下使用；儿童、孕妇、哺乳期妇女、年老体弱者应在医师指导下使用。

(3)用药期间注意事项：①忌烟、酒及辛辣、油腻食物；②如果服药3 d症状无缓解，应去医院就诊；③用药后可能出现恶心、呕吐，罕见皮疹，停药后即可消失，请在阴凉干燥处(不超过20 ℃)密封保存药品。

第五节 祛湿剂

◆癃清胶囊/片

【功能与主治】清热解毒，凉血通淋。用于下焦湿热所致的热淋，症见尿频、尿急、尿痛、腰痛、小腹坠胀。亦用于慢性前列腺炎湿热蕴结兼瘀血证，症见小便频急、尿后余沥不尽、尿道灼热、会阴小腹腰骶部疼痛或不适等。

【用法与用量】①癃清胶囊：口服，一次6粒，一日2次；重症一次8粒，一日3次。②癃清片：口服，一次6片，一日2次。重症：一次8片，一日3次。

【用药教育】

(1)不适合使用癃清胶囊(片)的情况：①淋证属于肝郁气滞或脾肾两虚，膀胱气化不行者不宜使用；②肝郁气滞，脾虚气陷，肾阳衰惫，肾阴亏耗所致癃闭不宜选用；③体虚胃寒者不宜服用。

(2)用药期间注意事项：①忌烟酒及辛辣、油腻食品，以免助湿生热；

②本品含有赤芍，与含有藜芦的中药复方或者中成药联用时请注意监测；③用药后可能出现出现轻度胃部不适、恶心、胃脘胀痛、食欲减退，停药后即可消失，密封保存本品。

第六节　止咳化痰平喘剂

◆橘红丸

【功能与主治】清肺，化痰，止咳。用于痰热咳嗽，痰多，色黄黏稠，胸闷口干。

【用法与用量】口服：一次 2 丸，一日 2 次。

【用药教育】

(1)不适合使用橘红丸的情况：①气虚咳喘及阴虚燥咳者不适用；②孕妇慎用；③对本品过敏者禁用，过敏体质者慎用。

(2)用药前注意事项：①支气管扩张、肺脓肿、肺心病、肺结核患者出现咳嗽时应去医院就诊；②有高血压、心脏病、肝病、糖尿病、肾病等慢性病严重者应在医师指导下服用；③儿童、孕妇、哺乳期妇女、年老体弱者应在医师指导下服用。

(3)用药期间注意事项：①忌烟酒及辛辣、生冷、油腻食品；②服药期间，若患者体温超过 38.5 ℃，或出现喘促气急者，或咳嗽加重、痰量明显增多者应去医院就诊；③本品含有苦杏仁、半夏，应在医生指导下使用，不宜久服；④本品不宜与含苦杏仁、半夏的其他药品同时服用；⑤本品含有瓜蒌皮、浙贝母、半夏，与含有乌头的中药复方或者中成药联用时注意监测，本品含有甘草，与含有大戟、海藻、甘遂、芫花的中药复方或者中成药联用时请您注意监测；⑥密封保存本品。

◆苏黄止咳胶囊

【功能与主治】疏风宣肺、止咳利咽。用于风邪犯肺、肺气失宣所致的咳嗽、咽痒、痒时咳嗽，或呛咳阵作，气急、遇冷空气、异味等因素突发或加重，或夜卧晨起咳剧，多呈反复性发作，干咳无痰或少痰，舌苔薄白等。临床用于感冒后咳嗽、咳嗽反复发作及咳嗽变异性哮喘符合上述症候者。

【用法与用量】口服：一次 3 粒，一日 3 次。疗程 7 ~ 14 d。

【用药教育】

(1)不适合使用苏黄止咳胶囊的情况：①孕妇忌用；②高血压、心脏病患者慎用；③运动员慎用；④尚无研究数据表明本品对外感发热、咽炎、慢性阻塞性肺疾病、肺癌、肺结核等有效；⑤尚无研究数据支持本品可用于65岁以上和18岁以下患者，以及妊娠期或哺乳期妇女；⑥尚无研究数据支持本品可用于儿童咳嗽变异性哮喘。

(2)用药期间注意事项：①忌食辛辣等刺激性食品；②本品含有五味子，与磺胺类抗生素联用可能引起结晶尿、血尿的不良反应，不推荐联用；③用药后可能出现恶心、呕吐、胃部不适、便秘、咽干，停药后即可消失；④密封保存本品。

◆小儿肺热咳喘口服液

【功能与主治】清热解毒，宣肺化痰。用于热邪犯于肺卫所致发热、汗出、微恶风寒、咳嗽、痰黄，或兼喘息、口干而渴。

【用法与用量】口服：1~3岁一次1支，一日3次。4~7岁一次1支，一日4次。8~12岁每次2支，一日3次，或遵医嘱。

【用药教育】

(1)不适合使用小儿肺热咳喘口服液的情况：①风寒感冒、风寒闭肺、内伤久咳者不适用；②高血压、心脏病患儿慎用；③对本品过敏者禁用，过敏体质者慎用；④运动员慎用。

(2)用药前注意事项：①婴儿应在医师指导下服用；②脾虚易腹泻者应在医师指导下服用。

(3)用药期间注意事项：①忌食辛辣、生冷、油腻食物；②体温超过38.5 ℃的患者，应去医院就诊；③服药3 d症状无缓解，应去医院就诊；④本品含有甘草，与含有大戟、海藻、甘遂、芫花的中药复方或者中成药联用时请您注意监测；⑤用药后可能出现轻度胃肠不适反应，停药后即可消失；⑥密封保存本品。

◆小儿消积止咳口服液

【功能与主治】清热肃肺，消积止咳。用于小儿饮食积滞、痰热蕴肺所致咳嗽、夜间加重、喉间痰鸣、腹胀、口臭。

【用法与用量】口服：1周岁以内一次5 mL，1~2岁一次10 mL，3~4岁一次15 mL，5岁及以上一次20 mL。一日3次。5 d为1个疗程。

【用药教育】

(1)不适合使用小儿消积止咳口服液的情况：①体质虚弱、肺气不足、肺虚久咳、大便便溏者慎用；②3个月以下婴儿不宜服用。

(2)用药期间注意事项：①忌食辛辣、生冷、油腻食物；②本品含有山楂，与磺胺类抗生素联用可能引起结晶尿、血尿的不良反应，不推荐联用；③本品含有瓜蒌，与含有乌头的中药复方或者中成药联用时请注意监测；

④用药后可能出现腹泻，如果出现以上症状，建议您及时到医院就诊；⑤密封保存本品。

第七节　消导剂

◆健胃消食片/口服液

【功能与主治】健胃消食。用于脾胃虚弱所致的食积，症见不思饮食、嗳腐酸臭、脘腹胀满。消化不良见上述证候者。

【用法与用量】口服。①健胃消食片：一次 2 ~ 3 g，一日 3 次。②健胃消食口服液：一次 10 mL，一日 2 次。

【用药教育】

(1)不适合使用健胃消食片(口服液)的情况：过敏体质慎用。

(2)用药期间注意事项：①忌酒、忌食辛辣、生冷、油腻食物，建立良好的饮食习惯，防治暴饮暴食和偏食；②小儿疳积兼虫积者，可配合驱虫药；③本品含有山楂，与磺胺类抗生素联用可能引起结晶尿、血尿的不良反应，不推荐联用；④密封保存本品。

◆香砂平胃丸/颗粒

【功能与主治】健脾，温中，燥湿。用于饮食不节，食湿互滞，胃脘胀痛，消化不良。

【用法与用量】①香砂平胃丸：口服，一次 6 g，一日 1 ~ 2 次。②香砂平胃颗粒：开水冲服，一次 1 袋(5 g)，一日 2 次。

【用药教育】

(1)不适合使用香砂平胃丸(颗粒)的情况：①脾胃阴虚者慎用，表现为食欲不振、口舌干燥、手足心热等；②过敏体质慎用。

(2)用药期间注意事项：①忌食生冷、油腻食物及海腥发物；②服药 3 d 症状未缓解，应停用并及时就诊；③本品含有甘草，与含有大戟、海藻、甘遂、芫花的中药复方或者中成药联用时请注意监测；④密封保存本品。

第八节　温里剂

◆附子理中丸

【功能与主治】温中健脾。用于脾胃虚寒，脘腹冷痛，呕吐泄泻，手足不温。

【用法与用量】口服:一次 1 丸,一日 2~3 次。

【用药教育】

(1)不适合使用附子理中丸的情况:①感冒发热患者不宜服用;②急性肠胃炎,泄泻兼有大便不畅,肛门灼热者不适用;③对本品过敏者禁用,过敏体质者慎用;④妊娠期妇女慎用。

(2)用药前注意事项:①有高血压、心脏病、肝病、糖尿病、肾病等慢性病严重者应在医师指导下服用;②哺乳期妇女、儿童应在医师指导下服用。

(3)用药期间注意事项:①忌食不易消化的食物;②服药 1 周症状未缓解,应停用并及时就诊;③吐泻严重者应及时去医院就诊;④本品含附子(制),用药后如出现血压增高、头痛、心悸、口唇发麻等,应立即停药,如未能缓解,应及时去医院就诊,本药不宜长期服用;⑤本品不宜与含附子、乌头的其他药品同时服用;⑥本品含有附子,与含有贝母、瓜蒌、半夏、白蔹、白及的中药复方或者中成药联用时请注意监测,本品含有甘草,与含有大戟、海藻、甘遂、芫花的中药复方或者中成药联用时请注意监测,本品含有党参,与含有藜芦的中药复方或者中成药联用时请注意监测;⑦密封保存本品。

第九节　理气剂

◆丹栀逍遥片

【功能与主治】疏肝健脾,解郁清热,养血调经。用于肝郁脾弱,血虚发热,两胁作痛,头晕目眩,月经不调。

【用法与用量】口服:一次 6~8 片,一日 2 次。

【用药教育】

(1)不适合使用丹栀逍遥片的情况:①孕妇慎用;②对本品过敏者禁用,过敏体质者慎用。

(2)用药期间注意事项:①少吃生冷及油腻难消化的食品;②服药 1 周症状未缓解,应及时就诊;③服药期间要保持情绪乐观,切忌生气恼怒;④本品含有甘草,与含有大戟、海藻、甘遂、芫花的中药复方或者中成药联用时请您注意监测;⑤密封保存本品。

◆摩罗丹

【功能与主治】和胃降逆,健脾消胀,通络定痛。用于慢性萎缩性胃炎,症见胃痛、胀满、痞闷、纳呆、嗳气等。

【用法与用量】口服:一次 16 丸(1 袋),一日 3 次[建议重症患者口服一次32丸(2袋),一日3次]。

【用药教育】

(1)不适合使用摩罗丹的情况:①孕妇慎用;②湿热中阻胃痛、痞满者慎用;③对本品过敏者禁用,过敏体质者慎用。

(2)用药期间注意事项:①忌食刺激性食物及饮料;②本品含有白芍、玄参,与含有藜芦的中药复方或者中成药联用时请注意监测;③密封保存本品。

第十节　理血剂

◆消栓通络胶囊

【功能与主治】活血化瘀,温经通络。用于气虚血瘀所致的中风病中经络恢复期,症见半身不遂、言语謇涩、轻中度脑梗死恢复期及原发性高胆固醇血症见上述证候者。

【用法与用量】口服:一次2粒,一日3次。用于高胆固醇血症的疗程为8周,脑梗死的疗程为4周。

【用药教育】

(1)不适合使用消栓通络胶囊的情况:①孕妇禁用;②出血中风禁用;③阴虚内热、风火、痰热证突出者慎用;④对本品过敏者禁用,过敏体质者慎用。

(2)用药期间注意事项:①忌食生冷、辛辣、动物油脂食物。②本品含有丹参,与含有藜芦的中药复方或者中成药联用时请注意监测;本品含有郁金,与含有丁香的中药复方或者中成药联用时请注意监测。③用药后可能出现恶心、呕吐、腹痛、腹泻、头晕、头痛、皮疹、瘙痒,少数患者有轻度胃痛、尿蛋白阳性、血肌酐升高,如果您出现以上症状,建议及时到医院就诊。④密封保存本品。

◆心宝丸

【功能与主治】温补心肾,益气助阳,活血通脉,用于治疗心肾阳虚,心脉瘀阻引起的慢性心功能不全。窦房结功能不全引起的心动过缓、病窦综合征及缺血性心脏病引起的心绞痛及心电图缺血性改变。

【用法与用量】口服:慢性心功能不全按心功能1、2、3级一次分别服用120 mg(2丸)、240 mg(4丸)、360 mg(6丸),一日3次,一疗程为2个月。在心功能正常后改为维持剂量60~120 mg(1~2丸)。病态窦房结综合征病情严重者一次300～600 mg(5～10丸),一日3次,疗程为3～6个月。其他心律失常(期外收缩)及心房颤动,心肌缺血或心绞痛,一次120～240 mg(2～4丸),一日3次,一疗程为1～2个月。

【用药教育】

(1)不适合使用心宝丸的情况:①孕妇、青光眼患者禁用;②阴虚内热、肝阳上亢、痰火内盛者不宜使用;③对本品过敏者禁用,过敏体质者慎用;④运动员慎用。

(2)用药期间注意事项:①服药后如觉口干者,可饮淡盐开水或每日用生地10 g水煎送饮;②本品含附子(制)、洋金花、蟾酥,有毒,不宜过量及长期服用;③本品不宜与含附子、乌头、洋金花、蟾酥的其他药品同时服用;④本品含有蟾酥,与强心苷类药物合用,可增强对心脏的作用而导致强心苷中毒,故不推荐合用,如需合用,应监测强心苷类药物的血药浓度以及出现的毒性反应;⑤本品含有人参,与含有藜芦、五灵脂、皂荚的中药复方或者中成药联用时请注意监测,本品含有附子,与含有贝母、瓜蒌、半夏、白蔹、白及的中药复方或者中成药联用时请您注意监测,本品含有肉桂,与含有赤石脂的中药复方或者中成药联用时请您注意监测;⑥密封保存本品。

◆复方丹参滴丸/颗粒/片

【功能与主治】活血化瘀,理气止痛。用于气滞血瘀所致的胸痹,症见胸闷、心前区刺痛。冠心病心绞痛见上述证候者。

【用法与用量】

①复方丹参滴丸:吞服或舌下含服,一次10丸,一日3次。28 d为1个疗程。或遵医嘱。②复方丹参颗粒:口服,一次1 g,一日3次。③复方丹参片:口服,一次3片,一日3次。

【用药教育】

(1)不适合使用复方丹参滴丸(颗粒、片)的情况:①孕妇禁用;②寒凝血瘀胸痹心痛者慎用;③脾胃虚寒者慎用;④对本品过敏者禁用,过敏体质者慎用。

(2)用药期间注意事项:①忌食生冷、辛辣、油腻食物,忌烟酒、浓茶;②服药后胃脘不适者,宜饭后服用;③治疗期间,心绞痛持续发作,宜加用硝酸酯类药物,如出现剧烈心绞痛、心肌梗死,应及时救治;④本品含有丹参,与含有藜芦的中药复方或者中成药联用时请您注意监测;⑤本品与华法林、氯吡格雷等抗凝药物联用时,应密切监测患者的抗凝指标;⑥用药后可能出现肠道不适、腹泻等,如果出现以上症状,建议及时到医院就诊;⑦密封保存本品。

◆速效救心丸

【功能与主治】行气活血，祛瘀止痛，增加冠状动脉血流量，缓解心绞痛。用于气滞血瘀型冠心病，心绞痛。

【用法与用量】含服，一次 4 ~ 6 粒，一日 3 次。急性发作时，一次 10 ~ 15 粒。

【用药教育】

（1）不适合使用速效救心丸的情况：①孕妇禁用；②寒凝血瘀、阴虚血瘀胸痹心痛不宜单用；③伴有中重度心力衰竭的心肌缺血者慎用；④对本品过敏者禁用，过敏体质者慎用。

（2）用药期间注意事项：①忌食生冷、辛辣、油腻食物，忌烟酒、浓茶；②治疗期间，心绞痛持续发作，宜加用硝酸酯类药物，如出现剧烈心绞痛、心肌梗死，应及时救治；③用药后可能出现恶心、呕吐、口干、腹痛、胃部不适、头痛、头晕、皮疹、瘙痒、潮红、乏力、过敏及过敏样反应等，如果出现以上症状，建议及时到医院就诊；④密封，置阴凉干燥处（不超过 20 ℃）保存本品。

◆血府逐瘀胶囊/丸/口服液

【功能与主治】活血祛瘀，行气止痛。用于气滞血瘀所致的胸痹、头痛日久、痛如针刺而有定处、内热烦闷、心悸失眠、急躁易怒。

【用法与用量】①血府逐瘀胶囊：口服，一次 6 粒，一日 2 次。1 个月为一疗程。②血府逐瘀丸：空腹，用红糖水送服。一次 6 ~ 12 g，一日 2 次。③血府逐瘀口服液：空腹服。一次 2 支，一日 3 次。

【用药教育】

（1）不适合使用血府逐瘀胶囊（丸、口服液）的情况：①孕妇禁用；②气虚血瘀者慎用；③脾胃虚寒者慎用；④对本品过敏者禁用，过敏体质者慎用。

（2）用药期间注意事项：①忌食生冷、辛辣、油腻食物；②建议饭后服用药物；③治疗期间，心绞痛持续发作，宜加用硝酸酯类药物，如出现剧烈心绞痛、心肌梗死，应及时救治；④本品含有赤芍，与含有藜芦的中药复方或者中成药联用时请您注意监测，本品含有甘草，与含有大戟、海藻、甘遂、芫花的中药复方或者中成药联用时请您注意监测；⑤本品与华法林、氯吡格雷等抗凝药物联用时，应密切监测患者的抗凝指标；⑥用药后可能出现恶心呕吐、腹胀、腹痛、腹泻、凝血指标异常、皮疹、瘙痒、潮红、面部感觉异常等，一般停药后可缓解，如果出现以上症状，建议及时到医院就诊；⑦密封保存本品。

◆参松养心胶囊

【功能与主治】益气养阴，活血通络，清心安神。用于治疗气阴两虚，心络瘀阻引起的冠心病室性期前收缩，症见心悸不安，气短乏力，动则加剧，胸部闷痛，失眠多梦，盗汗，神倦懒言。

【用药教育】

(1)不适合使用参松养心胶囊的情况：①孕妇禁用；②对本品过敏者禁用，过敏体质者慎用。

(2)用药前注意事项：本品应配合原发疾病的治疗。

(3)用药期间注意事项：①忌食生冷、辛辣、油腻食物，忌烟酒、浓茶；②治疗期间，心绞痛持续发作，宜加用硝酸酯类药物，如出现剧烈心绞痛、心肌梗死，应及时救治；③本品含有土鳖虫，有小毒，不宜长期服用；④本品不宜与含土鳖虫的其他药品同时服用；⑤本品含有赤芍、人参、丹参，与含有藜芦的中药复方或者中成药联用时请您注意监测，本品含有人参，与含有五灵脂、皂荚的中药复方或者中成药联用时请您注意监测，本品含有五味子，与磺胺类抗生素联用可能引起结晶尿、血尿的不良反应，不推荐联用；⑥用药后可能出现胃胀气、恶心、呕吐、腹胀、腹痛、腹泻、口干、嗳气、瘙痒、头晕等，一般停药后可缓解，如果出现以上症状，建议及时到医院就诊；⑦密封保存本品。

第十一节　补益剂

◆补中益气丸/颗粒

【功能与主治】补中益气，升阳举陷。用于脾胃虚弱、中气下陷所致的泄泻、脱肛、阴挺，症见体倦乏力、食少腹胀、便溏久泻、肛门下坠或脱肛、子宫脱垂。

【用法与用量】①补中益气丸：口服，小蜜丸一次 9 g，大蜜丸一次 1 丸，水丸一次 6 g，一日 2～3 次。②补中益气颗粒：口服，一次 10 mL，一日 2～3 次。

【用药教育】

(1)不适合使用补中益气丸(颗粒)的情况：①阴虚内热者慎用；②感冒发热患者不宜服用；③高血压患者慎用；④对本品过敏者禁用，过敏体质者慎用。

(2)用药前注意事项：①有高血压、心脏病、肝病、糖尿病、肾病等慢性病严重者应在医师指导下服用；②儿童、孕妇应在医师指导下服用。

(3)用药期间注意事项：①忌食生冷、油腻、不易消化食物；②本品含有党参，与含有藜芦的中药复方或者中成药联用时请注意监测，本品含有甘草，与含有大戟、海藻、甘遂、芫花的中药复方或者中成药联用时请注意监测；③服药4周症状无缓解，应去医院就诊；④用药后可能出现头痛、头晕、复视等症状，或皮疹、面红者，以及血压有上升趋势，应立即停药；⑤密封保存本品。

◆参苓白术散/颗粒

【功能与主治】补脾胃，益肺气。用于脾胃虚弱，食少便溏，气短咳嗽，肢倦乏力。

【用法与用量】①参苓白术散（颗粒）：开水冲服，一次6～9 g，一日2～3次。②参苓白术颗粒：开水冲服，一次3 g，一日3次。

【用药教育】

（1）不适合使用参苓白术散（颗粒）的情况：①泄泻兼有大便不通畅，肛门有下坠感者禁用；②孕妇慎用；③感冒发热患者不宜服用；④湿热内蕴所致泄泻、厌食、水肿及痰火咳嗽者慎用；⑤对本品过敏者禁用，过敏体质者慎用。

（2）用药前注意事项：①有高血压、心脏病、肝病、糖尿病、肾病等慢性病严重者应在医师指导下服用；②儿童、孕妇应在医师指导下服用。

（3）用药期间注意事项：①忌食生冷、油腻、不易消化食物，不宜饮茶和食用萝卜，忌恼怒、忧郁、劳累过度，保持心情舒畅；②本品宜饭前或进食时服用；③本品含有人参，与含有藜芦、五灵脂、皂荚的中药复方或者中成药联用时请您注意监测；本品含有甘草，与含有大戟、海藻、甘遂、芫花的中药复方或者中成药联用时请注意监测；④密封保存本品。

◆金匮肾气丸

【功能与主治】温补肾阳，化气行水。用于肾虚水肿，腰膝酸软，小便不利，畏寒肢冷。

【用法与用量】口服：一次1丸，一日2次。

【用药教育】

（1）不适合使用金匮肾气丸的情况：①孕妇禁用；②湿热壅盛，风水泛溢水肿者不宜用；③感冒发热患者不宜服用；④对本品过敏者禁用，过敏体质者慎用。

（2）用药前注意事项：①有高血压、心脏病、肝病、糖尿病、肾病等慢性病严重者应在医师指导下服用；②儿童、孕妇应在医师指导下服用。

（3）用药期间注意事项：①忌房欲、气恼，忌食生冷食物，宜低盐、清淡饮食；②本品含附子（制），有毒，不宜长期服用；③本品不宜与含附子、乌头的其他药品同时服用；④本品含有附子，与含有贝母、瓜蒌、半夏、白蔹、白及的中药复方或者中成药联用时请您注意监测；⑤本品酒萸肉中含有鞣质，与抗生素(四环素、红霉素等)同服,可能使抗生素的生物利用度降低,如果您服用金匮肾气丸期间需要服用这类药,请间隔至少2 h;⑥密封保存本品。

◆生脉饮

【功能与主治】益气,养阴生津。用于气阴两亏,心悸气短,自汗。

【用法与用量】口服:一次1支,一日3次。

【用药教育】

(1)不适合使用生脉饮的情况:①感冒发热患者不宜服用;②凡脾胃虚弱、呕吐泄泻、腹胀便溏、咳嗽痰多者慎用;③对本品过敏者禁用,过敏体质者慎用。

(2)用药前注意事项:小儿、孕妇、高血压、糖尿病患者应在医师指导下服用。

(3)用药期间注意事项:①忌食生冷、油腻食物,本品宜饭前服用;②本品含有红参,与含有藜芦、五灵脂、皂荚的中药复方或者中成药联用时请注意监测;③本品含有五味子,与磺胺类抗生素联用可能引起结晶尿、血尿的不良反应,不推荐联用;④用药后可能出现红疹、瘙痒、呕吐等症状或皮疹、面红者,如果出现以上症状,建议及时到医院就诊;⑤密封保存本品。

第十二节　安神剂

◆天王补心丸

【功能与主治】滋阴养血,补心安神。用于心阴不足,心悸健忘,失眠多梦,大便干燥。

【用法与用量】口服:一次1丸,一日2次。

【用药教育】

(1)不适合使用天王补心丸的情况:①妊娠期妇女、哺乳期妇女慎用;②肝肾功能不全者禁用;③造血系统疾病患者禁用;④对本品过敏者禁用,过敏体质者慎用。

(2)用药期间注意事项:①服药期间不宜饮用浓茶、咖啡等刺激性饮品;②本品含朱砂,有毒,不宜过量、久用;③用药期间定期监测血、尿中汞离子浓度,肝肾功能,如超过正常值,应立即停药;④本品不宜与朱砂的其他药品同时服用;⑤本品含有朱砂,与卤化物合用可能增加毒性反应,不推荐合用;⑥本品含有丹参、党参、玄参,与含有藜芦的中药复方或者中成药联用时请注意监测,本品含有甘草,与含有大戟、海藻、甘遂、芫花的中药复方或者中成药联用时请您注意监测;⑦本品含有五味子,与磺胺类抗生素联用可能引起结晶尿、血尿的不良反应,不推荐联用;⑧密封保存本品。

◆益母草分散片

【功能与主治】活血调经。用于月经量少。

【用法与用量】口服:一次3~4片,一日2~3次。

【用药教育】

(1)不适合使用益母草分散片的情况:①孕妇禁用;②气血两虚引起的月经量少,色淡质稀,伴有头晕、心悸、疲乏无力等不宜选用本药;③对本品过敏者禁用,过敏体质者慎用。

(2)用药前注意事项:①有高血压、心脏病、肾病、糖尿病或正在接受其他治疗的患者均应在医师指导下服用;②平素月经量正常,突然出现月经量少,须去医院就诊;③青春期少女及更年期妇女应在医师指导下服药。

(3)用药期间注意事项:①忌生冷食物;②各种流产后腹痛伴有阴道出血,服药1周无效者应去医院就诊;③按照用法与用量服用,服药过程中出现不良反应应停药,并向医师咨询;④密封保存本品。

◆少腹逐瘀胶囊/颗粒

【功能与主治】活血逐瘀、祛寒止痛。用于血瘀有寒引起的月经不调,小腹胀痛,腰痛,白带。

【用法与用量】①少腹逐瘀胶囊:温开水送服,一次3粒,一日3次。②少腹逐瘀颗粒:开水冲服,一次1.6 g(1袋),一日2~3次,或遵医嘱。

【用药教育】

(1)不适合使用少腹逐瘀胶囊(颗粒)的情况:①孕妇禁用;②感冒发热患者不宜服用本药;③月经过多慎服;④对本品过敏者禁用,过敏体质者慎用。

(2)用药前注意事项:治疗痛经,宜在经前3~5 d开始用药,连用1周。

(3)用药期间注意事项:①忌生冷食物;②本品含有赤芍,与含有藜芦的中药复方或者中成药联用时请注意监测,本品含有肉桂,与含有赤石脂的中药复方或者中成药联用时请注意监测,本品含有五灵脂,与含有人参的中药复方或者中成药联用时请注意监测;③用药后可能出现胃肠道不适及皮肤过敏的症状,一般可自行缓解,如果未缓解,建议及时到医院就诊;④密封保存本品。

◆妇科千金片/胶囊

【功能与主治】清热除湿,益气化瘀。用于湿热瘀阻所致的带下病、腹痛,症见带下量多、色黄质稠、臭秽,小腹疼痛,腰骶酸痛,神疲乏力。慢性盆腔炎、子宫内膜炎、慢性宫颈炎见上述证候者。

【用法与用量】①妇科千金片:口服,一次 6 片,一日 3 次。②妇科千金胶囊:温开水送服,一次 2 粒,一日 3 次,14 d 为 1 个疗程。

【用药教育】

(1)不适合使用妇科千金胶囊的情况:①孕妇禁用;②对本品过敏者禁用,过敏体质者慎用。

(2)用药前注意事项:①有高血压、心脏病、肝病、糖尿病、肾病等慢性病严重者应在医师指导下服用;②少女、绝经后患者应在医师指导下服用;③伴有赤带者,应去医院就诊;④腹痛较重者,应及时去医院就诊。

(3)用药期间注意事项:①忌辛辣、生冷、油腻食物,建议餐后服用本品;②服药 2 周症状无缓解,应去医院就诊;③本品含有党参,与含有藜芦的中药复方或者中成药联用时请注意监测;④用药后可能出现的不良反应涉及多个系统和器官,主要有消化系统(恶心、呕吐、腹痛、腹泻、腹胀、厌食、口干、便秘、嗳气等)、皮肤(皮疹、瘙痒等)、神经系统(头晕、头痛、眩晕等)以及胸痛、失眠、嗜睡、过敏或过敏样反应、心悸、潮红、呼吸困难、水肿等症状,一般可自行缓解,如果未缓解,建议您及时到医院就诊;⑤密封保存本品。

◆坤泰胶囊

【功能与主治】滋阴清热,安神除烦。用于绝经期前后诸证。阴虚火旺者,症见潮热面红、自汗盗汗、心烦不宁、失眠多梦、头晕耳鸣、腰膝酸软、手足心热。妇女卵巢功能衰退、更年期综合征见上述表现者。

【用法与用量】口服,一次 4 粒,一日 3 次,2 ~ 4 周为 1 个疗程,或遵医嘱。

【用药教育】

(1)不适合使用坤泰胶囊的情况:①阳虚体质者忌用;②不宜与感冒药同时服用;③对本品过敏者禁用,过敏体质者慎用。

(2)用药前注意事项:高血压、心脏病、肾病及脾胃虚弱者,请在医师指导下服用。

(3)用药期间注意事项:①忌辛辣、油腻食物;②服药 2 周症状无缓解,应去医院就诊;③按用法与用量服用,如超量或长期服用,应向医师咨询;④本品含有白芍,与含有藜芦的中药复方或者中成药联用时请注意监测;⑤用药后可能出现腹胀、胃痛的症状,可改为饭后服药或停药,建议及时到医院就诊;⑥密封保存本品。

第十三节　骨伤科用药

◆伤科接骨片

【功能与主治】活血化瘀，消肿止痛，舒筋壮骨。用于跌打损伤，闪腰岔气，筋伤骨折，瘀血肿痛。

【用法与用量】口服：成人一次4片，10～14岁儿童一次3片，一日3次。以温开水或黄酒送服。

【用药教育】

（1）不适合使用伤科接骨片的情况：①孕妇、哺乳期妇女禁用；②10岁以下儿童禁用；③肝肾功能不全者禁用；④运动员慎用；⑤脾胃虚弱、大便溏薄者慎用；⑥对本品过敏者禁用，过敏体质者慎用。

（2）用药前注意事项：骨折患者应先行复位固定后再用药物治疗，需辨证使用且不可长期服用。

（3）用药期间注意事项：①忌辛辣刺激性食物；②本品含马钱子粉、朱砂、土鳖虫，为有毒药物，请严格按用法与用量使用，不宜过量、久用；③不宜与含马钱子粉、朱砂、土鳖虫其他药品同时服用；④本品含有朱砂，与卤化物合用可能增加毒性反应，不推荐合用；⑤用药期间定期监测血、尿中汞离子浓度，肝肾功能，如超过正常值，应立即停药；⑥用药后可能出现的不良反应涉及多个系统和器官，主要为消化系统（恶心、呕吐、厌食、腹痛、腹泻、肝生化指标异常）、皮肤及附件（皮疹、瘙痒、红斑疹、斑丘疹、荨麻疹）、精神神经系统（头晕、头痛、抽搐、失眠等）、呼吸系统（胸闷、憋气等），以及心悸、血压升高、潮红、血尿、月经过多、阴道出血、紫癜、关节痛、耳鸣等症状，如果出现以上症状，建议及时到医院就诊；⑦密封保存本品。

◆附桂骨痛胶囊

【功能与主治】温阳散寒，益气活血，消肿止痛。用于阳虚寒湿所致的颈椎及膝关节增生性关节炎。症见骨关节疼痛、屈伸不利、麻木肿胀，遇热则减，畏寒肢冷。

【用法与用量】口服：一次4～6粒，一日3次，饭后服，疗程3个月。如需继续治疗，必须停药1个月后遵医嘱服用。

【用药教育】

（1）不适合使用附桂骨痛胶囊的情况：①孕妇及哺乳期妇女、有出血倾向者、阴虚内热者禁用；②高血压、心脏病、严重消化道疾病者慎用；③对本品过敏者禁用，过敏体质者慎用。

（2）用药前注意事项：本品由含乌头碱类药物组成，应严格在医生指导下按规定量服用。

（3）用药期间注意事项：①忌辛辣刺激性食物；②本品含附子（制）、制川乌，为有毒药物，请严格按用法与用量使用，不宜过量、久用；③不宜与含附子（制）、制川乌其他药品同时服用；④用药期间应注意血压变化，定期监测肝、肾功能，如超过正常值，应立即停药；⑤本品含有附子、川乌，与含有贝母、瓜蒌、半夏、白蔹、白及的中药复方或者中成药联用时请注意监测，本品含有党参、白芍，与含有藜芦的中药复方或者中成药联用时请注意监测，本品含有肉桂，与含有赤石脂的中药复方或者中成药联用时请注意监测；⑥用药后可能出现的不良反应涉及多个系统和器官，主要为消化系统（恶心、腹痛、胃不适、腹胀等）、皮肤及附件（皮疹、瘙痒）、精神神经系统（头晕、头痛等）、以及心悸、血压升高等症状，如果出现以上症状，建议及时到医院就诊；⑦密封保存本品。

（杨　乾）